CB046433

Traumatologia Dentária Assistida

Urgência e Acompanhamento

COORDENADORES
José Luiz Lage-Marques
João Humberto Antoniazzi

Traumatologia Dentária Assistida

Urgência e Acompanhamento

2009

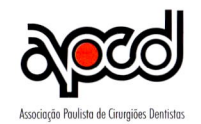

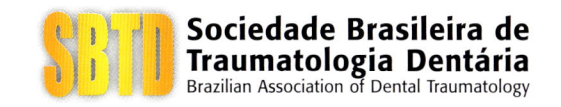

apcd
Associação Paulista de Cirurgiões Dentistas

SBTD Sociedade Brasileira de Traumatologia Dentária
Brazilian Association of Dental Traumatology

artes medicas
DIVISÃO ODONTOLÓGICA

TRAUMATOLOGIA DENTÁRIA ASSISTIDA – URGÊNCIA E ACOMPANHAMENTO

ISBN 978-85-367-0105-9

Copyright© 2009 by APCD.

Todos os direitos reservados.
Nenhuma parte desta obra poderá ser publicada sem a autorização expressa desta editora.

Edição
Editora Artes Médicas Ltda.

Direção Editorial
Milton Hecht

Gerente de Produção
Fernanda Matajs

Capa
Tatiana Pessoa

Foto da Capa Gentilmente Cedida por:
Stock.Xchng by Dariusz Daras

Projeto Gráfico
Fernanda Matajs

Impressão
Gráfica RR Donnelley

Editora Artes Médicas Ltda.
R. Dr. Cesário Motta Jr, 63 - Vila Buarque - 01221-020 - São Paulo - SP - Brasil
www.artesmedicas.com.br - artesmedicas@artesmedicas.com.br
Tel.: 55 11 3221-9033 - Fax: 55 11 3223-6635

Dados Internacionais de Catalogação na Publicação (CIP)
(Câmara Brasileira do Livro, SP, Brasil)

Traumatologia dentária assistida: urgência e acompanhamento / coordenadores José Luis Lage-Marques; João Humberto Antoniazzi. -- São Paulo : Artes Médicas, 2009.

Bibliografia.
ISBN 978-85-367-0105-9

1. Traumatologia dentária 2. Traumatologia dentária – Diagnóstico I. Lage-Marques, José Luiz. II. Antoniazzi, João Humberto.

09-03633   CDD-617.6342

Índices para catálogo sistemático:
1. Traumatologia dentária assistida, urgência e acompanhamento : Odontologia 617.6342

Coordenadores

José Luiz Lage-Marques

Especialista em Endodontia pela EAP-APCD Central
Mestre em Endodontia pela Universidade de São Paulo-Brasil
Doutor em Endodontia pela Universidade de São Paulo-Brasil
Livre Docente em Endodontia pela Universidade de São Paulo-Brasil
Professor Titular da Disciplina de Endodontia da Universidade de Taubaté – São Paulo-Brasil

João Humberto Antoniazzi

Livre Docente em Endodontia da Universidade de São Paulo-Brasil
Titular da Disciplina de Endodontia da Universidade de São Paulo-Brasil

PRESIDENTE
Silvio Jorge Cecchetto

1º VICE PRESIDENTE
Wilson Chediek

2º VICE PRESIDENTE
Adriano Albano Forghieri

SECRETÁRIO GERAL
Salvador Nunes Gentil

1º SECRETÁRIA DA APCD
Simone Soares Petrone

2º SECRETÁRIA DA APCD
Daniela Berci Luiz

TESOUREIRO GERAL
Paulo Vianna Mesquita

1º TESOUREIRO DA APCD
Renato Hissashi Mori

2º TESOUREIRO DA APCD
Maria Ângela Marmo Fávaro

3º TESOUREIRO DA APCD
Eduardo Inada

PRESIDENTE DO CORE
Nilden Carlos Alves Cardoso

1º VICE-PRESIDENTE DO CORE
Helton Antonio Ribeiro

2º VICE-PRESIDENTE DO CORE
Gilberto Gomes

PRESIDENTE DO CONOGE
Natalia Flauzino Lombardo

VICE-PRESIDENTE DO CONOGE
Camila Cristina Calderoni da Silva

PRESIDENTE DO COCI
Eduardo Saba Chujfi

VICE-PRESIDENTE DO COCI
Paulo Eduardo Cury

DIRETORA DE BENEFÍCIOS
Katia Regina Izola Simone

DIRETOR DO DEPARTAMENTO DE COMUNICAÇÕES
Lucio Antonio Pereira

DIRETOR DO DEPARTAMENTO DE CONGRESSOS E FEIRAS
Antonio Salazar Fonseca

DIRETOR DO DEPARTAMENTO CULTURAL
José Mario Anselmo

DIRETOR DO DEPARTAMENTO DE DEFESA DE CLASSE
Admar Kfouri

DIRETOR DE ESPORTES
Claudio Darcie

DIRETOR DO DEPARTAMENTO DE OUVIDORIA
José Daher

DIRETOR DE PATRIMÔNIO
Luiz Lincoln Cristino Costa

DIRETORA DO DEPARTAMENTO DE PREVENÇÃO E PROMOÇÃO DA SAÚDE DA APCD
Helenice Biancalana

DIRETOR DO DEPARTAMENTO DE RELAÇÕES INTERNACIONAIS DA APCD
Raphael Baldacci Filho

DIRETOR DO DEPARTAMENTO DE SERVIÇOS GERAIS
Gilberto Gomes

DIRETORA DO DEPARTAMENTO SOCIAL
Claudia Verönica Teizen

DIRETOR DO DEPARTAMENTO DE TURISMO
Kikuko Otsuki

DIRETOR DA ESCOLA DE APERFEIÇOAMENTO PROFISSIONAL - EAP
Artur Cerri

DIRETOR DA REVISTA
Aldo Brugnera Junior

Comissão Organizadora do II Congresso Brasileiro de Traumatologia Dentária

COORDENADOR GERAL
José Luiz Lage-Marques

SECRETÁRIO
Salvador Nunes Gentil

TESOUREIRO
Paulo Eduardo Cury

COORDENADORAS CIENTÍFICAS
Sandra Rivera Fidel
Clery Saad Abboud

COORDENADOR PAINÉIS CIENTÍFICOS
Eliana Barbosa de Souza
Andréa Kanako Yamazaki

COORDENADOR PROTOCOLO CURRICULAR
Igor Prokopowitsch

RECEPÇÃO E TRANSPORTE
Juliana Matson
Fernanda Malheiros

COORDENAÇÃO PAINEL INTEGRADO
Emanuela de Carvalho Franco
Nathalia Agueda Russo

DIRETOR DO DECOFE
Antonio Salazar Fonseca

COORDENAÇÃO SECRETARIA EXECUTIVA
Lia Raquel Motilinsky

Diretoria Sociedade Brasileira de Traumatologia Dentária 2009 - 2010

PRESIDENTE
Dr. José Alexandre Credmann Bottrel

1º VICE-PRESIDENTE
Dr. German Villoria

2º VICE-PRESIDENTE
Dr. Paulo Cesar Rédua

1º SECRETÁRIA
Dra. Lívia Saladini

2º SECRETÁRIO
Dr. Maurício Andrade

TESOUREIRO
Dr. Marcelo Saladini Vieira

DIRETOR CIENTÍFICO
Dr. Antonio Renato Lenzi

ASSESSORIA DE ENDODONTIA
Dra. Lilian de Freitas
Dr. Carlos Augusto Barbosa
Dra. Ana Paula Martins Gomes

ASSESSORIA DE PERIODONTIA
Dr. Rivail Antonio Fidel Junior
Dr. Marcelo Rezende

ASSESSORIA DE IMAGINOLOGIA
Dra. Kyria Spyro Spyrides

ASSESSORIA DE ORTODONTIA
Dr. Mario S. Rutowitsch
Dr. Alexandre Bottrel
Dr. Estelio Zen
Dr. Mario Pinto

ASSESSORIA DE CIRURGIA E IMPLANTODONTIA
Dr. Alexandre Hohn
Dr. Roberto Prado

ASSESSORIA DE REABILITAÇÃO ORAL
Dr. Terumitsu Sekito Jr.
Dra. Maria Lucia Tabet
Dr. Leonardo Cuozzo

ASSESSORIA DE ODONTOPEDIATRIA
Luiz Flavio Martins Moliterno
Michele Machado Lenzi

DEPARTAMENTO DE CURSOS E PESQUISAS
Dr. Marcus Freire
Dr. Rivail Antonio Sergio Fidel

DEPARTAMENTO DE DIVULGAÇÃO
Dr. Fernando Marques

DEPARTAMENTO SOCIAL
Dra. Maria Eugenia Vitalli
Dra. Tânia Ellwanger

Prefácio

A incidência de traumatismo dentário tem assumido proporções alarmantes. Recentes estudos apontam para o crescente acesso da população às atividades físicas como as recreações aquáticas, práticas desportivas radicais. Além disso, e como sinal dos tempos modernos, nota-se uma mudança no tratamento com as crianças, no que refere ao cuidado proporcionado pelos responsáveis diretos, expondo-as a riscos e acidentes. Esta maior exposição ao traumatismo dental exige o amplo conhecimento e habilidade profissional para o atendimento de situações desta natureza.

O livro do II Congresso da Sociedade Brasileira de Traumatologia Dentária realizado sob o selo da APCD – Associação Paulista dos Cirurgiões Dentistas e SBTD – Sociedade Brasileira de Traumatologia Dentária tem por objetivo oferecer as mais recentes informações com vistas a proporcionar melhor desempenho nesta área do conhecimento.

Para isso foram convidados profissionais que se destacam no universo do ensino e prática odontológica, que juntos organizaram uma nova forma de colaborar para o aprimoramento do conhecimento e contribuir com o desenvolvimento técnico científico da odontologia.

A elaboração do livro de TRAUMATOLOGIA DENTÁRIA ASSISTIDA – URGÊNCIA E ACOMPANHAMENTO, neste novo formato, tem por objetivo percorrer do diagnóstico e plano de tratamento, observando as alternativas de restabelecimento da estética e função, ao monitoramento. Claro está que para a compreensão plena da terapêutica sequenciada, serão necessários conhecimentos que o leitor encontrará na literatura especializada com abordagem mais profunda.

Tendo como ponto central a reflexão sobre a versatilidade das terapias apresentadas, os capítulos permitem a compreensão dos protocolos empregados contribuindo para a análise crítica da futura execução.

J.L.Lage Marques

Prefácio

Com as atuais mudanças de hábitos sociais e esportivos de nossa sociedade, podemos notar um incremento nas estatísticas do trauma dentário. A necessidade eminente de melhor tratar nossos pacientes, nos estimula cada vez mais a estudarmos, assim como nos integrarmos com as diversas especialidades Odontológicas, Médicas e Paramédicas. Para o bem do paciente e sucesso dos profissionais há necessidade de uma atuação conjunta que se concretiza no diálogo franco das possibilidades de cada especialista envolvido relacionado com o seu paciente específico. A severidade e a complexidade dos casos vem aumentando em nossos consultórios ou serviços Odontológicos dia a dia e soluções inovadoras devem ser buscadas e utilizadas para o melhor apoiarmos e tratarmos nossos pacientes.

Nesta obra procuramos enfocar por meio de fotografias os mais diversos aspectos que envolvam o perfeito diagnóstico, preparo do paciente, planejamento multidisciplinar e seu respectivo tratamento. Esperamos transmitir aos colegas que se interessem por esta área de atuação noções fundamentais na condução dos casos clínicos. Temos a certeza de que será uma razão a mais para a satisfação pessoal de tantos profissionais quando alcançarem resultados positivos, do ponto de vista social, funcional e estético.

Dr. José Alexandre Credmann Bottrel
Presidente da Sociedade Brasileira de Traumatologia Dentária

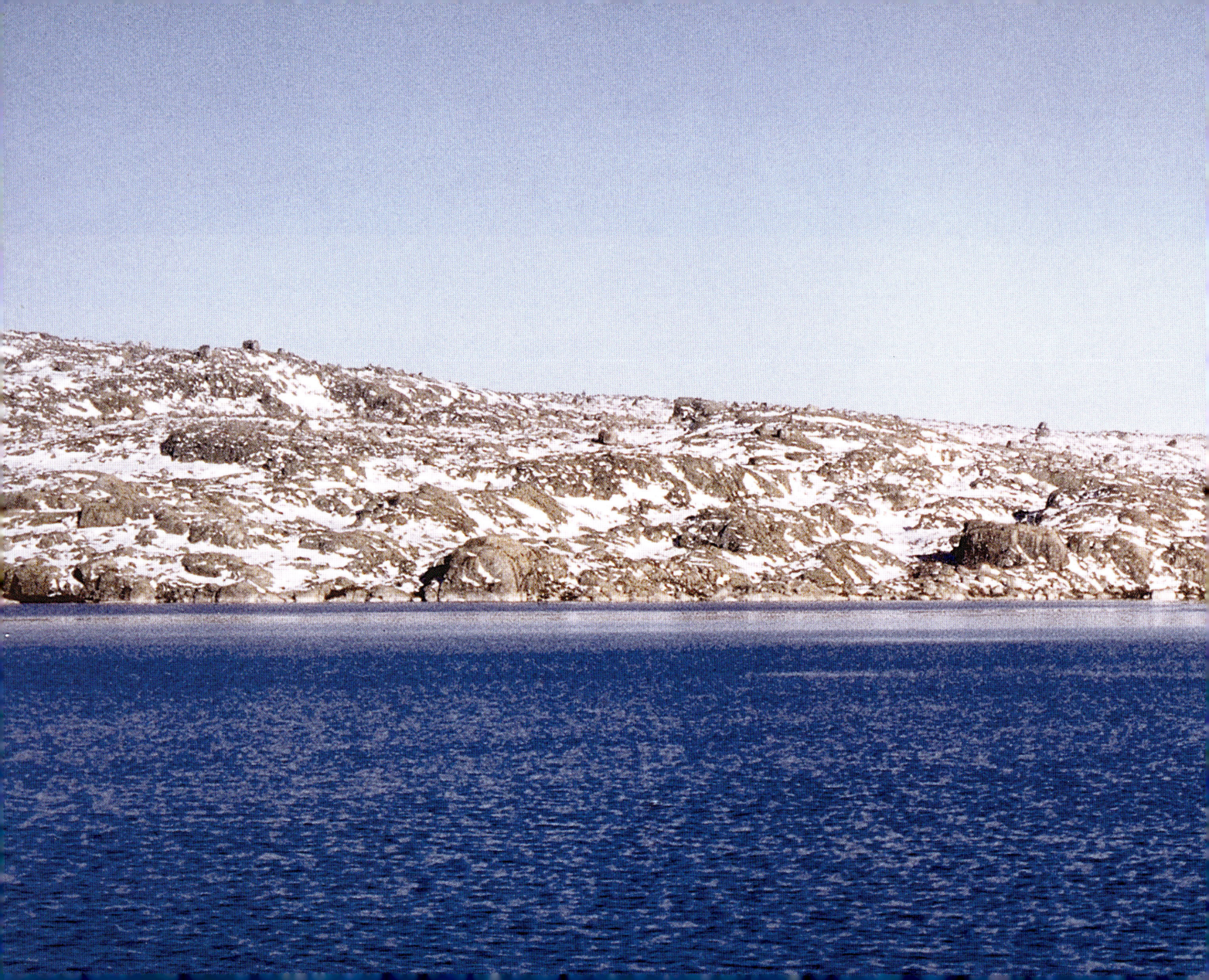

"A sabedoria começa na reflexão."
Sócrates

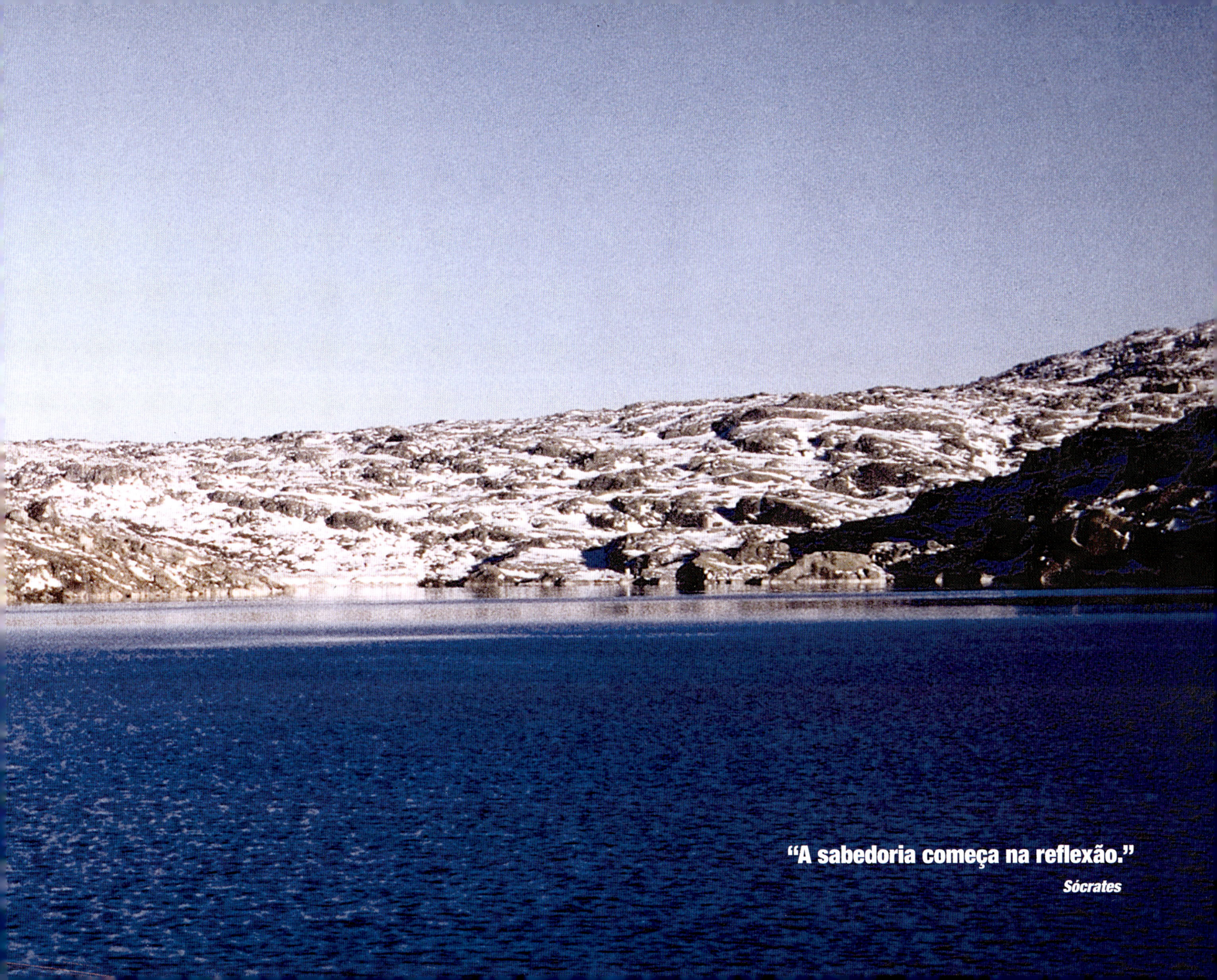

Sumário

CASO CLÍNICO 1
Traumatologia Dentária **1**
Diagnóstico, Plano de Tratamento e Monitoramento da Iatrogenia –
Avulsão de Dentes Adultos
José Luiz Lage-Marques • Rebeca Gomes Honório Corrêa • Denise Pontes Raldi • Sandra Marcia Habitante

CASO CLÍNICO 2
Traumatismo nos Dentes Decíduos **27**
Sequelas para os Sucessores Permanentes
Anna Carolina Volpi Mello-Moura • Isabela Capparelli Cadioli • Janaina Merli Aldrigui • Marcia Turolla Wanderley

CASO CLÍNICO 3
Traumatologia Dentária **37**
Injúrias Endo-periodontais Decorrentes das Luxações
Celso Luiz Caldeira • Marina Clemente Conde • Emilio Paschoal • Cristina Aun

CASO CLÍNICO 4
Traumatismo nos Dentes Decíduos **57**
Alteração da Posição na Erupção do Dente Permanente
Anna Carolina Volpi Mello-Moura • Janaina Merli Aldrigui • Isabela Capparelli Cadioli • Marcia Turolla Wanderley

CASO CLÍNICO 5
Traumatologia Dentária **67**
Subluxação com Necrose Pulpar
Igor Prokopowitsch

CASO CLÍNICO 6
Traumatismo nos Dentes Decíduos **97**
Acompanhamento Clínico e Radiográfico das Sequelas
Isabela Capparelli Cadioli • Anna Carolina Volpi Mello-Moura • Janaina Merli Aldrigui • Marcia Turolla Wanderley

CASO CLÍNICO 7

Traumatismo nos Dentes Decíduos **109**

Dilaceração Coronária em Dente Permanente após
Traumatismo nos Dentes Decíduos

Isabela Capparelli Cadioli • Anna Carolina Volpi Mello-Moura • Janaina Merli Aldrigui • Marcia Turolla Wanderley

CASO CLÍNICO 8

Traumatismo Dentário e Ação Interdisciplinar **123**

Avulsão de Dente com Ápice Completo

Ana Paula Martins Gomes • Eduardo Galera da Silva

CASO CLÍNICO 9

Traumatismo nos Dentes Decíduos **137**

Lesões em Incisivos Inferiores com Sequelas para os Sucessores Permanentes

Janaina Merli Aldrigui • Isabela Capparelli Cadioli • Anna Carolina Volpi Mello-Moura • Marcia Turolla Wanderley

CASO CLÍNICO 10

Traumatologia Dentária **147**

Fratura Coronária e Radicular: Ação Ortodontia-Implante

Alexandre Bottrel • Alexander Hohn

CASO CLÍNICO 11

Traumatismo nos Dentes Decíduos **159**

Fratura Coronoradicular em Incisivo Superior

Janaina Merli Aldrigui • Anna Carolina Volpi Mello-Moura • Isabela Capparelli Cadioli • Marcia Turolla Wanderley

Introdução

Escrever é muito bom, porém escrever com qualidade é muito melhor. Escrever formalmente, significa escrever para leitores que selecionam seus livros de acordo com a sua necessidade. Desta forma é muito diferente escrever para ser publicado do que escrever informalmente como um diário de reflexões e relato pois quanto mais simplicidade se coloca no texto mais agradável fica a leitura. Foi assim, e sem medo, a decisão de trabalhar nesta obra.

No formato de situações clínicas o texto foi trabalhado possibilitando o entendimento da sequência de tratamento e suas variações. Aquilo que é realizado todos os dias e definitivamente executado na tarefa de promoção da saúde na área de excelência da Odontologia. Assim foram selecionados assuntos de interesse geral e absolutamente vinculados a alta incidência no elenco das situações clínicas envolvendo a traumatologia dentária em dentes adultos e decíduos na seguinte sequência:

1. Diagnóstico, Plano de Tratamento e Monitoramento da Iatrogenia – Avulsão de Dentes Adultos
2. Sequelas para os Sucessores Permanentes
3. Injúrias Endo-periodontais Decorrentes das Luxações
4. Alteração da Posição na Erupção do Dente Permanente
5. Fratura Coronária de Esmalte e Dentina com Exposição Pulpar
6. Acompanhamento Clínico e Radiográfico das Sequelas
7. Dilaceração Coronária em Dente Permanente após Traumatismo nos Dentes Decíduos
8. Avulsão de Dente com Ápice Completo
9. Lesões em Incisivos Inferiores com Sequelas para os Sucessores Permanentes
10. Fratura Coronária e Radicular: Ação Ortodontia-Implante
11. Fratura Coronoradicular em Incisivo Superior

A relação paciente-profissional é importante para que o cirurgião-dentista colha informações, conseguindo analisá-las e interpretá-las com cuidado e precisão, não descartando, todavia, outros fatores como o conhecimento científico, a vivência clínica, o interesse, os recursos adequados e o bom senso do profissional.

Sendo assim, é determinante a execução passo a passo do exame clínico ou exame do paciente que envolve:

Anamnese ou Exame Subjetivo (História do Paciente)
- Identificação
- História Médica e Condições Básicas de Saúde
- História Dental (queixa principal, história pregressa, história atual)

Exame Físico ou Exame Objetivo
- Exame extra-oral
- Exame intra-oral:
  - Inspeção
  - Palpação
  - Percussão

Exames Complementares
- Testes Térmicos
- Teste Elétrico
- Teste de Anestesia
- Teste de Cavidade
- Transiluminação
- Exame Radiográfico
- Mapeamento de Fístula

Inicia-se pela coleta das informações atuais e pregressas, obtendo a história do paciente que tenha utilidade na constituição do diagnóstico, do prognóstico e da conduta terapêutica. Para isso, o profissional deverá sempre apresentar uma postura simpática e gentil, demonstrando paciência e interesse no problema e domínio sobre a atividade clínica a ser executada, ganhando a confiabilidade e respeito, conseguindo, assim, informações concretas da situação demonstrada.

Segue-se a isso a realização do plano de tratamento, fundamental para a organização das tarefas que leva invariavelmente a denominação de "Plano de Tratamento Provável" pela característica dinâmica que muitas vezes o difere do "Plano de Tratamento Real".

Posto em prática, exige, na maioria das vezes, habilidades profissionais especiais em outras áreas, e deve ser realizado por equipe interdisciplinar.

Em resumo, o resultado de eventos traumáticos envolvendo dentes depende de três fatores: a extensão da lesão, o pronto atendimento e sua qualidade e monitoramento para oferta regular de cuidados adicionais.

A extensão da lesão garante a gravidade do traumatismo ocorrido. A direção da força sobre as estruturas, tipo de impacto e o número de dentes atingidos são fatores diferenciais.

O pronto atendimento e sua qualidade não deverão ser responsáveis por adicionar mais trauma aos já feridos tecidos. O reposicionamento dos dentes e estruturas adjacentes atingidas deve ser realizado suavemente buscando propiciar a cicatrização e o desfecho favorável a longo prazo.

O monitoramento constitui importante elemento de oferta de saúde a médio e longo prazo. Tratamentos bem realizados podem mostrar uma excelente resposta inicial, porém o comprometimento pulpar implicará na instalação de doença e consequente reabsorção radicular acelerando a perda do dente. No mais das vezes, as perspectivas em longo prazo estão intimamente relacionadas com a resposta pulpar, atribuindo a endodontia a importância da especialidade nestas situações.

Constitui prática de fundamental importância a realização do controle dos resultados. Nas visitas de avaliação é que se apura a análise crítica da prática executada e se define a execução dos tratamentos complementares. Nada justifica o desprendimento da responsabilidade do monitoramento.

O nosso maior tesouro é o paciente, o paciente com saúde, ciente do prognóstico, dos procedimentos preventivos ciente da maneira ideal de se cuidar.

O que se procura é a adequada saúde e harmonia, a perfeita "parceria" que é a relação entre o profissional da saúde e o paciente "Cuidador". O paciente que compreende a posição de parceiro na prática de seus cuidados será mais feliz.

Portanto, as próximas páginas contém importantes informações tanto sobre o diagnóstico, a urgência e tratamento bem como o monitoramento dos resultados das intervenções sequenciadas tanto em dentes adultos jovens como em dentes decíduos.

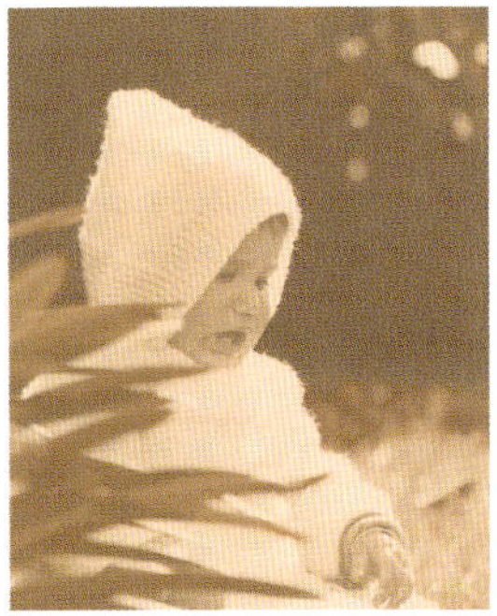
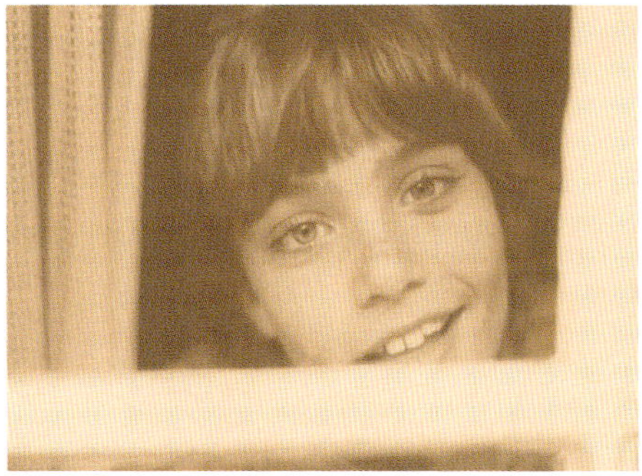
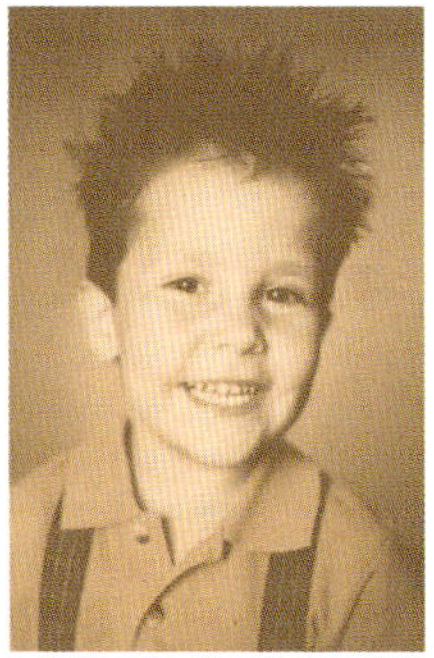
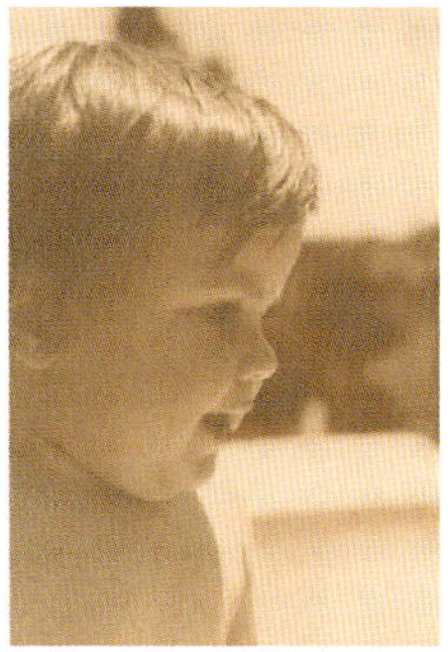
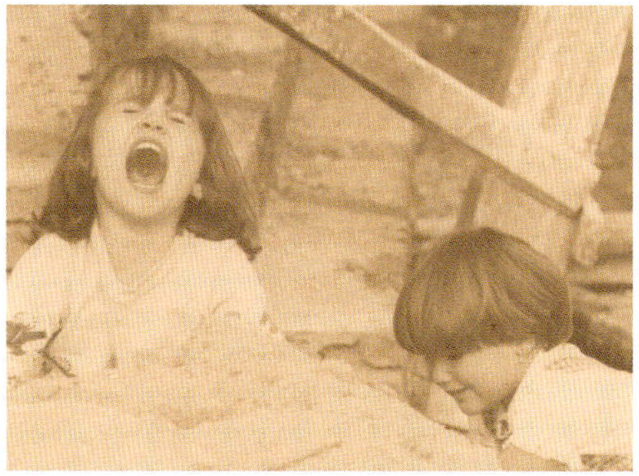

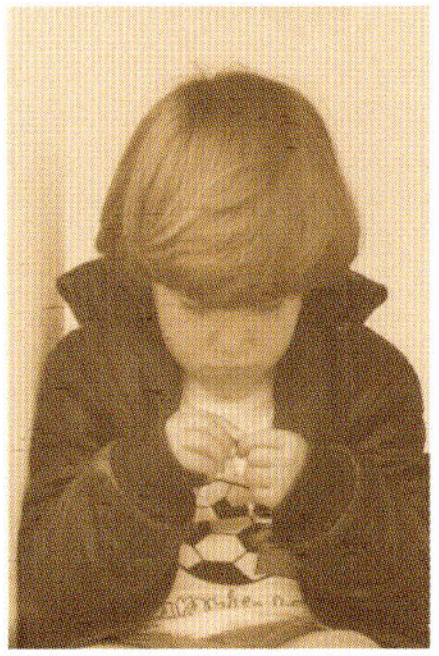
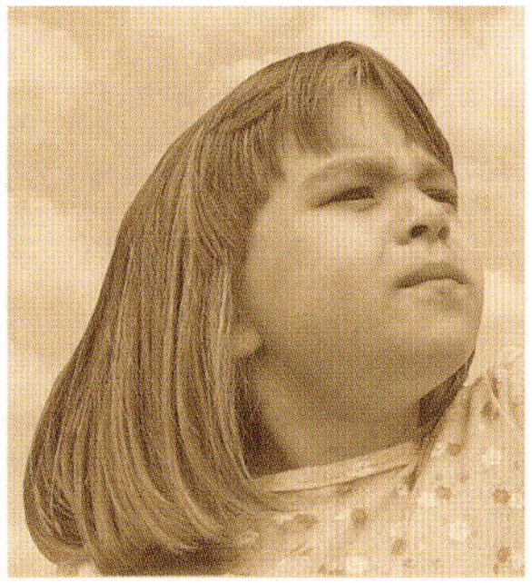
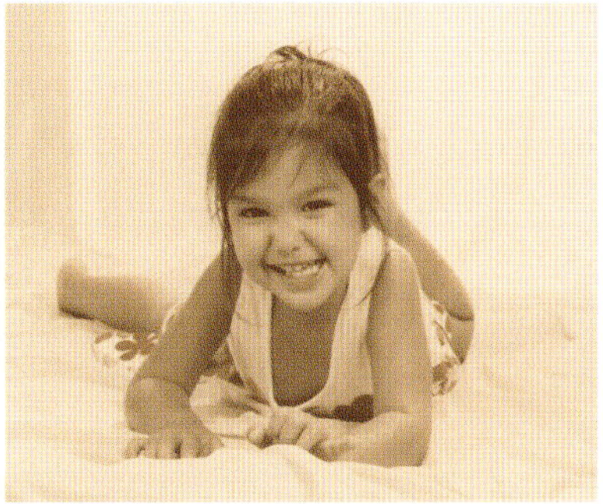
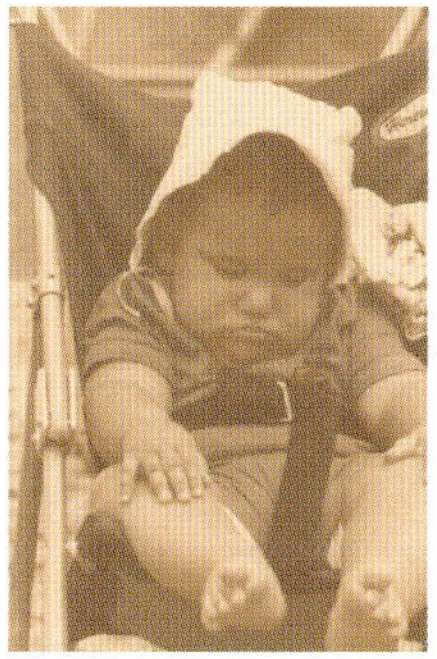
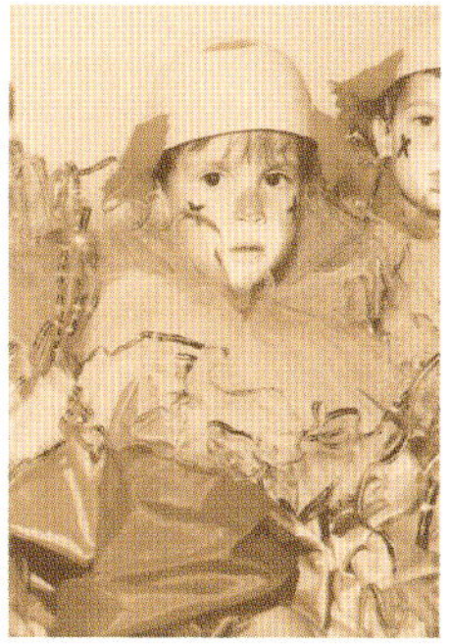
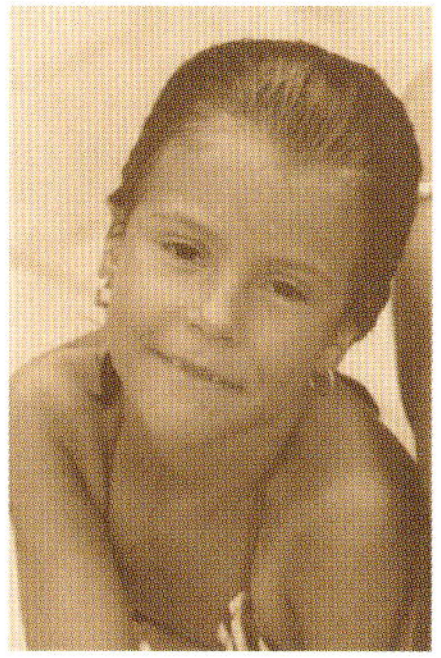

CASO CLÍNICO

1

José Luiz Lage-Marques
Professor Associado em Endodontia da Faculdade
de Odontologia da Universidade de São Paulo (FO USP)
Professor Coordenador do Curso de Especialização
em Endodontia da FFO USP – FUNDECTO
Professor Coordenador da Pós-Graduação em Endodontia
Mestrado e Doutorado da Universidade de Taubaté

Rebeca Gomes Honório Corrêa
Cirurgiã-Dentista

Denise Pontes Raldi
Professora da Pós-Graduação em Endodontia
Mestrado da Universidade de Taubaté

Sandra Marcia Habitante
Professora Doutora do Curso de Odontologia
da Universidade de Taubaté (UNITAU)
Professora da Pós-Graduação em Endodontia
Mestrado e Doutorado da Universidade de Taubaté

Traumatologia Dentária

Diagnóstico, Plano de Tratamento e Monitoramento da Iatrogenia – Avulsão de Dentes Adultos

Introdução

Os traumatismos dentais ocorrem com maior frequência em pacientes jovens, onde o processo de inserção ainda não se definiu completamente. Diante da imaturidade dos tecidos todos os esforços terapêuticos devem ser direcionados para a manutenção do dente no intuito de exercer suas funções normais. Profissionalmente trata-se de um momento especial, tendo em vista que o conhecimento e a habilidade são postos a prova, devendo o profissional estar apto a esclarecer as dúvidas, analisar prognóstico e traçar as recomendações.

A primeira questão é: Qual o tipo da lesão traumática que acometeu o paciente? A ocorrência do trauma dental invariavelmente atinge os ligamentos e os vasos e nervos da região apical são comprometidos. Assim as possibilidades da evolução para o comprometimento pulpar periodontal são significativos, exigindo do profissional inúmeros esforços para diminuir os riscos da instalação das sequelas.

A perda da vitalidade pulpar associada ao processo de necrose, calcificações difusas e reabsorções radiculares externas e internas são características dos dentes que sofreram lesão traumática e normalmente relacionados ao pronto atendimento, tipo, intensidade, direção do trauma e a presença ou não de contaminação durante os processos terapêuticos.

A quase totalidade das lesões traumáticas conduzem a uma reabsorção superficial, decorrente de uma inflamação local que quando controlada, pode levar a cura e a formação de um novo ligamento periodontal. Já o processo de anquilose ocorre diante de lesões mais extensas ou danos mais significativos.

Frequentemente nesta situação, as células precursoras do tecido ósseo se direcionam para a região lesionada mais rapidamente que as células do tecido periodontal, ficando em contato direto com a superfície radicular. A característica histológica é de um contato direto entre tecido ósseo e dentina, sem a presença de ligamento periodontal. Este processo é chamado de reabsorção substitutiva. Não há distinção entre a raiz e o tecido ósseo, a lâmina dura e o espaço periodontal estão ausentes.

Avulsão

É assim denominada a completa remoção acidental do dente do seu alvéolo que ocorre em pacientes jovens e tem como justificativa a frouxa estrutura do ligamento periodontal nos dentes em erupção. Reimplante é o tratamento ideal para estas situações. O sucesso do procedimento relaciona-se a três importantes fatores: a qualidade do pronto atendimento, o tempo de permanência extra alveolar e o método de conservação do dente, até o momento do reimplante.

No caso da avulsão dental e luxação extrusiva, ocorre a ruptura do ligamento periodontal, ficando os vasos e nervos da região apical severamente comprometidos. Com isso aumentam as possibilidades da evolução para a morte pulpar, principalmente em pacientes portadores de ápice completamente formado. Cabe alertar que a "idade dental" deve ser analisada, pois o prognóstico é muito variável na comparação entre dentes com ápice completamente formados ou não. Os fatores que levam um dente traumatizado a qualquer um destes quadros estão intimamente associados à intensidade do trauma e a presença ou não de alteração pulpar, contaminação e a condução terapêutica. Sendo assim, o prognóstico apresenta relação direta com o tratamento imediato, que muitas vezes não é bem conduzido pelo frequente desconhecimento da comunidade para essa prática. Assim, a divulgação de um protocolo simples associado a conduta de primeiros socorros é de fundamental importância para a comunidade.

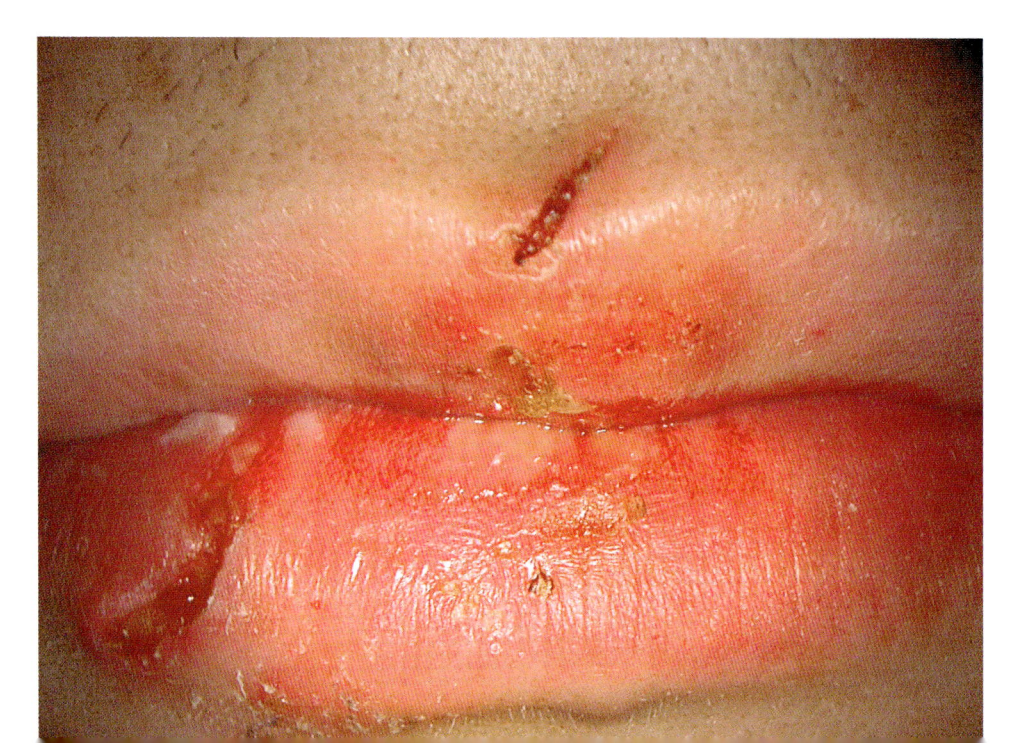

Figura 1. Paciente de 19 anos, universitário, relata ter sofrido queda na cozinha de sua casa durante a madrugada. Ao chegar em casa se dirigiu a geladeira e sofreu uma queda resultando na avulsão dos incisivos centrais superiores e fraturas nas coroas dos laterais. Fez contato com seus familiares, porém permaneceu em casa por vinte minutos apenas recebendo o pronto atendimento cerca de 40 a 50 minutos após a queda. **No pronto socorro teve seus dois incisivos reimplantados** seguido de contenção realizada por fio ortodôntico e aderido por resina fotopolimerizada. O acidente ocorreu na madrugada do sábado e esta imagem se refere ao estado clínico da primeira visita ao consultório odontológico ocorrida na terça-feira no período da tarde.

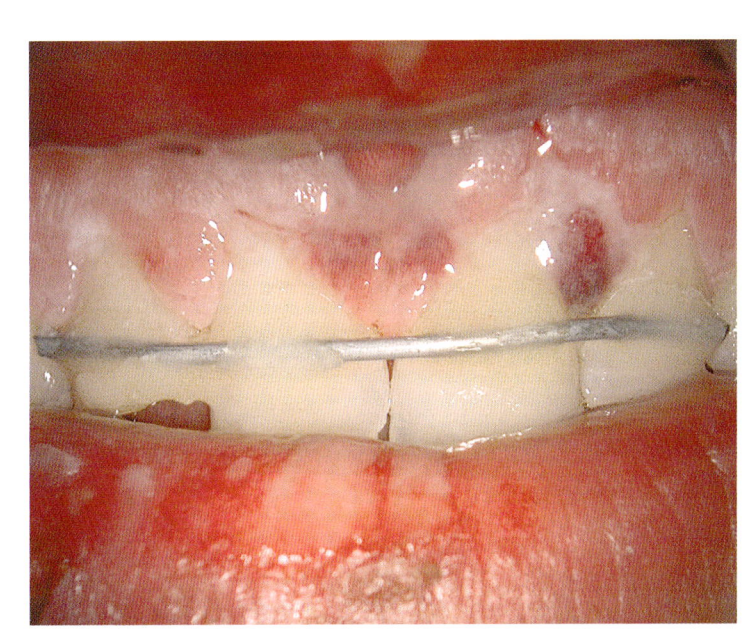

Figura 2. Realizado o exame clínico composto por anamnese e exame físico, nota-se na foto 1 e 2 extensa área de escoriações na região do lábio superior e inferior já em fase de cicatrização circundada por hematoma nos lábios, queixo e lateral da mandíbula. Extensa área de dano no tecido mole da arcada superior já apresentando zonas de alteração cromática que expressam início de necrose tecidual. O lábio inferior mostra indícios do trauma produzido por mordida durante o acidente e início de cicatrização. Nota-se também fratura na região do terço médio da coroa do 12.

Figuras 3AB. (A) Observa-se o tecido se formando em alguma áreas traumatizadas e outras isentas de qualquer cicatrização. É de se supor que o acidente produziu um dano significativo e sem cuidado especial permaneceu por cerca de setenta e duas horas. (B) Em visão aproximada nota-se áreas de necrose próximas de um corte que se estende em direção apical.

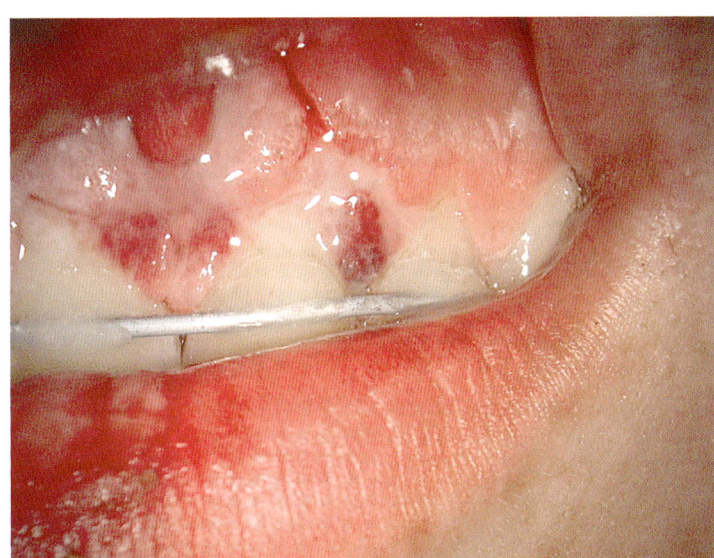

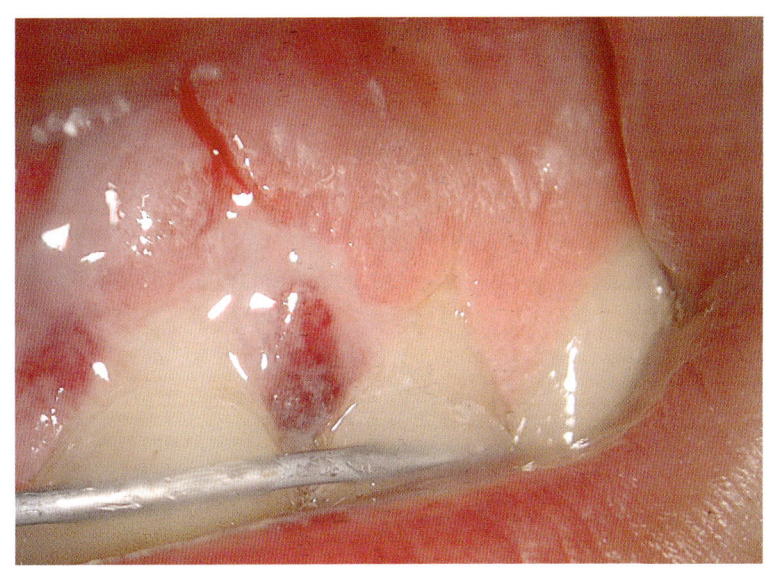

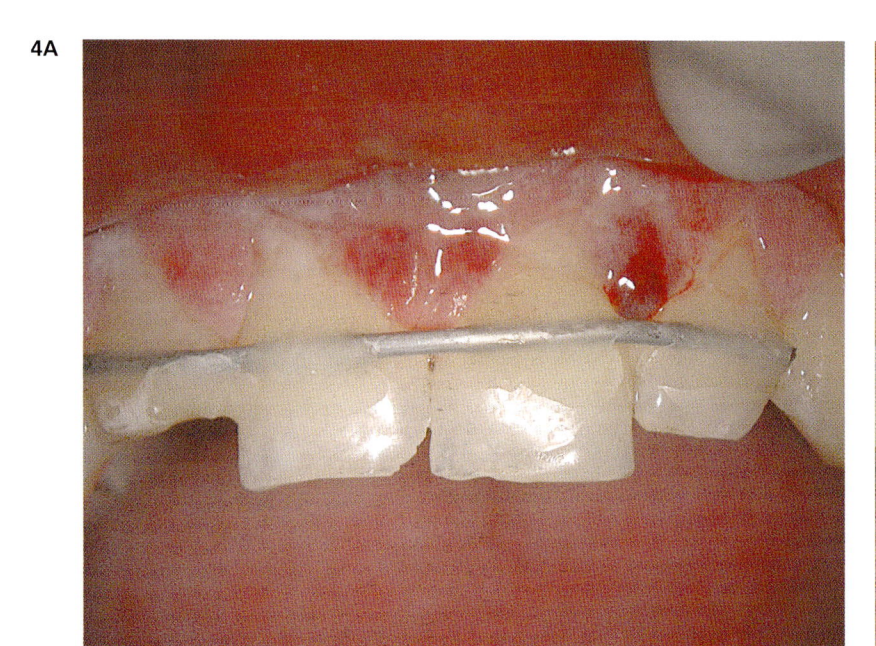

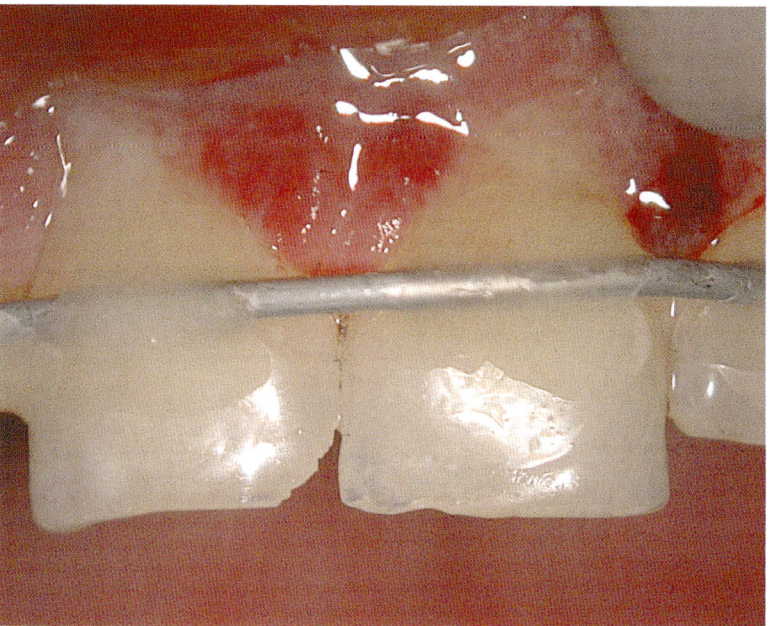

Figuras 4AB. (A) Uma imagem panorâmica mostra as fraturas coronárias dos incisivos nas mais variadas formas como sinais do trauma, a contenção com fio ortodôntico, as áreas de necrose das papilas gengivais que efetivamente exigem cuidado e preocupação, porém cabe ressaltar principalmente o posicionamento dos incisivos centrais. (B) Na imagem em maior aproximação nota-se em detalhe o posicionamento dos incisivos como resultado do reimplante durante o pronto atendimento ocorrido há 72 horas. Para melhor observação é importante comparar as incisais dos dois incisivos centrais com a do lateral íntegro. **Há que se pensar que algo ocorreu durante o reimplante que não permitiu seu posicionamento correto**.

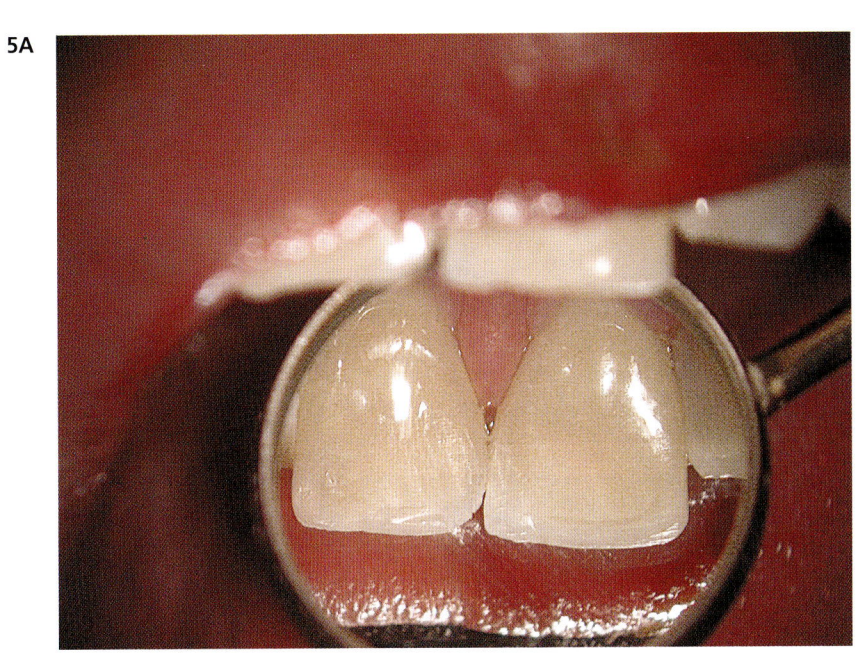

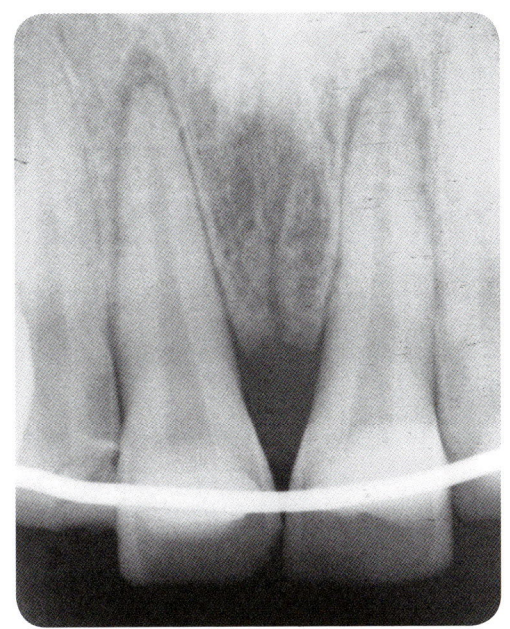

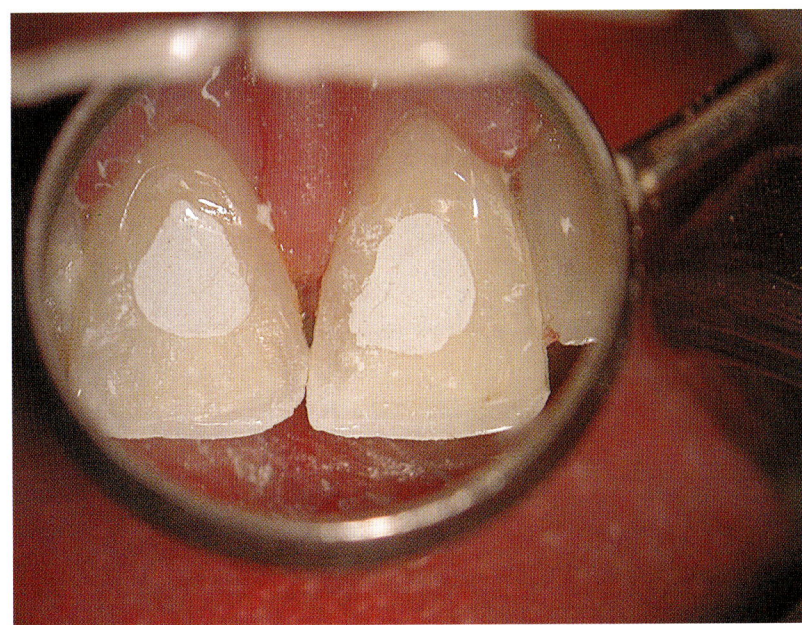

Figuras 5AB. (A) A confirmação da irregularidade do reimplante ocorreu quando se observa um contato prematuro durante o repouso bem como durante todos os movimentos mandibulares. Cabe ressaltar que o paciente já relatava um desconforto significativo ao "fechar a boca e encostar os dentes". Verifica-se que um desgaste já havia sido realizado na visita de urgência. Nesta imagem quando se observa na cervical que ambos os centrais estão pelo menos 2 a 3 milímetros fora do alvéolo. (B) Radiografia oferece detalhes que associados aos dados do exame clínico que os incisivos centrais foram reimplantados em alvéolos invertidos: 21 no 11 e 11 no 21. Portanto os dentes não estão nos alvéolos naturais.

Figura 6. Diante do histórico de avulsão, rizogenese incompleta e reimplante realizado em alvéolos diferentes, optou-se pelo início do esvaziamento para tratamento endodôntico. Nestas situações torna-se necessário o uso do endodonto para o emprego de uma medicação regional que tentará controlar as sequelas oriundas do dano causado pelo acidente. A imagem mostra a cavidade selada imediatamente após o acesso ao sistema de canais. **Início do tratamento**.

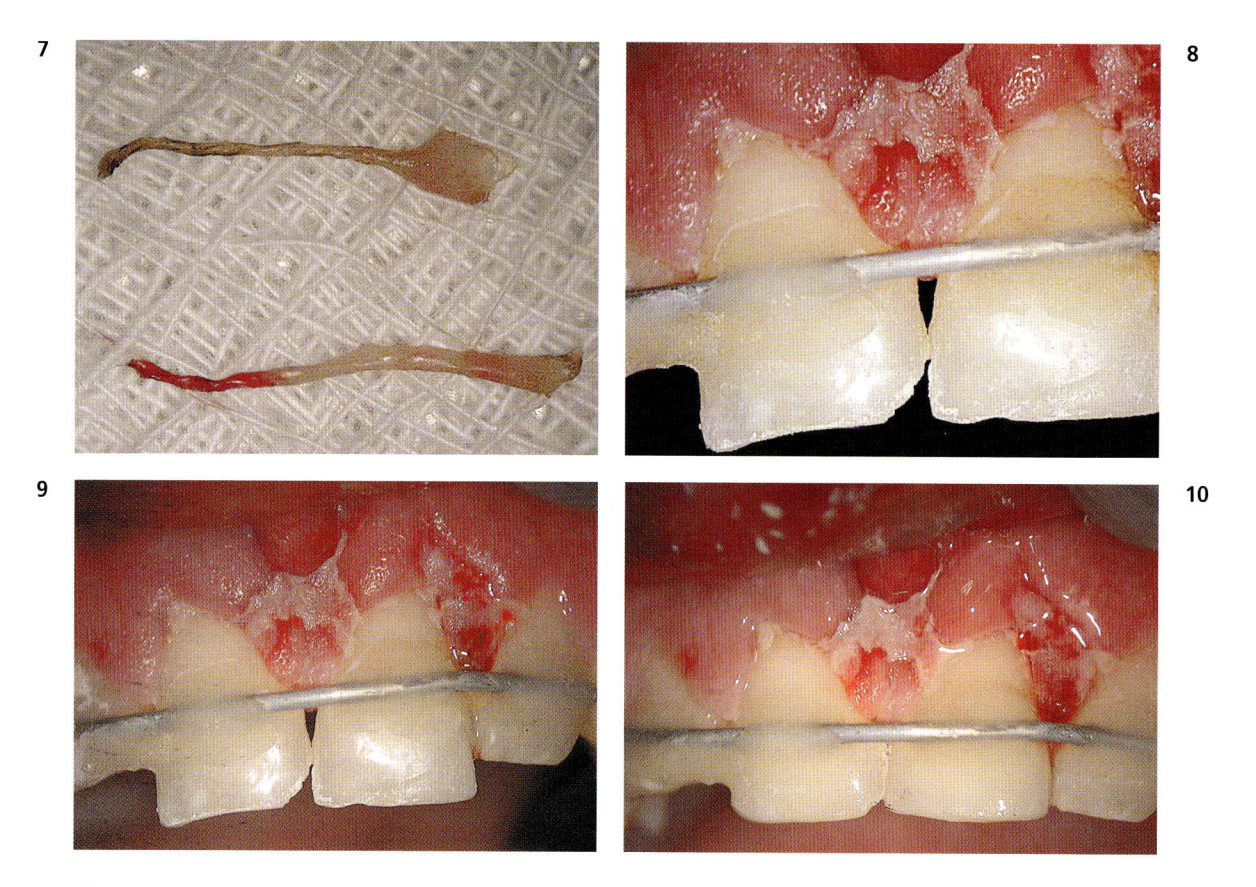

Figura 7. Nesta imagem nota-se o estado de conservação das polpas que permaneceram por cerca de 72 horas decorridas entre o momento do trauma e o acesso.

Figuras 8-9. O passo seguinte se constituiu do tratamento das feridas do tecido mole. Empregando um cotonete embebido de clorexidina 2% foi realizada raspagem do tecido necrótico em várias etapas. Repetiu-se o procedimento por cinco vezes, na tentativa de adequar a superfície da mucosa ferida. O êxito do procedimente exige delicadeza friccionando um cotonete embebido com a solução de clorexidina 2%.

Figura 10. Uma visão após as primeiras aplicações já mostra o tecido com melhor aspecto. Associado a este procedimento o paciente começa a receber instruções de como tratar em casa toda a superfície ferida. Nota-se aderidos no lábio superior, restos de tecido necrótico que se desprenderam da região durante o procedimento. Nota-se o ajuste das incisais do 11 e 12 definindo a harmonia na arcada superior.

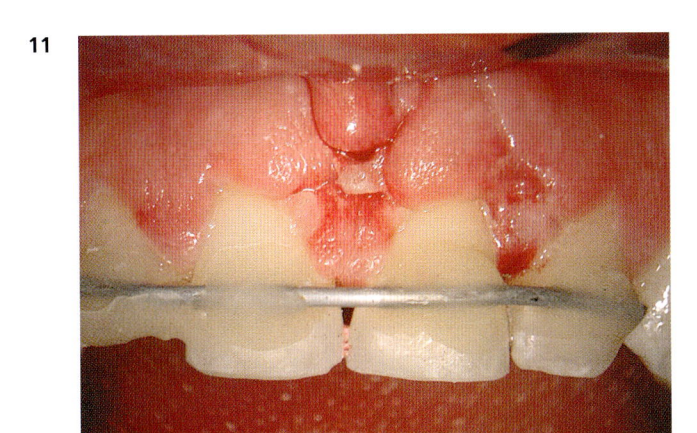

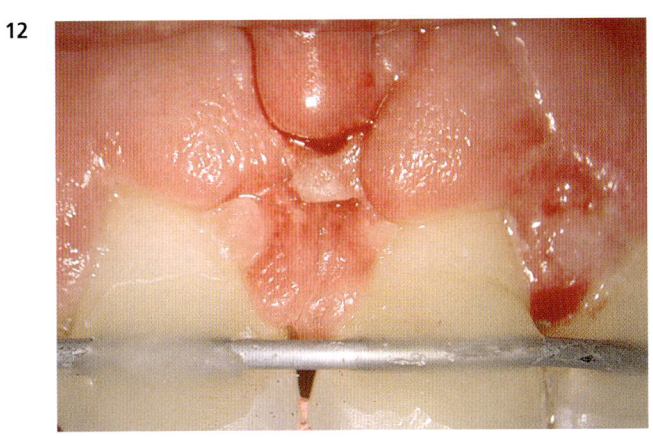

Figura 11. Na fase final do procedimento a superfície encontra-se adequada e em melhores condições de avaliação e estética.

Figura 12. Detalhe da região em maior aumento.

Figura 13AB. (A) Após o tratamento condicionador da mucosa aplicou-se uma camada protetora de Omcilon orabase que se trata de acetonido de triancinolona em base emoliente para uso odontológico, derivado da cortisona, em uma base para uso odontológico. Conhecido por sua ação anti-inflamatória, antipruriginosa e antialérgica. É indicado para o tratamento auxiliar e para o alívio temporário de sintomas associados com lesões inflamatórias orais e lesões ulcerativas resultantes de trauma. (B) A orabase atua como um veículo adesivo para aplicar a medicação ativa aos tecidos orais. **O veículo proporciona uma cobertura protetora que pode servir para reduzir temporariamente a dor, associada com irritação local**.

Figura 14. Aspecto das cavidades de acesso na segunda visita para tratamento endodôntico. Nota-se que a restauração do lateral com a fratura coronária já realizada na primeira visita controla a contaminação e reconstitui a estética de modo provisório.

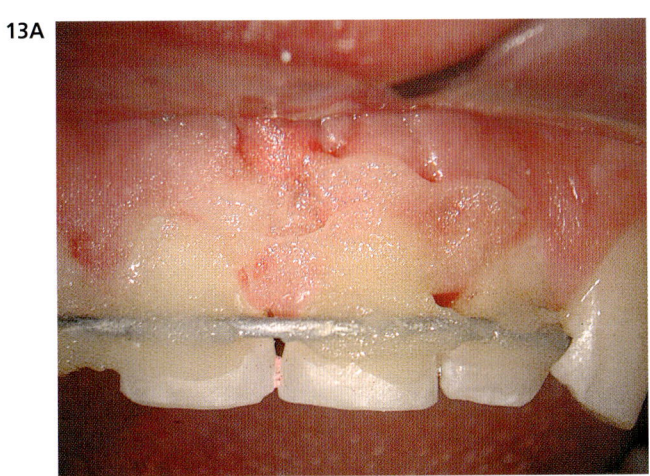

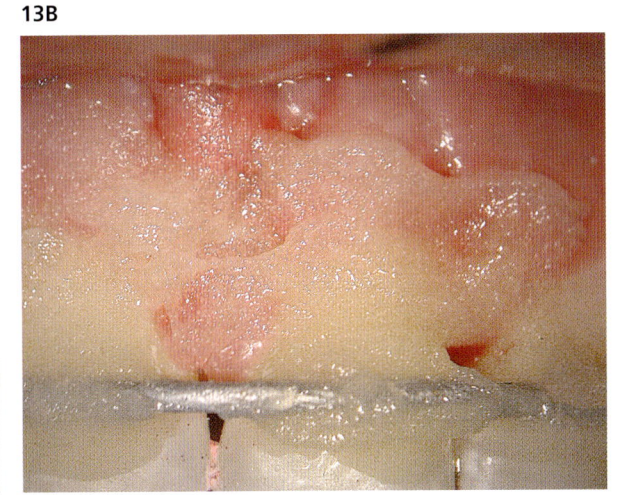

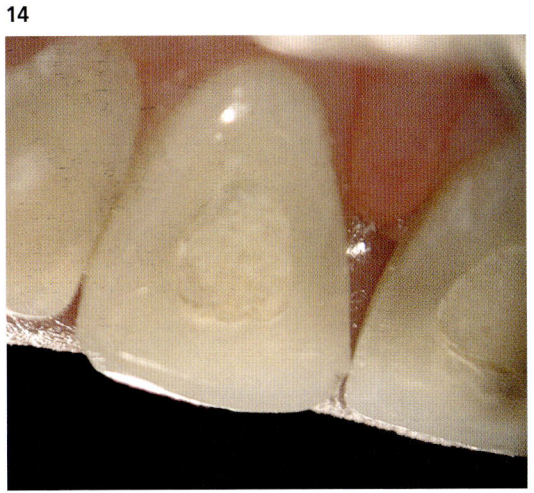

TRAUMATOLOGIA DENTÁRIA ASSISTIDA – URGÊNCIA E ACOMPANHAMENTO

| 15A | 15B | 16 | 17 |

| 18 | 19 |

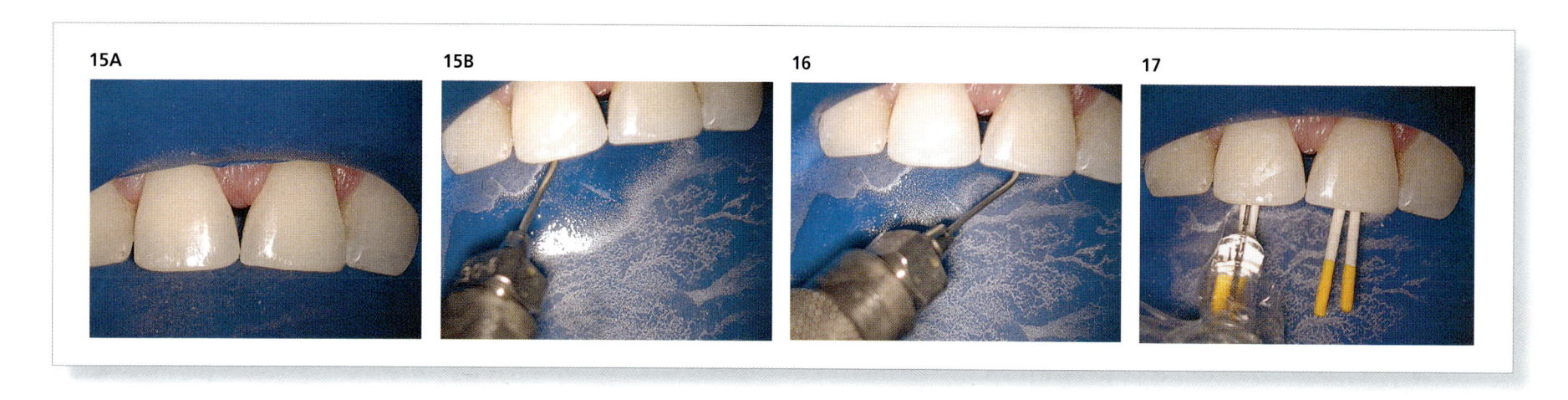

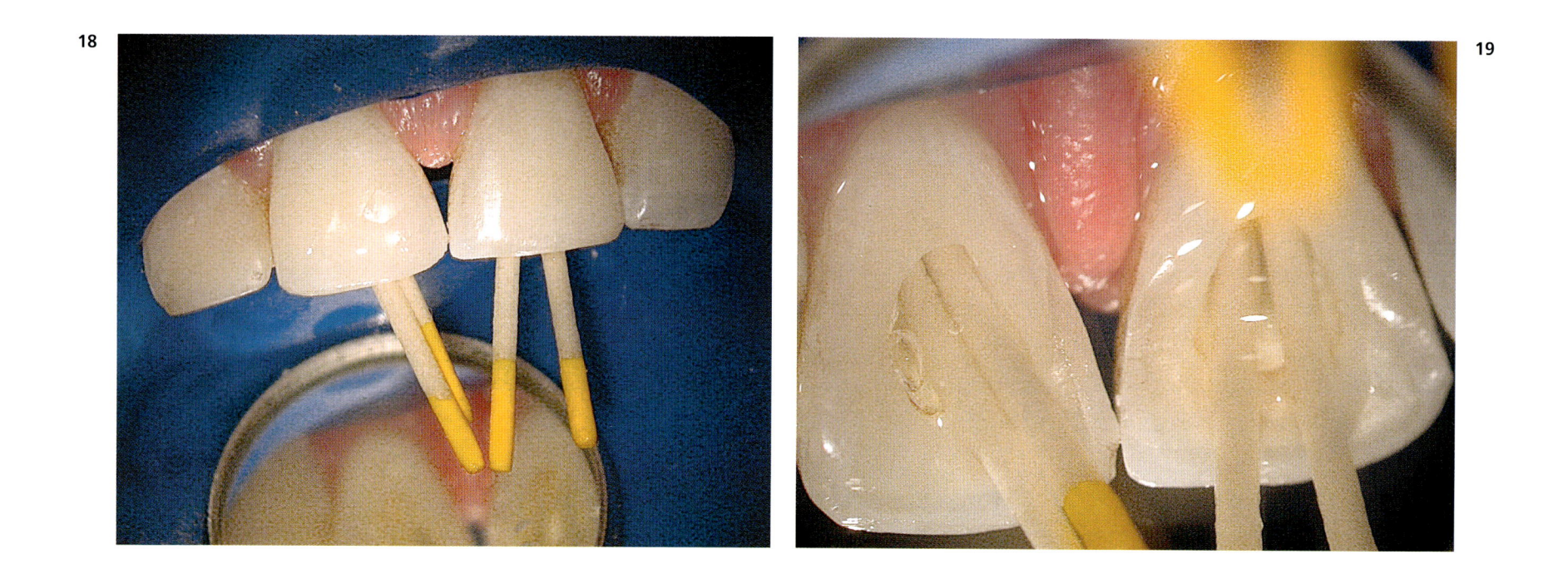

Figura 15AB. Imagem do isolamento envolvendo os quatro centrais sem o emprego de grampos e permitindo controle de riscos de acidentes e de contaminação. Sugere-se que o isolamento não se faça por grampos fixados nas cervicais nos casos de traumatismo. Após a anestesia e isolamento absoluto foi realizada cirurgia de acesso para permitir alcançar com liberdade todo o sistema endodôntico, de modo a atuar em toda estrutura dentinária das paredes do canal. Selecionou-se para a remoção do conteúdo do canal um instrumento tipo K de fino calibre, curvando-se ligeiramente a sua ponta para facilitar a introdução livre no canal com o intuito de desobstruí-lo. Para segurança do procedimento a câmara pulpar foi preenchida com hipoclorito de sódio a 1% acompanhado de uma diminuta quantidade de Endo-PTC em gel de carbopol. O instrumento pré-curvado penetrou até 2 mm além da entrada do canal, promovendo o contato da substância química com a polpa fibrótica, sem nenhuma vascularização. Dando sequência, procedeu-se farta irrigação com hipoclorito de sódio a 1%, repetindo seguidamente até atingir o CRT. Alerta-se para a função do instrumento que atua apenas como misturador do conteúdo do canal ao líquido que o preenche. **Realização da secagem dos canais por aspiração.**

Figura 16. O preparo químico cirúrgico tem características peculiares: Nota-se que protocolos que produzem ação de substâncias químicas clareadoras são extremamente favoráveis, pois, ao mesmo tempo em que têm ação antimicrobiana potente, também agem na devolução da estética. Sugere-se o emprego de substâncias antimicrobianas, tais como o hipoclorito de sódio a 1% associado ao ENDO-PTC (gel Carbopol), no intuito de desobstruir o sistema endodôntico, valorizando a permeabilidade dentinária. No sentido de potencializar a limpeza das paredes do canal principal, devem ser realizadas seguidas irrigações empregando EDTA-T 17%, sempre ao término do preparo e subsequente às sessões de substituição da medicação intracanal, como importante auxiliar na remoção do hidróxido de cálcio da superfície das paredes dentinárias. Deve-se acrescentar que a renovação da medicação intracanal está condicionada à presença de sinais e de sintomas, de modo que processos inflamatórios exacerbados exigem trocas frequentes. **Notar a fase de secagem dos canais** para receber a medicação de calcitonina que permanece em contato com a dentina do canal por 10 minutos.

Figura 17. A partir de 1990 o uso da calcitonina como uma terapia alternativa no tratamento das reabsorções radiculares externas assumiu, importância neste tipo de terapêutica. Trata-se de um hormônio secretado pelas células parafoliculares da glândula tireóide nos mamíferos, e pela glândula ultimobranquial nas aves, peixes, anfíbios e répteis. Tem sido empregada em pacientes com hipercalcemia, doença de Paget, e osteoporose, e nas demais patologias que tenham perda de massa óssea. Por comprovação científica atua preventivamente pela inibição da atividade osteoclástica e possível ação sobre odontoblastos. A forma animal extraída do salmão é mais potente e de efeito mais prolongado do que a humana. A administração sistêmica apresenta em curto prazo apenas para ação analgésica. Na Endodontia as calcitoninas são empregadas como medicação tópica nos canais, antecedendo o preenchimento com hidróxido de cálcio P.A.

Figura 18. Após a secagem por aspiração, observadas nas imagens anteriores realiza-se a complementação por cones de papel e imediatamente, empregando a ampola de calcitonina Miacalcic 100 UI levada com seu próprio aplicador (Figura 17), realiza-se o preenchimento dos canais. Uma ampola de 1 ml de solução para uso injetável contém 100 Unidades (UI) de calcitonina sintética de salmão sendo que uma unidade corresponde a cerca de 0,2 microgramas da substância ativa. Nota-se a presença de cones de papel durante a aplicação para evitar a presença de bolhas durante esta fase, facilitando o contato com a superfície.

Figura 19. O protocolo terapêutico expressa precupações que se iniciam quando do conhecimento do tipo de lesão passam pelo esvaziamento e importante processo de valorização da permeabilidade dentinária e deparam na discussão da medicação intracanal.

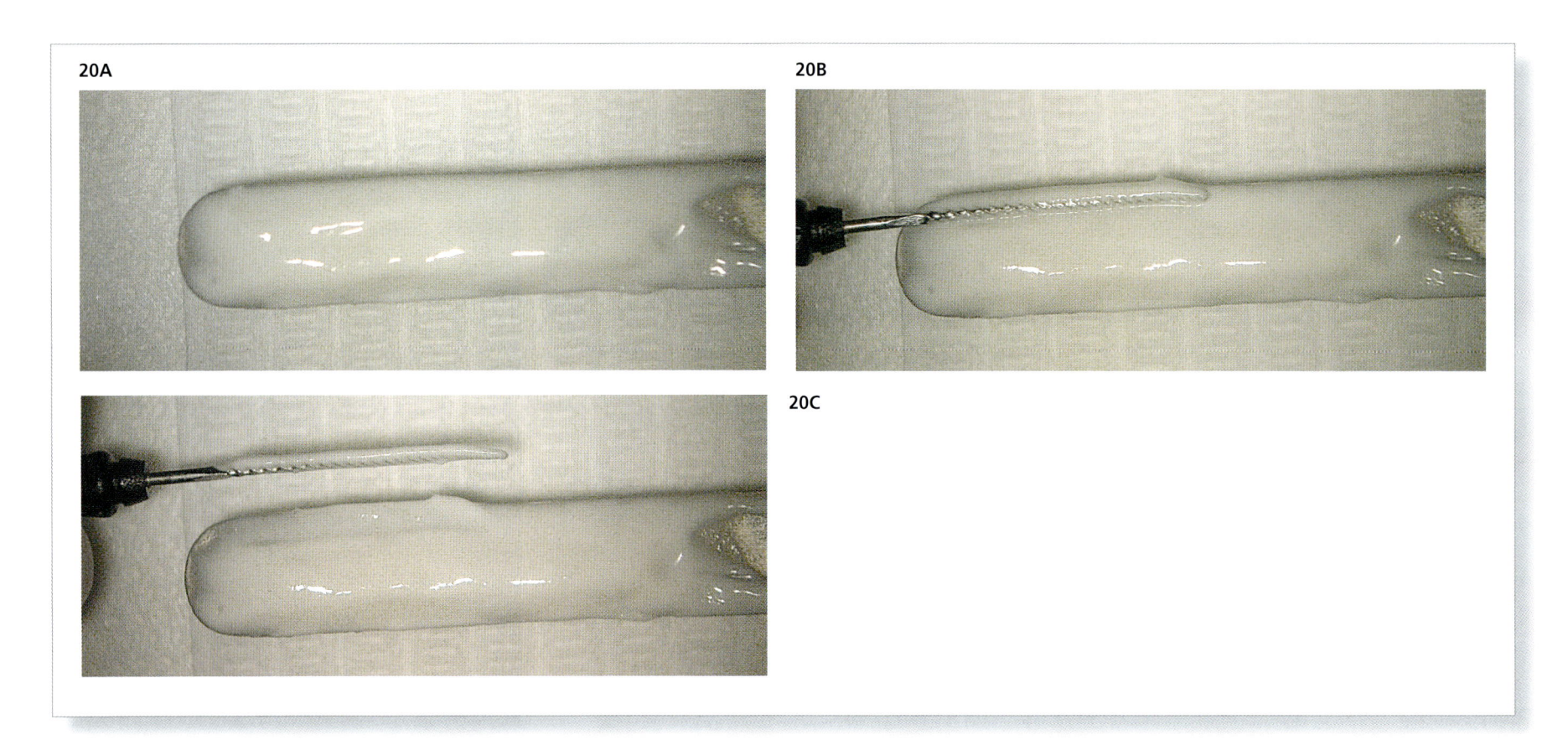

Figuras 20A-C. Nas imagens nota-se o hidróxido de cálcio preparado para inserção no canal com consistência ideal para este caso, sendo introduzido com lima #40. **O hidróxido de cálcio tem aplicação consagrada na clínica na Endodôntica.** Suas propriedades biológicas são conhecidas por ação antibacteriana: íons hidroxila provenientes da dissociação iônica, elevam o pH local levando a lise das bactérias, ação anti-inflamatória, dissolução do material necrótico, prevenção da reabsorção ósteo-cemento-dentinária, o aumento do pH e indução de atividade mineralizadora. Sua solubilidade e a liberação dos íons hidroxila está ligada ao veículo usado. O soro fisiológico, água destilada, anestésico ou solução salina promovem uma rápida dissociação, enquanto que o polietilenoglicol (PRP) ou o óleo, possuem lenta dissociação, promovendo ação por períodos de tempo prolongados. Para recebê-lo o sistema endodôntico deve estar seco com boa permeabilidade dentinária (condicionamento) para permitir a invasão medicamentosa para as regiões mais profundas da dentina. A introdução no interior do canal se faz com uso de um lêntulo ou uma lima para posterior compactação empregando cones de papel ou calcadores. A radiografia periapical avalia o preenchimento que deve ocupar completamente o canal.

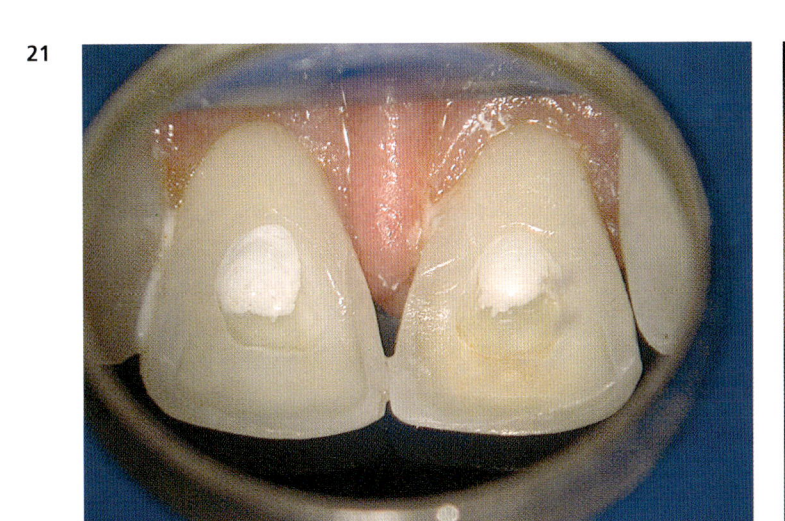

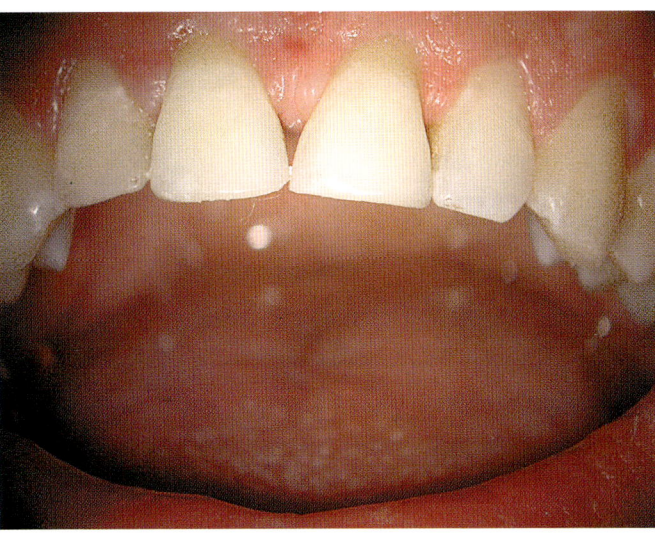

Figura 21. Ressalta-se a intenção de realizar um preparo muito mais químico do que mecânico. No sentido de potencializar a limpeza das paredes do canal principal, foram realizadas seguidas irrigações empregando EDTA T 17% sempre após o término do preparo e subsequente as sessões de substituição da medicação intracanal, como importante auxiliar na remoção do hidróxido de cálcio das paredes dentinárias. Cones de papel calibrosos e esterilizados (tipo Cell-pack) importantes na secagem proporcionaram condições para a utilização do hidróxido de cálcio PA associado ao veículo (PRP) formando uma pasta de consistência firme com a finalidade de cumprir o papel de medicação e de obturação temporária do sistema de canais radiculares. Cumpre ressaltar que após o condicionamento dentinário já relatado, visando atuar na permeabilidade dentinária ao longo dos três meses seguintes, o protocolo de medicação intracanal empregando primeiramente a calcitonina seguido da medicação de hidróxido de cálcio foi realizado na primeira semana, segunda e depois em visitas quinzenais.

Figura 22. A permeabilidade dentinária obtida pelo emprego de substâncias químicas favorece a ação das medicações auxiliares que, preenchendo o canal principal, fazem dessa cavidade, cirurgicamente preparada, o receptáculo ideal para a sua ação à distância (ação periodontal). Essa assertiva ganha importância na medida em que ocorre a contaminação da superfície externa radicular, e as condições são propícias ao desenvolvimento microbiano. A hidratação durante todo o procedimento é fundamental, impedindo a dessecação do esmalte e da dentina. A seleção da técnica e dos instrumentos fundamenta-se na facilidade de cortar a dentina, por apresentar características de dentina primária de túbulos abertos. **Em adição, apresentava leve alteração cromática caracterizada pela cor A3 da escala Vita contrastante A1.** Após o esvaziamento realizado pela técnica ENDO FOUSP, a cor foi estabilizada em A2 (versão eletrônica da técnica endodôntica da FOUSP). Nota-se que protocolos que se preocupam com a ação de substâncias químicas clareadoras são extremamente favoráveis pois, ao mesmo tempo que têm ação antimicrobiana potente, também agem na devolução da estética. Imagem clínica após o controle das sequelas trinta dias após ao traumatismo dentário ocorrido nos centrais superiores.

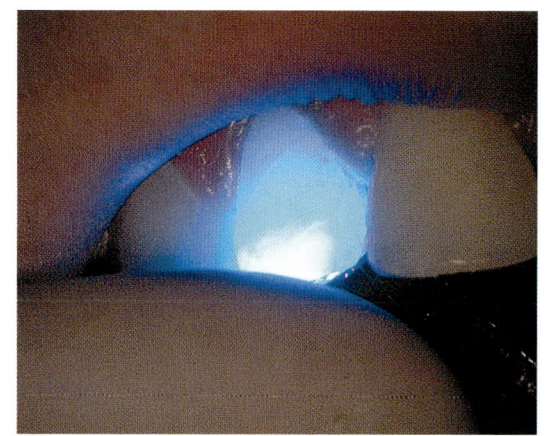

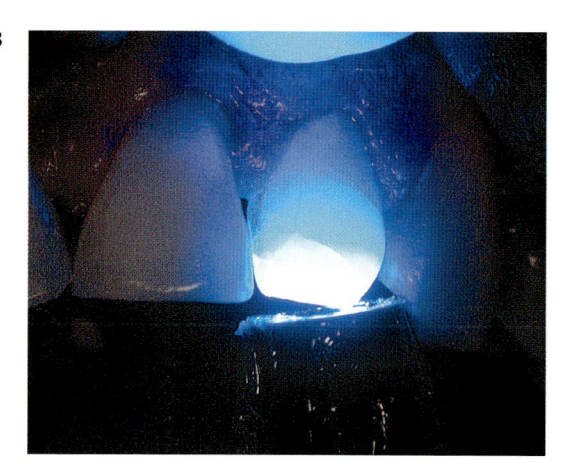

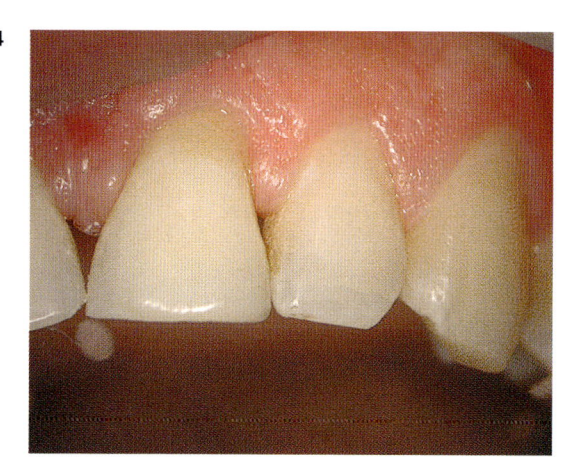

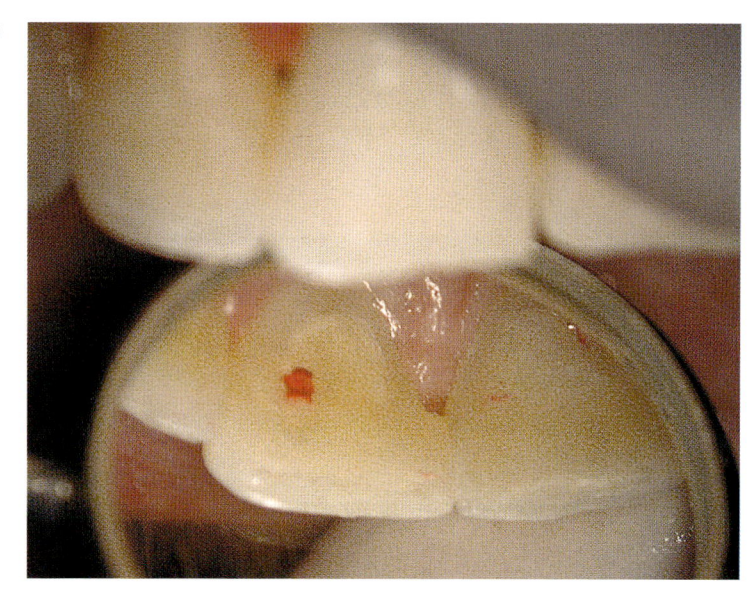

Figura 23A. Um procedimento necessário é a avaliação dos danos causados nos dentes vizinhos. **Na maioria das vezes o acidente também afeta outros dentes**. Quatro a cinco dentes próximos ao mais afetado são invariavelmente comprometidos pelo traumatismo. Assim, a realização de exame clínico, a aplicação de todos os recursos semiotécnicos e especialmente a transluminação podem identificar com clareza, pequenos traços de fratura que em médio prazo poderão constituir sequelas irreversíveis. Na imagem observamos o incisivo central.

Figura 23B. A partir da realização do teste, nota-se que o mesmo ocorre no incisivo lateral que sofreu fratura no terço médio da coroa, apresentando traço de fratura evidente na região do terço médio e cervical da coroa.

Figura 24. Imagem clínica após o controle das sequelas trinta dias após ao traumatismo dentário ocorrido nos centrais superiores. Neste período os dentes estavam medicados com hidróxido de cálcio veiculado em PRP.

Figura 25. Durante este período os canais receberam a medicação de calcitonina que permaneceu em contato com o sistema de canais radiculares por período de 10 minutos para posteriormente receber o curativo oclusivo de hidróxido de cácio P.A. veiculado em PRP (Versão eletrônica da Técnica endodôntica da FOUSP). Mais uma vez ressalta-se que ao longo dos três meses, o protocolo de medicação intracanal empregando a calcitonina por 10 minutos seguido da obturação temporária com hidróxido de cálcio P.A. em PRP, foi realizado na primeira semana, segunda semana e depois em visitas quinzenais.
Análise de contato prematuro pós-restauradora com resina fotopolimerizada utilizada como restauração provisória. Nota-se o cuidado entre sessões de manter o vedamento e a articulação isenta de interferências que podem desencadear sequelas importantes.

CASO CLÍNICO 1
Traumatologia Dentária: Diagnóstico, Plano de Tratamento e Monitoramento da Iatrogenia – Avulsão de Dentes Adultos

26A

26B

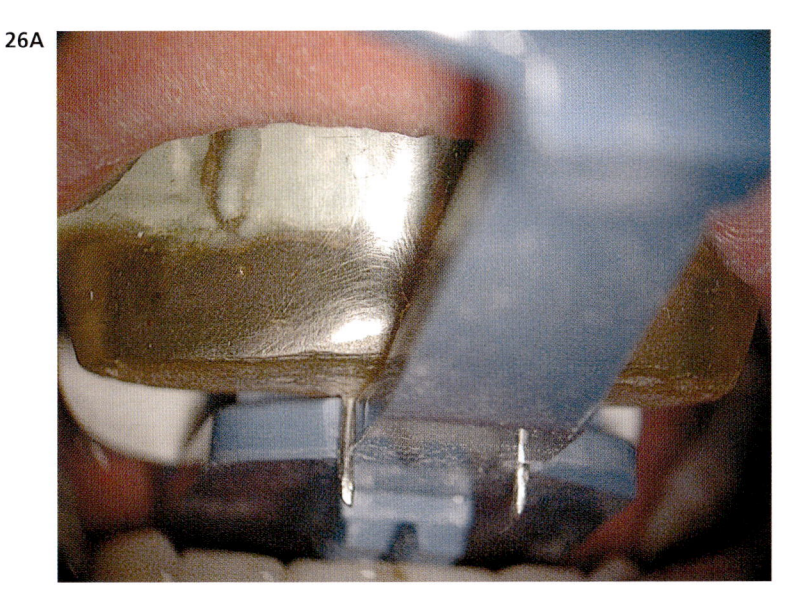

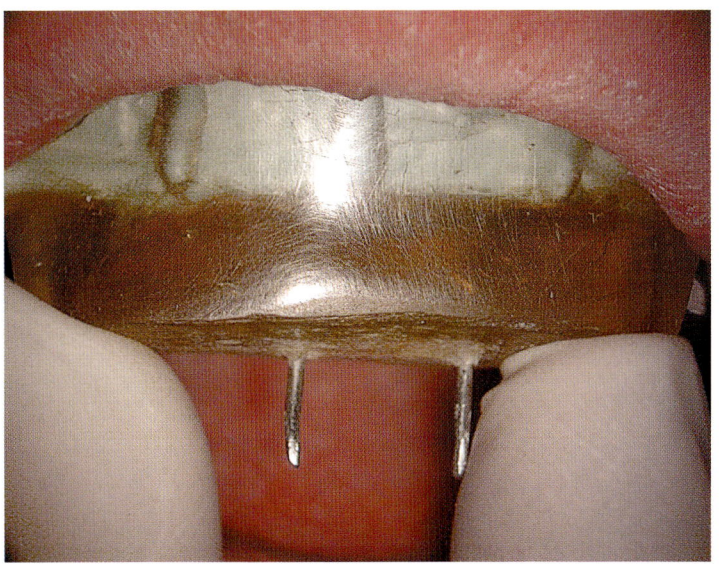

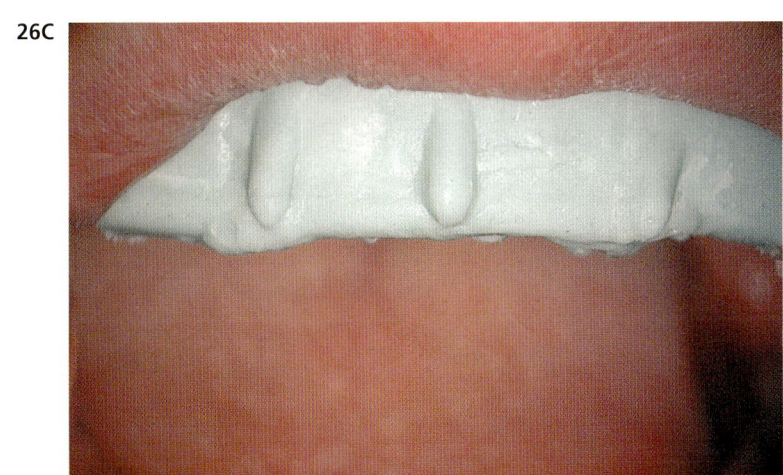

26C

Figuras 26A-C. As imagens apresentam o posicionador personalizado para tomadas radiográficas semelhantes. **As situações clínicas desta natureza necessitam de controle rígido que possibilitem comparações das imagens.** A confecção de um aparelho com estas características pode ser também um excelente auxiliar no acompanhamento da imagem dos casos portadores de rarefação óssea periapical. Regiões isentas de sinais e sintomas são avaliadas pela aparência radiográfica da diminuição do dano ósseo causado pela patologia. Sem dúvida, a constância na reprodução da imagem, tanto do ponto de vista da sua posição como do seu processamento, são fatores determinantes do diagnóstico correto. Devido a estes inúmeros fatores, as normas para o estabelecimento do diagnóstico, conduta terapêutica e orientação aos pacientes devem ser absolutamente claras a qualquer profissional para permitir um caminho mais seguro, sempre que se utilizar técnicas adequadas e critérios comparativos.

Constitui proposta absolutamente atual a análise criteriosa do somatório das respostas da aplicação dos recursos semiotécnicos. Um dente jovem traumatizado portador de ápice aberto, se imediatamente reposicionado, poderá apresentar alteração cromática, perda de sensibilidade pulpar, sensibilidade moderada à percussão e alterações radiográficas sem que isto signifique indicação de tratamento endodôntico. Porém, se associada a estes fatores existir dor à palpação apical, o tratamento endodôntico é fator determinante para a instalação da cura.

Portanto, para o estabelecimento do correto diagnóstico e plano de tratamento, situações clínicas como estas deverão ser analisadas como uma síndrome que acomete o dente traumatizado.

Emprego do posicionador personalizado em pacientes infantis

Principalmente em se tratando de pacientes infantis, deve-se estar atento não só aos aspectos técnicos, mas também à maneira pela qual essa prática poderá afetar o paciente. Olvidar o fato de que essa situação poderá ser a primeira significa por em risco toda a relação paciente-profissional. A percepção do desequilíbrio pelo ameaço da dor, bem como a geração de outros danos constituem fatores condicionadores do bom êxito do tratamento. Observar cada criança como única, sem precedentes e diferentes no que se refere a suas características psicossociais, possibilita o resultado favorável, pois descarta a abordagem estereotipada. Assim, nesses casos, o posicionamento da película radiográfica assume um sério problema em virtude da anatomia do palato, comprometido pelo fator de colaboração do paciente em manter o filme no local desejado para a tomada. O posicionador, fixo pela moldagem, por não necessitar da apreensão manual da película radiográfica, elimina algumas das muitas variáveis.

Na avaliação do preenchimento da medicação intracanal

Nos casos em que o tratamento endodôntico faz-se necessário, após criterioso trabalho de limpeza, desinfecção e aumento da permeabilidade dentinária, é consenso o preenchimento do canal principal com hidróxido de cálcio. Sabedores de que a qualidade desse preenchimento mantém estreita relação com a eficácia medicamentosa, constitui boa conduta a análise radiográfica imediatamente após a sua execução, em que a imagem obtida é a prova documental do estado atual do preenchimento. Independentemente do método de inserção da medicação, a tomada radiográfica, nesse momento, faz-se importante, pois a imagem expressa a qualidade do preenchimento, indicando ou não a necessidade da sua complementação. Esse dispositivo é, sem dúvida, um importante auxiliar no acompanhamento de casos em que a medicação intracanal, com efeito terapêutico coadjuvante, deverá permanecer por longos períodos de duração.

Na orientação do momento oportuno da troca da medicação intracanal

A obtenção do bom êxito da terapêutica está vinculada ao controle do nível de contaminação situada em toda a estrutura dental, bem como nos tecidos circunvizinhos. Sendo assim, essa medicação deverá agir na periferia radicular, diminuindo as possibilidades de crescimento bacteriano, e, por sua vez, controlar a reação inflamatória existente pela presença de micro-organismos. Faz-se necessário, para que isso aconteça, que os túbulos dentinários estejam desobstruídos, deixando aberto o caminho para a penetração dos componentes da medicação e sua solubilização no interior dos tecidos. Muito se tem dito sobre o momento oportuno para a troca da medicação intracanal, utilizando como parâmetro orientador apenas o período de tempo. A utilização do posicionador personalizado para tomada radiográfica imediatamente após o preenchimento e nas consultas futuras orientará a escolha da ocasião para essa conduta. Em se tratando de uma medicação que age por dissociação iônica, a solubilização do conteúdo presente no interior do canal principal será um fator indicativo da necessidade da substituição. A análise criteriosa da observação de espaços vazios só se torna possível pela semelhança das imagens radiográficas obtidas, fato extremamente simplificado com o auxílio do posicionador personalizado.

No controle das áreas de reabsorção da superfície radicular externa

A presença de danos na superfície radicular externa como sequela do trauma dental, bem como o seu diagnóstico precoce representam preocupações de vital importância. O tratamento instituído tem por objetivo inibir o desenvolvimento e regularizar o limite exterior da raiz, cuja análise só é possível pelo estudo radiográfico comparativo. Claro está que, em se tratando de dados que deverão ser confrontados, quanto mais semelhantes forem as imagens, maior será a fidelidade do resultado do exame. Os estudos clínicos ressaltam a importante função do posicionador personalizado na situação específica de controle das imagens da superfície radicular externa.

Na orientação do momento oportuno da obturação

A obturação endodôntica, na maioria das vezes, segue os critérios convencionais, buscando ao máximo o selamento marginal apical e cervical. A seleção do cone principal, devidamente ajustado nos três últimos milímetros, favorece a obtenção desses objetivos ao mesmo tempo em que autoriza a realização da condensação vertical. Nesses casos, o momento oportuno para a execução da obturação está condicionado à ausência de sinais e sintomas e à ausência de exsudato (canal seco).

Sempre que existir a reabsorção radicular externa, o momento ideal é reforçado pela imagem radiográfica, sugerindo a sua estabilização e regularização dos bordos atingidos pela patologia.

Tanto o desenvolvimento da apicegênese como o da apicificação podem ser avaliados com maior acurácia quando se emprega o posicionador personalizado.

No controle de áreas de rarefação óssea periapical

A confecção de um posicionador com essas características pode ser também um excelente auxiliar no acompanhamento da imagem dos casos portadores de rarefação óssea periapical. Regiões isentas de sinais e sintomas são avaliadas pela aparência radiográfica da diminuição do dano ósseo causado pela patologia. Sem dúvida, a constância na reprodução da imagem, tanto do ponto de vista da sua posição como do seu processamento, é fator determinante do diagnóstico correto.

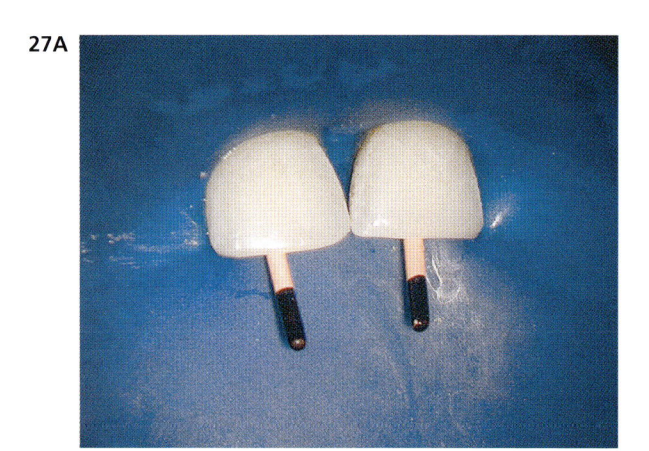

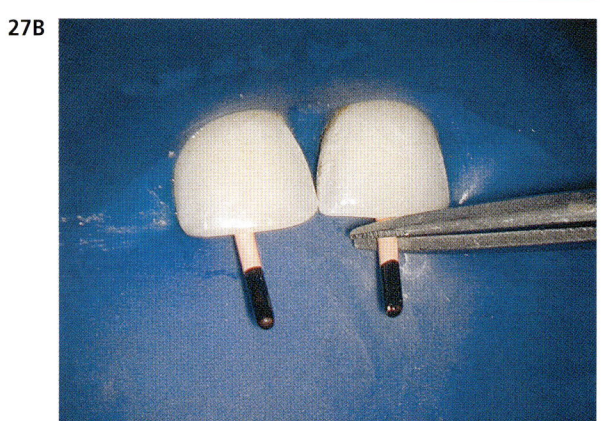

Figuras 27A-C. Sequência que mostra a secagem do canal, ajuste dos cones principais, corte dos cones de guta percha e ajuste final após o corte no ponte de referência.

Figuras 27D-F. Imagens radiográficas do final do tratamento endodôntico.

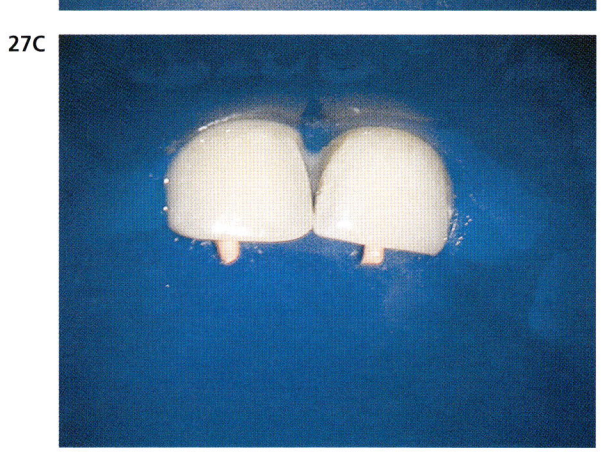

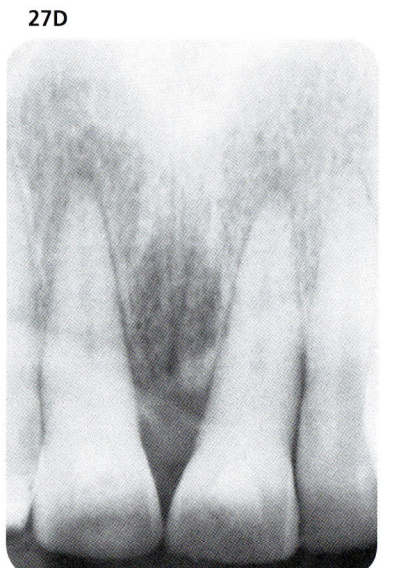

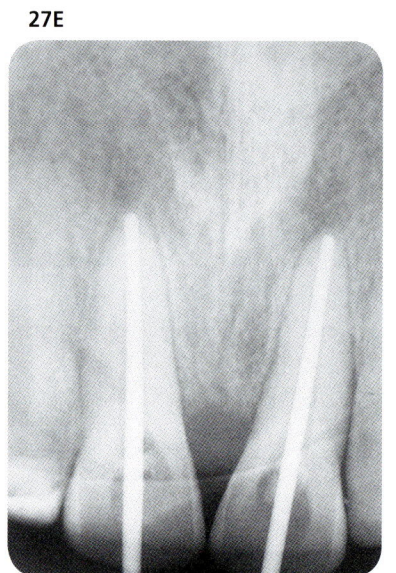

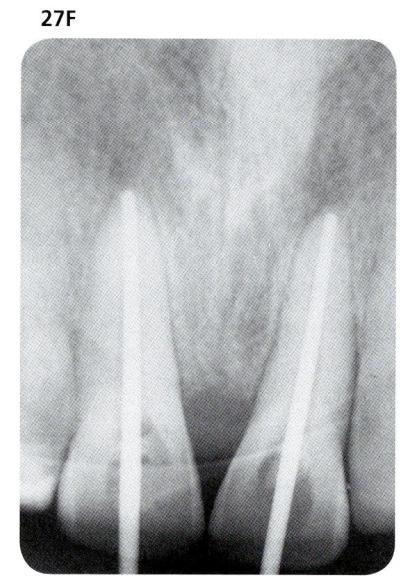

CASO CLÍNICO 1
Traumatologia Dentária: Diagnóstico, Plano de Tratamento e Monitoramento da Iatrogenia – Avulsão de Dentes Adultos

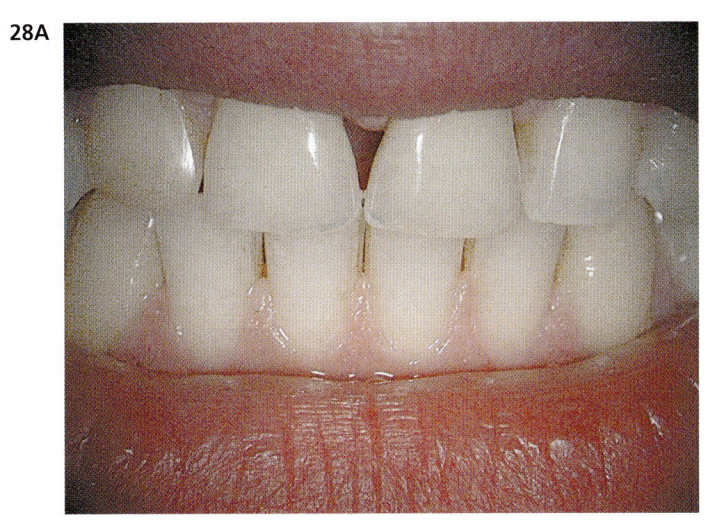

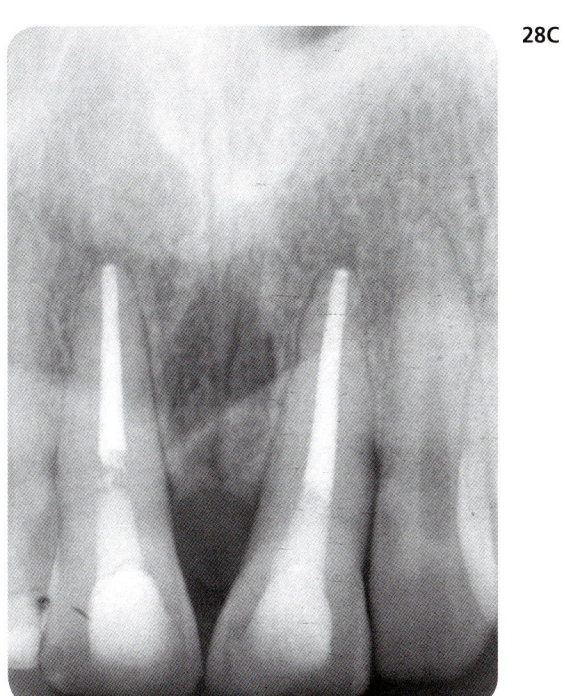

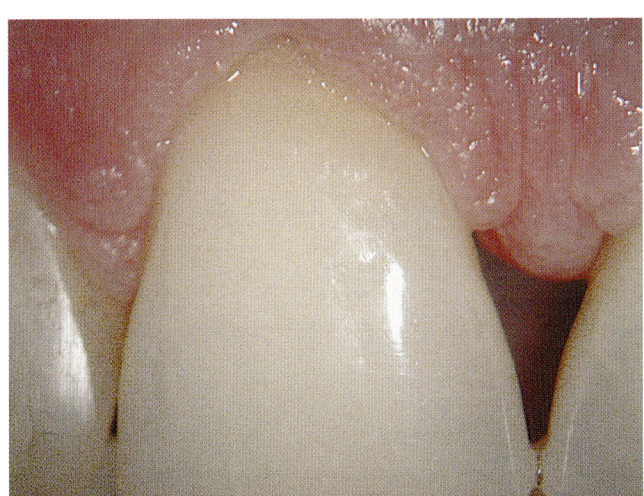

Figuras 28AB. Imagens clínicas de controle após tratamento.

Figura 28C. Controle radiográfico de um ano.

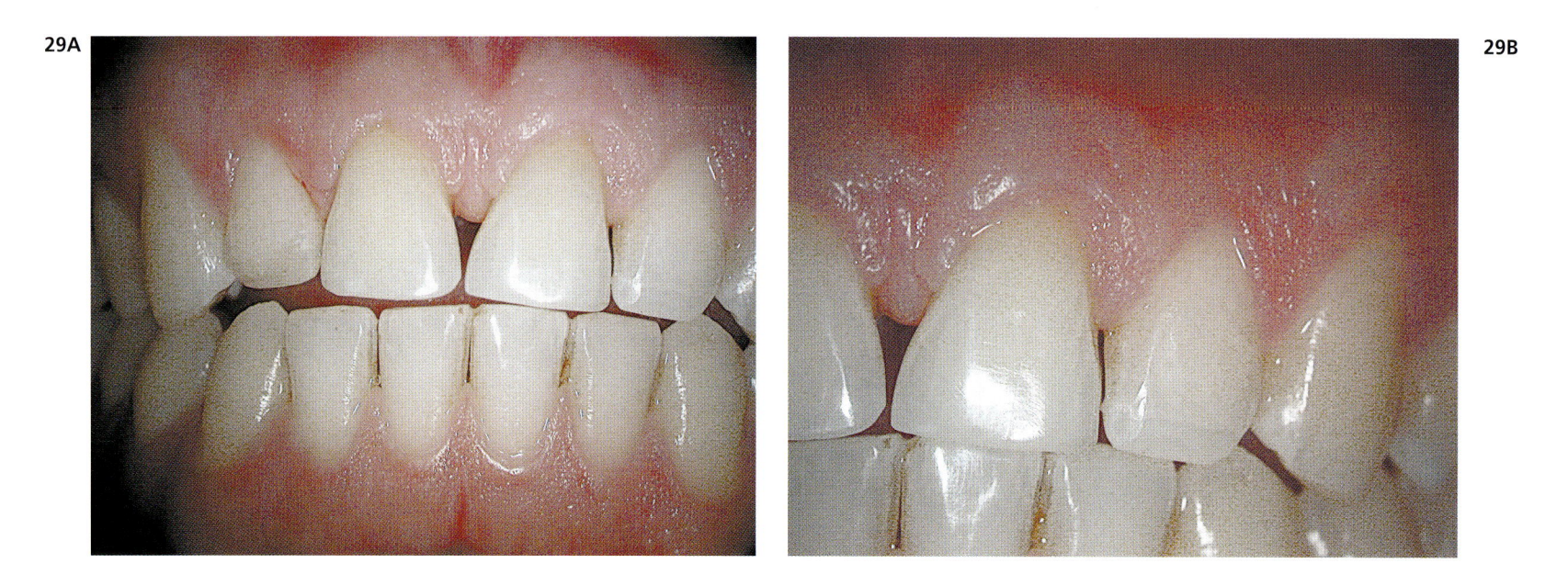

Figuras 29AB. Imagens clínicas de controle após dois anos de tratamento.

CASO CLÍNICO 1
Traumatologia Dentária: Diagnóstico, Plano de Tratamento e Monitoramento da Iatrogenia – Avulsão de Dentes Adultos

30A

30B

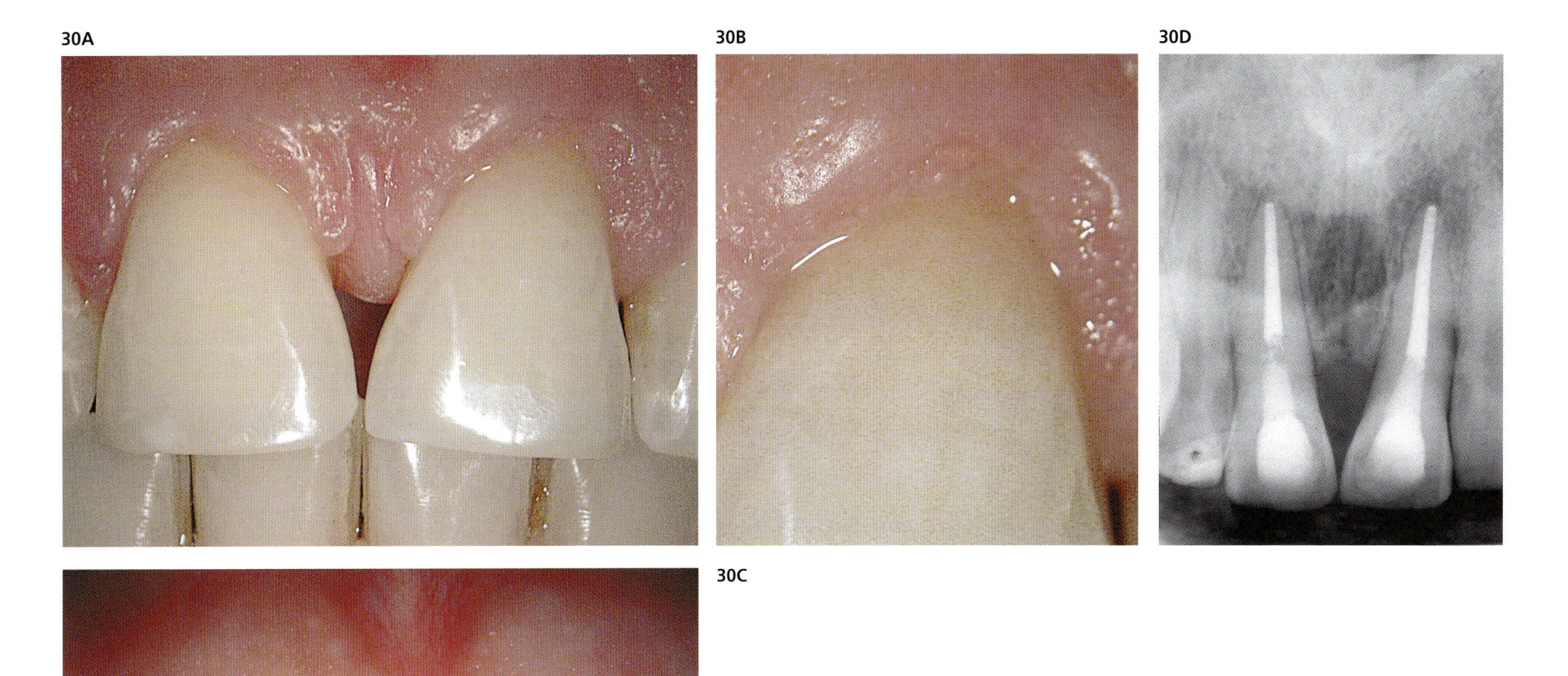

30D

30C

Figuras 30A-C. Imagens clínicas de controle após dois anos de tratamento.

Figura 30D. Imagem radiográfica do controle após dois anos do tratamento.

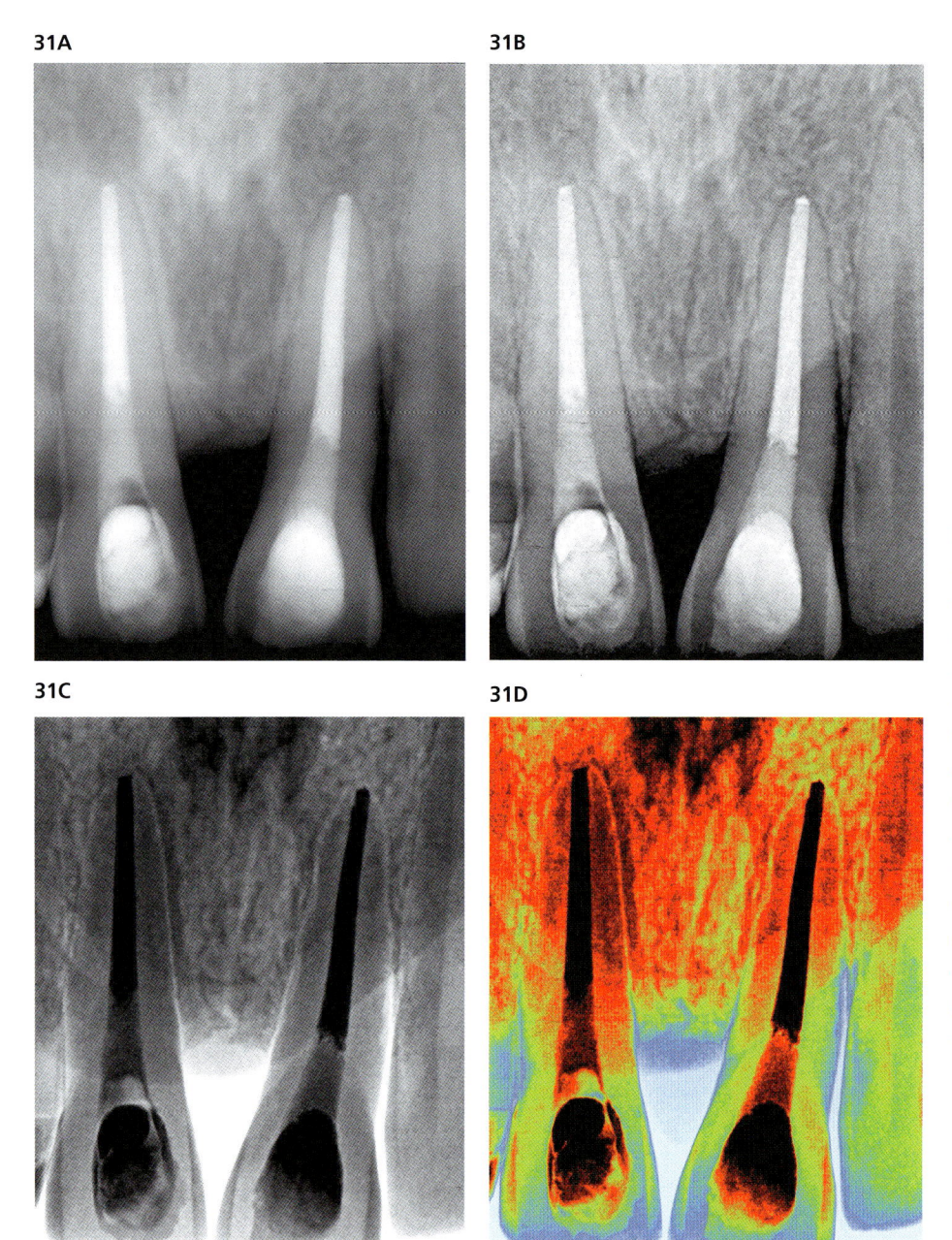

Figura 31A-D. Imagens de controle de três anos. O estudo conscencioso e a comparação das imagens é uma das importantes tarefas do monitoramento do resultado do tratamento. Estas figuras referem-se ao mesmo período de monitoramento (3 anos) e permitem um excelente momento para a reflexão do estado atual da sequela pós-traumatismo (reabsorção radicular). Com apenas uma radiografia é possível, alterando o contraste, o brilho, a cor, dentre outras modificações, criar recursos para o estudo crítico e documentação do tratamento. Uma vez digitalizada a película radiográfica, ao clicar com o botão direito do mouse solicita-se que o arquivo abra com o programa Microsoft Office Picture Manager que, assim como outros programas, proporcionará inúmeros recursos para tratamento da imagem. Cabe esclarecer que recurso sofisticado, tal qual a radiografia digital, pode facilitar este percurso, porém não é indispensável para a obtenção destas imagens. Registros radiográficos obtidos com posicionadores personalizados aliados a películas bem processadas constituem excelentes recursos. Nesta sequência após três anos de tratamento, que mostra os dois incisivos centrais, observa-se com clareza a área de reabsorção reparada.

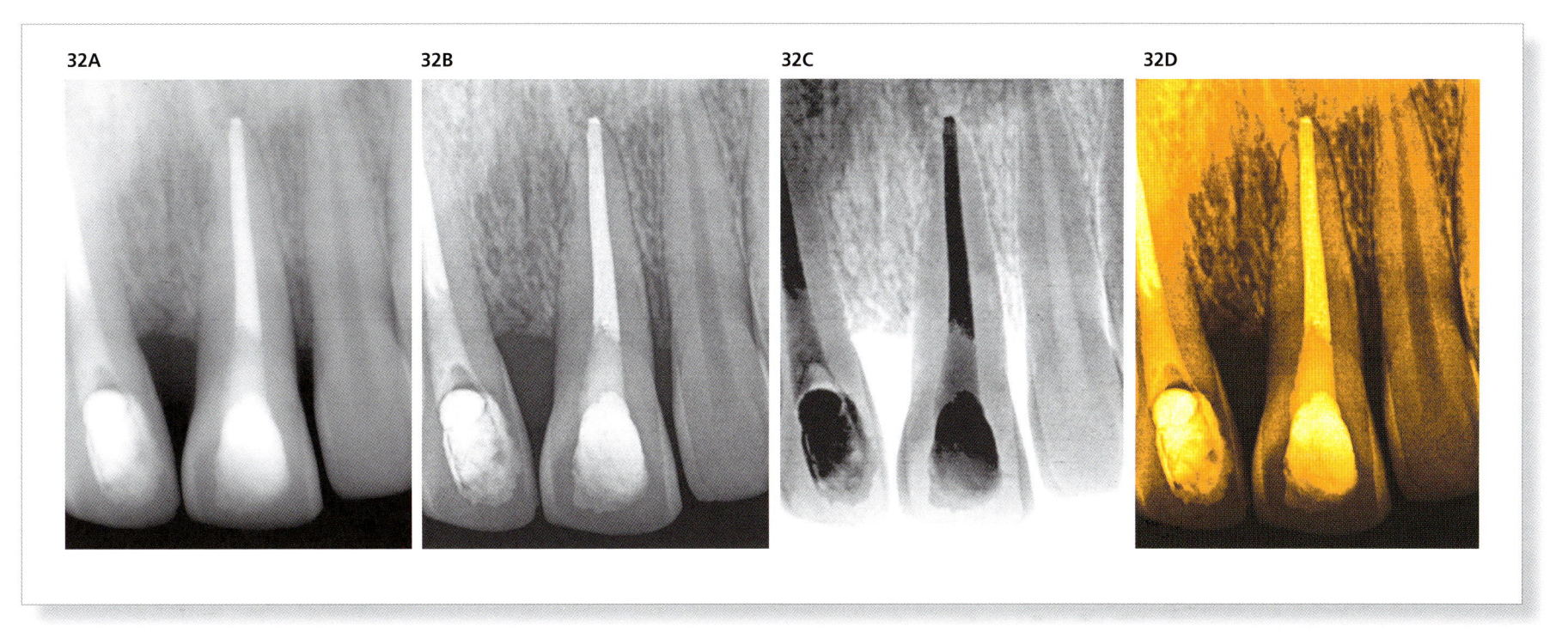

CASO CLÍNICO 1
Traumatologia Dentária: Diagnóstico, Plano de Tratamento e Monitoramento da Iatrogenia – Avulsão de Dentes Adultos

Figura 32A-D. Aprimorando o estudo nas mais variadas formas, é possível fortalecer a análise com base no posicionamento e direcionamento específico do localizador radiográfico (mirar o assunto). Nota-se na imagem como se enfatiza a mesial do incisivo e sua área de reabsorção reparada na radiografia e seu negativo que realça a área de inserção. O significado é incidir o feixe central sobre a área reabsorvida como que se desejasse mirar o assunto para discussão.

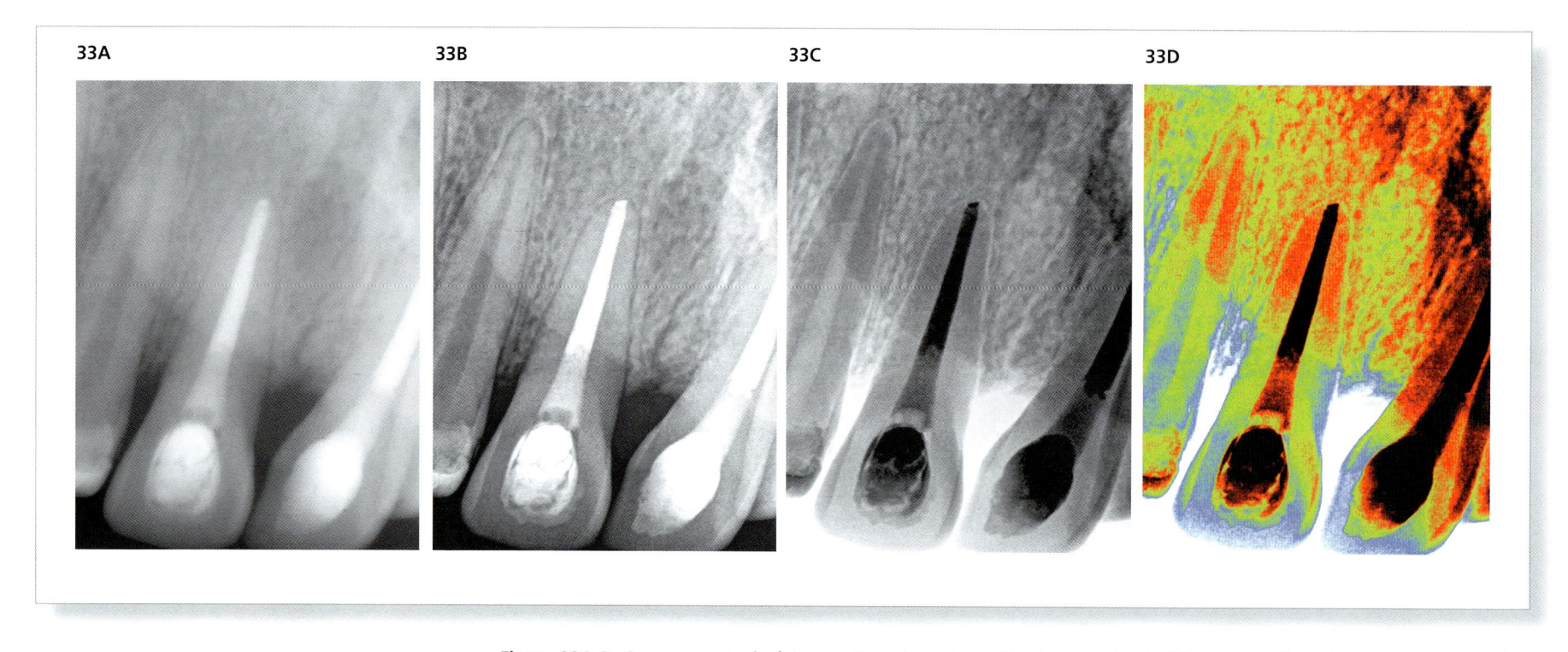

Figura 33A-D. O mesmo estudo foi e continuará sendo realizado no outro incisivo que, utilizando os mesmos métodos, permite um estudo acurado das inevitáveis sequelas do traumatismo e da iatrogenia ocorrida por ocasião do tratamento da urgência.

O monitoramento indica que diante do grau de comprometimento o caso encontra-se estável. Cabe aclarar que a estética e a função recuperadas, estão amplamente de acordo com as exigências do paciente e seus familiares.

A análise criteriosa mostra reabsorção radicular reparada e saúde gengival que refletem o cuidado do paciente. Claro que estamos diante de uma situação que deve buscar ajustes estéticos, porém que devem partir de uma concordância consciente e relação custo-benefício avaliada pelo paciente e o profissional responsável.

O que deve ficar claro é que apesar do prognóstico inicial desfavorável, não foram olvidados esforços para a reparação dos danos causados pelo acidente, iatrogenia e suas prováveis sequelas.

REFERÊNCIAS

Andreasen JO. Texto e atlas colorido de traumatismo dental. 3ª ed. Tradução Gabriela Soares, Cristiano Boschetto e Ilson José Soares. Porto Alegre: Artmed Editora, 2001. 770p.

Araújo MAM Valera MC. Tratamento clínico dos traumatismos dentários. 1ª ed. São Paulo: Artes Médicas; 1999.277p.

Caldeira CL et al. Protocolo de Atendimento Dentes Traumatizados, www.fo.usp.br/departamentos/dentistica/endodontia.html, CADE TRAUMA DENTAL, FOUSP 2009. 31p.

Cardoso RJA, Gonçalves EAN. Endodontia – Trauma. Volume 2, 1ª ed. São Paulo: Artes Médicas; 2002. 464p.

Doan HB et al. The Effect of Calcitonin on Osseous Healing in Guinea Pig Mandible; J Endod; 27(3):160-163, Mar. 2001.

Flores MT et al. Guidelines for the management of traumatic dental injures, www.iadt.dentatrauma.org 2007. The international Association of Dental Trauma.

JOE Editorial Board Traumatic Injuries: an online study guide. J Endod; 2008,34(5 suppl):93-102.

Lage-Marques JL et al. Posicionador radiográfico personalizado para controle do tratamento endodôntico. Rev Odontol Univ São Paulo; 11(4):293-298, Out-Dez. 1997.

Lage-Marques JL. Tratamento do traumatismo dental: conceito atual. In: Feller C, Gonçalves EA. Atualização na clínica odontológica e a prática da clínica geral. São Paulo: Ed. Artes Médicas Ltda., p. 201-15, 1998.

Lage-Marques JL, Antoniazzi JH. Versão eletrônica da técnica endodôntica da Faculdade de Odontologia da Universidade de São Paulo [CD Rom]. São Paulo;2008.

Melo LL. Traumatismo alvéolo-dentário. 1ª ed. São Paulo: Artes Médicas; 1998.198p.

Sahin S et al. Treatment o complex dento alveolar injury – avulsion and loss of periodontal tissue: a case report. Dental Traumatol; 2008, 24(5):581-4.

Sjögren V et al. The antimicrobial effect of calcium hydroxide as a short-term intracanal dressing. Int Endod J; 24(3):119-125, May 1991.

Wiebkin OW et al. Therapeutic delivery of calcitonin to inhibit external inflammatory root resorption II. Influence of calcitonin binding to root mineral. Dent Traumatol; 12(6):272–276, Apr. 2006.

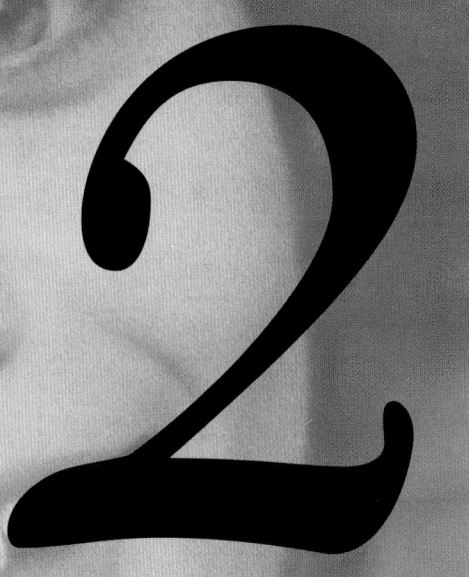

CASO CLÍNICO 2

Traumatismo nos Dentes Decíduos
Sequelas para os Sucessores Permanentes

Anna Carolina Volpi Mello-Moura
Mestre e Doutoranda em Odontopediatria da Faculdade de Odontologia da Universidade de São Paulo (FOUSP)
Colaboradora do Centro de Pesquisa e Atendimento de Traumatismo em Dentes Decíduos da Disciplina de Odontopediatria da FOUSP

Isabela Capparelli Cadioli
Mestre e Doutoranda em Odontopediatria da Faculdade de Odontologia da Universidade de São Paulo (FOUSP)
Colaboradora do Centro de Pesquisa e Atendimento de Traumatismo em Dentes Decíduos da Disciplina de Odontopediatria da FOUSP

Janaina Merli Aldrigui
Mestranda em Odontopediatria da Faculdade de Odontologia da Universidade de São Paulo (FOUSP)
Colaboradora do Centro de Pesquisa e Atendimento de Traumatismo em Dentes Decíduos da Disciplina de Odontopediatria da FOUSP

Marcia Turolla Wanderley
Professora Doutora de Odontopediatria da Faculdade de Odontologia da Universidade de São Paulo (FOUSP)
Coordenadora do Centro de Pesquisa e Atendimento de Traumatismo em Dentes Decíduos da Disciplina de Odontopediatria da FOUSP

A complexidade das lesões traumáticas em dentes decíduos se apresenta pelo fato dos traumatismos poderem acarretar sequelas não só ao dente decíduo traumatizado como também para o sucessor permanente em formação. É importante salientar que essas repercussões podem acontecer de forma imediata ou tardia, sendo portanto, indispensável o acompanhamento clínico-radiográfico de qualquer tipo de lesão dentária traumática nos dentes decíduos, até a completa erupção e formação radicular do dente permanente em desenvolvimento. As possíveis repercussões para os dentes permanentes em formação ocorrem, dependendo da época de formação do germe e variam conforme o traumatismo que o decíduo sofreu. Quanto mais grave for o traumatismo e quanto mais jovem for a criança, maior a chance de ocorrer alteração no germe do dente permanente. Isso acontece porque o germe é mais sensível a alterações durante seus primeiros estágios de desenvolvimento. O caso clínico apresentado a seguir, discutirá o tratamento mediato e imediato realizado em um bebê, que provavelmente, devido à idade em que ocorreu a lesão traumática nos incisivos centrais decíduos superiores teve repercussão nos sucessores permanentes.

Bebê de um ano e oito meses de idade bateu a boca na cadeira da sala, tendo luxação extrusiva severa dos incisivos centrais decíduos superiores. Após 3 horas do trauma foi atendido, acompanhado pelos responsáveis, em um pronto-socorro dentário, onde foi realizada a remoção dos dentes com auxílio de uma gaze, devido à severidade da luxação extrusiva. Depois disso, os responsáveis relataram que houve a tentativa de reimplante por outro dentista, mas como "o dente não ficou", não houve êxito. Após uma semana, os responsáveis pelo bebê, procuraram atendimento no Centro de Pesquisa e Atendimento de Traumatismo em Dentes Decíduos da Disciplina de Odontopediatria da FOUSP. Foi realizado exame clínico e radiográfico que constatou a ausência dos incisivos centrais decíduos superiores e alteração na posição do germe do incisivo permanente (11). Sendo assim, já na consulta inicial, os pais e/ou responsáveis foram orientados do tratamento para a dentição decídua e das possibilidades de repercussões para os dentes permanentes, sendo, portanto, muito importante o acompanhamento, que foi realizado assiduamente pelos pais.

Após um ano e seis meses da época do trauma e com a paciente em uma idade (três anos e um mês) mais favorável para a reabilitação bucal, programou-se a confecção do mantenedor de espaço estético-funcional removível para os dentes 51 e 61. O uso desse aparelho foi feito até se iniciar a erupção dos sucessores permanentes tendo a paciente, seis anos e três meses. Os sucessores permanentes (11 e 21) erupcionaram com hipomineralização (manchas brancas e amarronzadas) associada a hipoplasia de esmalte. Depois disso, foi realizado o tratamento restaurador estético. Além disso, devido a presença do freio tetolabial persistente, foi realizada frenectomia labial superior. Embora, os incisivos laterais decíduos não tenham sofrido lesão traumática evidente, durante a erupção dos incisivos laterais permanentes notou-se hipoplasia na vestibular (12 e 22) e por isso, também houve necessidade de tratamento restaurador estético.

Sendo assim, além das consequências da perda do dente decíduo para a manutenção do espaço, estética e mastigação, existe a possibilidade de repercussões para a dentição permanente. Dependendo da gravidade do trauma e da idade da criança na época, pode até haver a paralisação da formação do germe do sucessor permanente. Por isso, os controles clínicos e radiográficos são extremamente importantes para o planejamento e tratamento mais conservador.

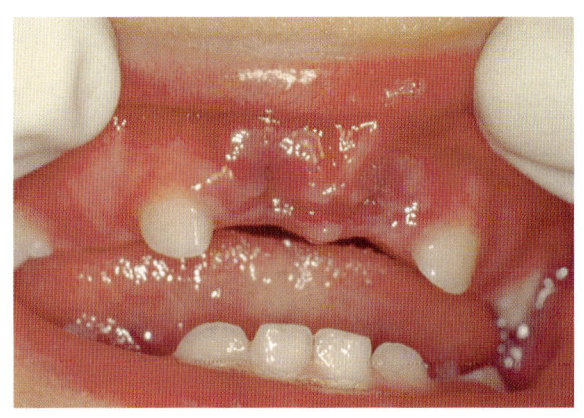

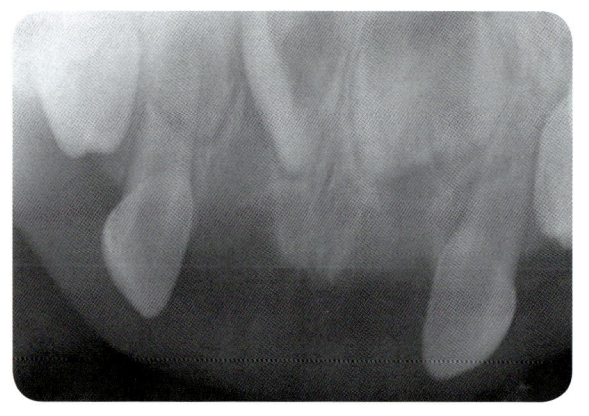

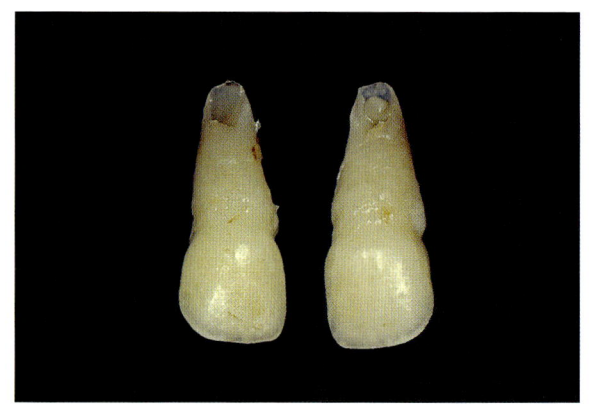

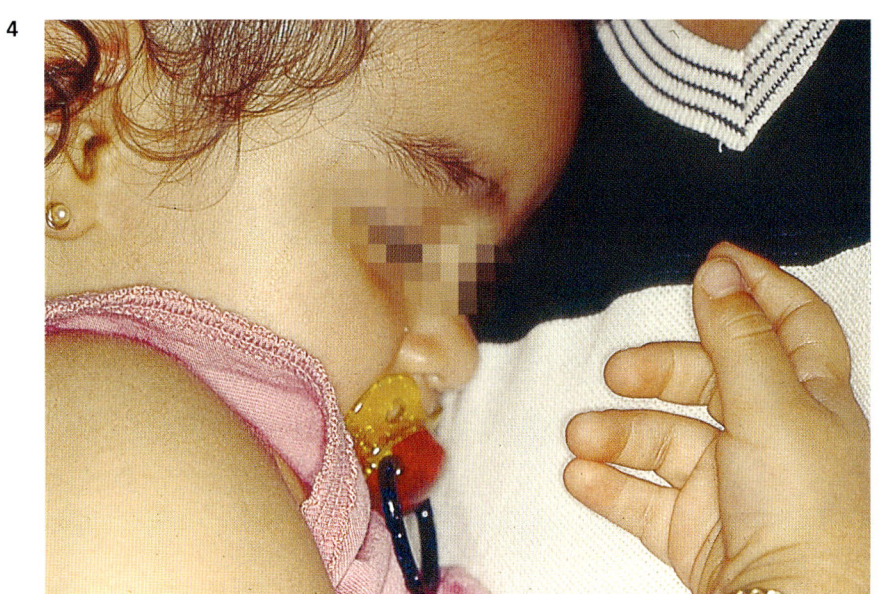

Figura 1. Aspecto clínico inicial no atendimento do Centro de Pesquisa e Atendimento de Traumatismo em Dentes Decíduos da Disciplina de Odontopediatria da FOUSP. Bebê de 1 ano e 8 meses com ausência dos incisivos centrais decíduos superiores, após 1 semana do trauma. Histórico: Bateu a boca na cadeira ocorrendo luxação extrusiva severa. Foi atendido num Pronto Socorro Dentário, onde os dentes foram extraídos e depois houve a tentativa, sem êxito, do reimplante destes dentes.

Figura 2. Radiografia oclusal modificada com filme periapical adulto. Imagem radiográfica mostrando ausência dos incisivos centrais decíduos superiores. Observar alteração na posição do germe do incisivo permanente direito (11), que pode ter sido causado no momento do trauma ou na tentativa do reimplante. Devido a idade da paciente, há pouca formação dos germes dos dentes permanentes, sendo maior o risco do trauma nos dentes decíduos afetarem a formação dos dentes permanentes.

Figura 3. Dentes decíduos trazidos pelos responsáveis do bebê. Observar que os dentes apresentam o ápice aberto, devido a idade do paciente, 1 ano e 8 meses.

Figura 4. Paciente após primeiro atendimento no Centro de Pesquisa e Atendimento de Traumatismo em Dentes Decíduos da Disciplina de Odontopediatria da FOUSP. A paciente apresentava hábito de sucção de chupeta e mamadeira. Foi orientado para os pais que fizessem a remoção destes hábitos, esperassem a erupção dos outros dentes decíduos e o condicionamento da criança para a reabilitação bucal com mantenedor estético funcional removível devido a ausência dos dentes 51 e 61. Além disso, houve orientação para o acompanhamento dos dentes permanentes em formação.

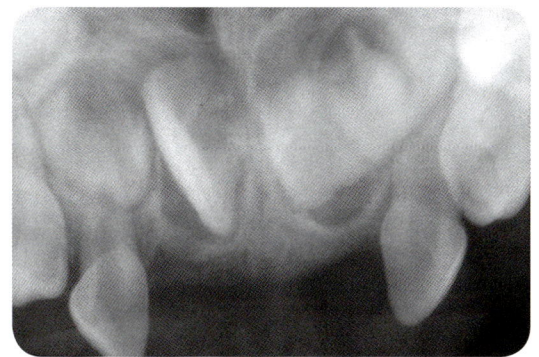

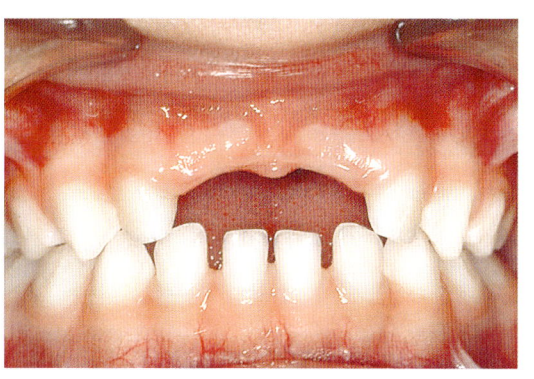

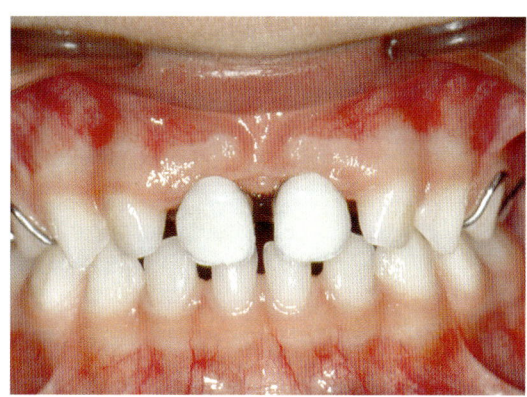

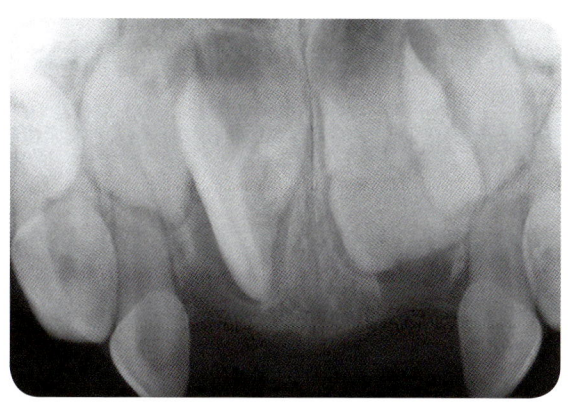

Figura 5. Controle após 9 meses do trauma. Radiografia oclusal modificada com filme periapical adulto, imagem radiográfica mostrando a continuação da formação coronária dos germes dos incisivos permanentes, mas com alteração na posição do germe do incisivo permanente direito (11).

Figura 6. Aspecto clínico da paciente com 3 anos e 1 mês, sem hábito de sucção de chupeta e mamadeira. Indicação para o uso do mantenedor de espaço estético funcional removível para substituir os dentes 51 e 61.

Figura 7. Mantenedor de espaço estético e funcional removível instalado. Foram utilizados dentes de resina acrílica, no entanto poderiam ser utilizados os dentes extraídos do paciente, mas os pais perderam. Foram dadas instruções para utilizar o mantenedor, inclusive para mastigação, removendo após as refeições para higienização dos dentes e do aparelho.

Figura 8. Controle após 3 anos do trauma. Radiografia oclusal modificada com filme periapical adulto, imagem radiográfica mostrando formação coronária dos sucessores permanentes com giroversão do 11 e linha radiolúcida na parte central coronária do 21.

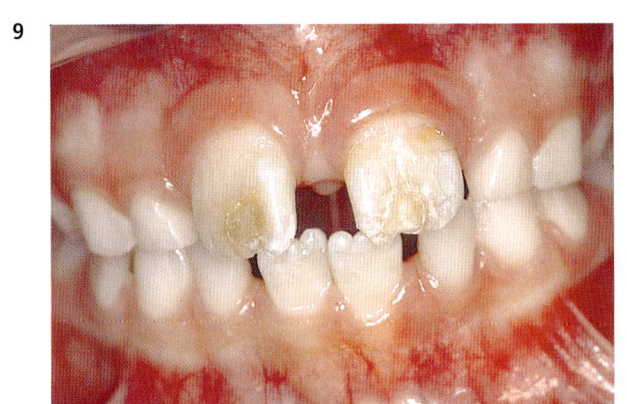

Figura 9. Aspecto clínico após erupção dos incisivos centrais permanentes com repercussão devido ao trauma nos dentes decíduos. Nota-se presença de diastema e freio teto labial persistente, sendo indicado frenectomia labial.

Figura 10. Repercussão nos sucessores permanentes: hipomineralização, mancha branca e amarronzada, associada a hipoplasia de esmalte. Foi indicado tratamento restaurador estético.

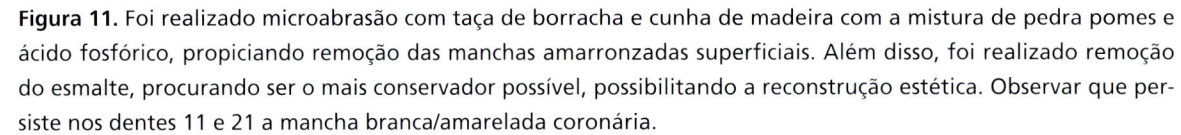

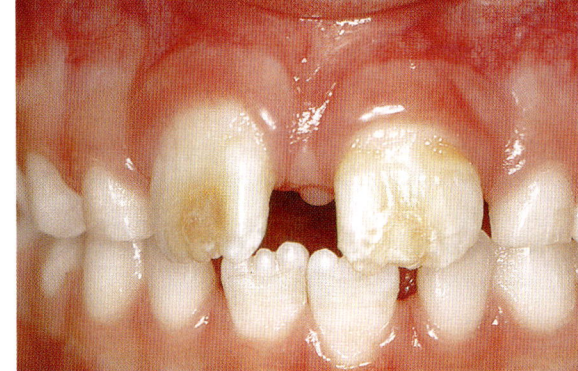

Figura 11. Foi realizado microabrasão com taça de borracha e cunha de madeira com a mistura de pedra pomes e ácido fosfórico, propiciando remoção das manchas amarronzadas superficiais. Além disso, foi realizado remoção do esmalte, procurando ser o mais conservador possível, possibilitando a reconstrução estética. Observar que persiste nos dentes 11 e 21 a mancha branca/amarelada coronária.

Figura 12. Foi colocado cimento de ionômero de vidro para mascarar as manchas amareladas persistentes nas coroas, propiciando uma melhor estética da restauração de resina composta.

Figura 13. Observar repercussão por palatina: manchas brancas e amareladas no esmalte.

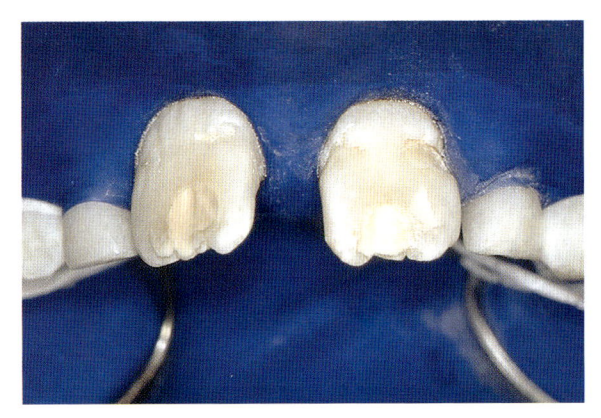

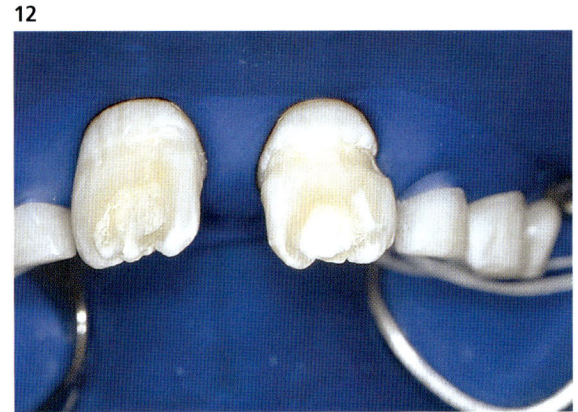

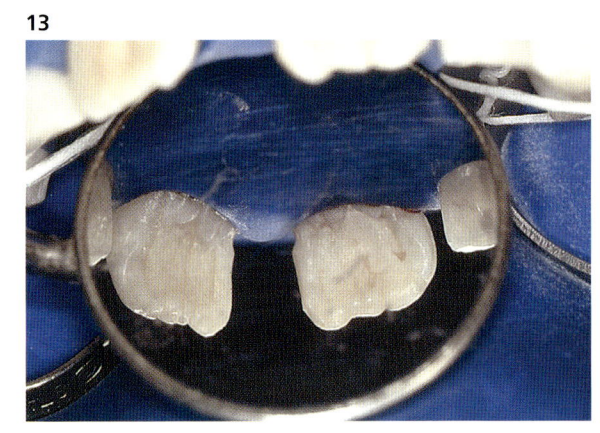

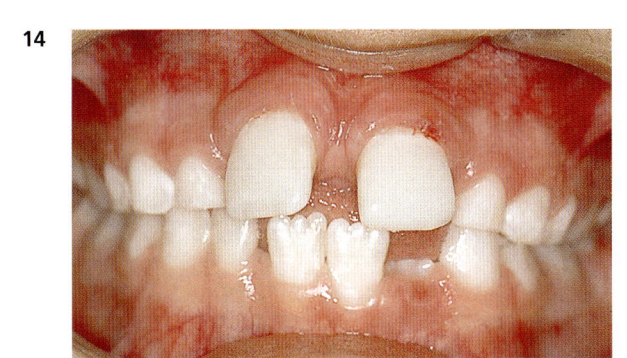

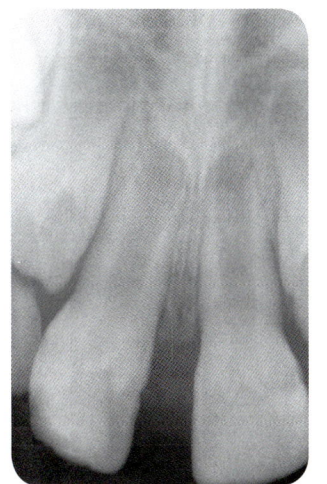

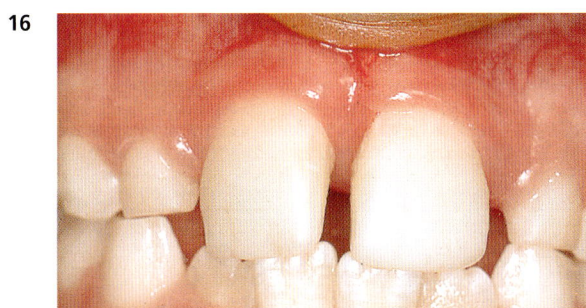

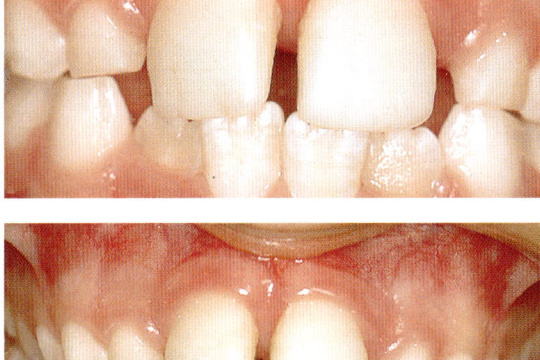

CASO CLÍNICO 2
Traumatismo nos Dentes Decíduos: Sequelas para os Sucessores Permanentes

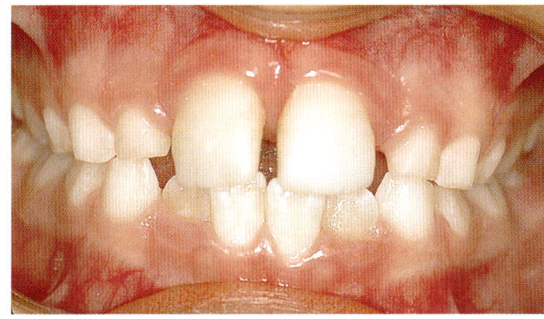

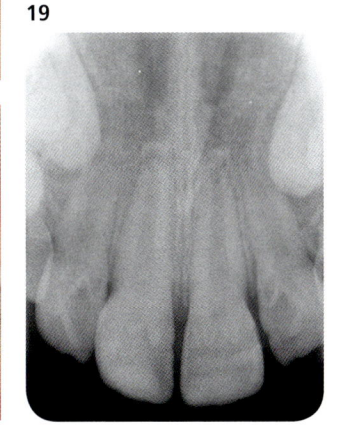

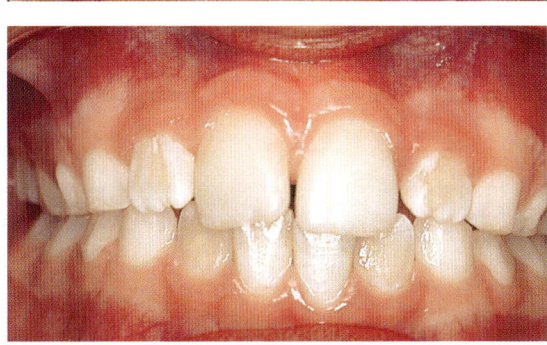

Figura 14. Aspecto clínico após restaurações de resina composta dos dentes 11 e 21. Foi realizado a restaurações na face vestibular, no entanto o preparo foi bem conservador.

Figura 15. Radiografia periapical. Imagem radiográfica após a restauração estética com resina composta do 11 e 21. Observar que os dentes permanentes apresentam rizogênese incompleta, sendo importante a remoção conservadora de tecido dental.

Figura 16. Aspecto clínico após 3 meses das restaurações de resina composta dos dentes 11e 21 e da realização da frenectomia labial superior. Observar que houve diminuição do diastema entre os incisivos.

Figura 17. Paciente com 7 anos e 4 meses, dentição mista e oclusão satisfatória.

Figura 18. Aspecto clínico após 1 ano do tratamento restaurador dos dentes 11 e 21. Ocorreu a erupção dos incisivos laterais com alteração no esmalte, no entanto não houve relato de trauma nos incisivos laterais decíduos. Observar que com a erupção dos incisivos laterais permanentes superiores houve diminuição significativa do diastema entre os incisivos.

Figura 19. Radiografia periapical após 1 ano das restaurações de resina composta dos dentes 11 e 21. Observar que os incisivos centrais permanentes apresentam quase que rizogênese completa, com imagem de normalidade na região.

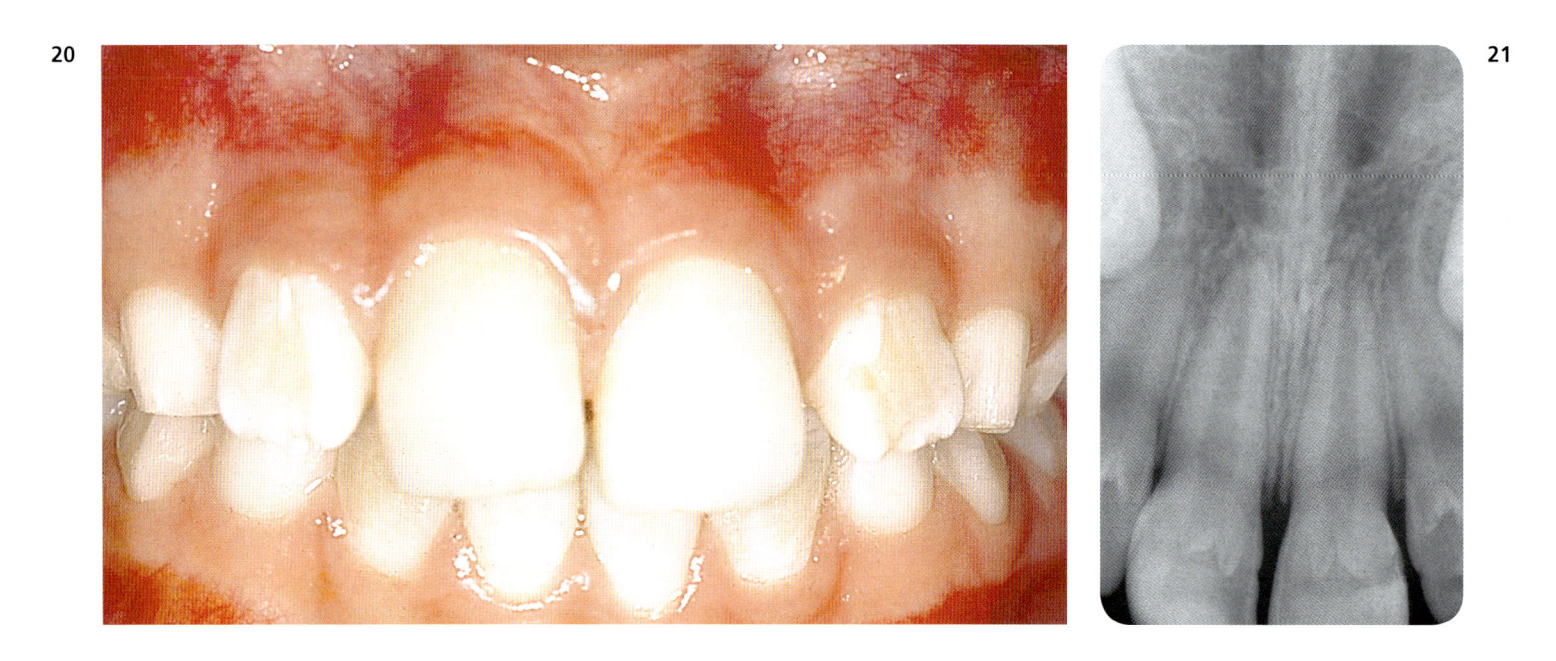

Figura 20. Controle clínico do paciente com 9 anos de idade

Figura 21. Controle radiográfico dos sucessores permanentes.

AGRADECIMENTOS

A todos os colaboradores e estagiários, dentistas e alunos de graduação, que participam ou participaram do atendimento dos pacientes do Centro de Pesquisa e Atendimento de Traumatismo em Dentes Decíduos da Disciplina de Odontopediatria da FOUSP (Faculdade de Odontologia da Universidade de São Paulo). Agradecimento especial a Especialista em Dentística, Dra. Priscilla Maria Volpi Mello.

REFERÊNCIAS

Andreasen JO, Andreasen FM. Texto e atlas colorido de traumatismo dental. 3ª ed. Tradução Gabriela Soares, Cristiano Boschetto e Ilson José Soares. Porto Alegre: Artmed Editora, 2001. p.770.

Andreasen JO, Ravn JJ. The effect of traumatic injuries to primary teeth on their permanent sucessors. II. A clinical an radiographic follow-up study of 213 teeth. Scand J Dent Res 1971; 77: 284-294.

Bonecker MJS, Wanderley MT, Bonini GAVC, Oliveira LB. Lesões traumáticas em dentes decíduos e permanentes jovens. Programa de Atualização em Odontologia Preventiva e Saúde Coletiva (PRO-ODONTO/Prevenção) 2007;2:75-139.

Bonini G, Wanderley MT, Rodrigues CRMD. Intrusão em dentes decíduos traumatizados: prevalência e repercussões. [resumo Pc199]. Braz Oral Research 2006a; 20(suplem): 292.

Guedes-Pinto AC, Wanderley MT, Cadioli IC, Mello-Moura ACV. Abordagem integral do traumatismo na dentição decídua. In: (Coord.) Baldacci Filho R, Macedo MCS. 25º CIOSP – Atualização Clínica em Odontologia. Artes Médicas: São Paulo, 2007; cap 17, p.413-35.

Wanderley MT, Butini LO. Lesões Traumáticas na dentição decídua. In: Guedes-Pinto AC, Bonecker M, Rodrigues CRMD. Fundamentos de Odontologia: Odontopediatria. São Paulo: Santos, 2009. Cap. 17. p.301-27.

Wanderley MT, Guedes CC, Bussadori SK. Traumatismo em dentes decíduos. In: Fernandes KPS, Puertas KV, Wanderley MT, Guedes CC, Bussadori SK. Traumatismo Dentoalveolar - Passo a passo permanentes e decíduos. São Paulo: Livraria Santos Editora, 2009. p.159-214.

Wanderley MT, Guedes-Pinto AC. Traumatismo em dentes decíduos e suas repercussões para as dentições. In: Guedes-Pinto AC, Issáo M. Manual de Odontopediatria. 11ª ed. São Paulo: Santos, 2006; p.267-285.

Wanderley MT, Mello-Moura ACV, Moura-Neto C, Bonini GAVC, Cadioli IC, Prokopowitsch I. Lesões traumáticas em dentes decíduos e permanentes. In: Guedes-Pinto AC. Odontopediatria. 8ª ed. São Paulo: Santos, 2009. p.712-64.

Wanderley MT, Trindade CP, Corrêa MSNP. Reabilitação Protética em Odontopediatria. In: Corrêa MSNP. Odontopediatria na Primeira Infância. 2ª ed. São Paulo: Santos, 2005. p. 607-28.

Wanderley MT, Verrastro AP. Reabilitação e Prótese em Odontopediatria. In: Guedes-Pinto AC, Bonecker M, Rodrigues CRMD. Fundamentos de Odontologia: Odontopediatria. São Paulo: Santos, 2009. Cap. 17. p.329-55.

CASO CLÍNICO

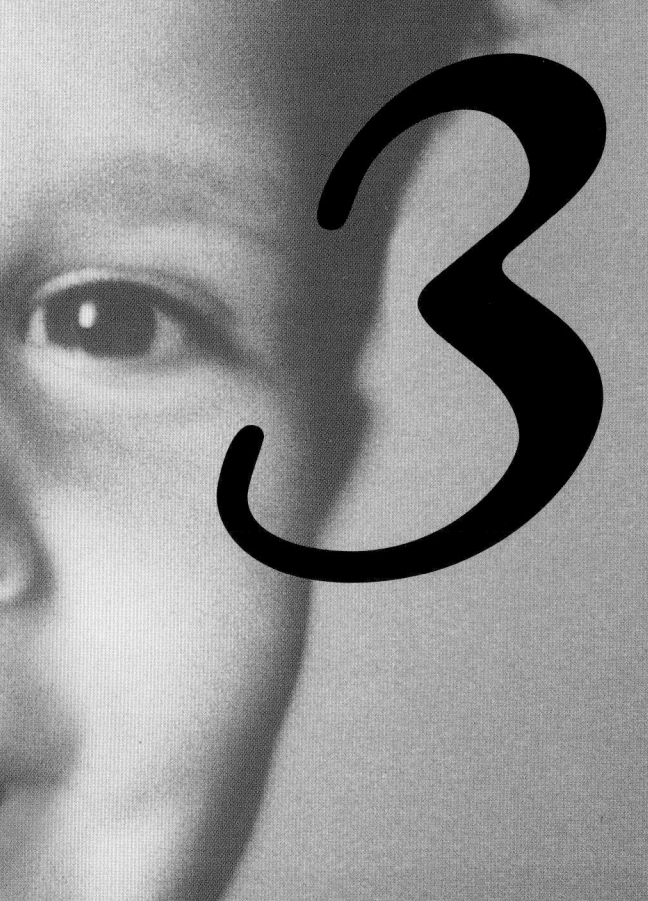

3

Celso Luiz Caldeira
Professor Doutor da Disciplina de Endodontia da FOUSP
Pesquisador da Disciplina de Endodontia da UNISANTA
Professor dos cursos de graduação e pós-graduação em Endodontia da FOUSP
Coordenador do Centro de Trauma Dental da FOUSP
Coordenador do curso de Especialização em Endodontia do CETAO

Marina Clemente Conde
Mestre e Doutora em Periodontia pela FOUSP

Emilio Paschoal
Especialista em Endodontia

Cristina Aun
Especialista em Periodontia e Endodontia

Traumatologia Dentária
Injúrias Endo-periodontais Decorrentes das Luxações

Qualquer tipo de atendimento em saúde deve ser baseado em experiências clínicas de sucesso, mas, em algumas situações, o tratamento do trauma dental envolve procedimentos ainda discutíveis, ou métodos paliativos. Em geral nos casos em que a dificuldade do tratamento, bem como a condição do paciente ou do dente traumatizado, podem não trazer o benefício esperado e, infelizmente, se tornar um insucesso.

Mesmo assim, uma série de métodos tem sido empregados no intuito de devolver o paciente às condições clínicas ideais de estética e funcionalidade, recuperando sua auto-estima.

O tratamento das lesões traumáticas talvez seja aquele que mais exija discernimento, experiência, habilidade, paciência, acuidade e precisão do dentista para coletar dados do paciente e conduzir a terapia de forma mais adequada.

Tomar decisões para realizar os procedimentos em traumatismo dental envolve mais do que utilizar a prática para a resolução dos problemas e uma discussão multidisciplinar sempre deve ser realizada.

Neste rumo, apresenta-se um caso de uma jovem de 25 anos que sofreu uma queda em acidente de motocicleta. Ela foi encaminhada para avaliação inicial em nível hospitalar para análise do estado geral e, nesta fase, nenhum dado relevante fora observado.

Apesar disso, a avaliação buco-maxilo-facial identificou as seguintes avarias: Luxação extrusiva no dente 21, Luxação lateral nos dentes 11, 12 e 22, Fratura de esmalte e dentina nos dentes 31 e 41 e Fratura de esmalte no dente 32.

O atendimento inicial foi realizado no próprio ambulatório hospitalar e a paciente foi encaminhada para o Centro de Atendimento de Dentes Traumatizados da FOUSP cerca de 20 dias depois, quando uma avaliação da equipe pode observar os traumatismos relatados através de exames clínicos e radiográficos, e a presença de uma barra de Erich como mostram as **Figuras 1AB** e **2A-C**.

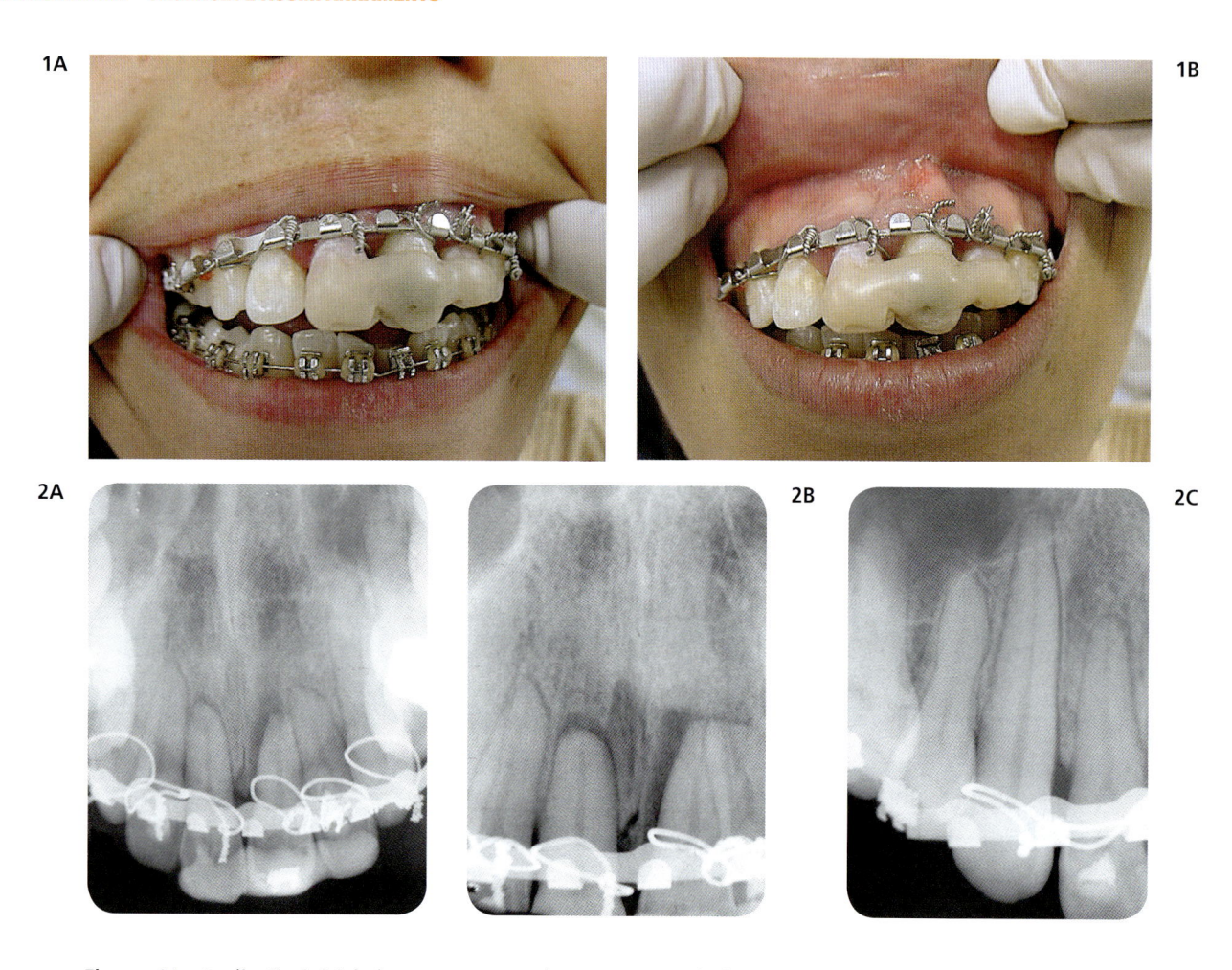

Figura 1A. Avaliação inicial do caso mostrando a presença de barra de Erich e contenção adicional em resina nos dentes 11, 21, 22 e 23.

Figura 1B. Avaliação do periodonto na busca de sinais e verificação da extensão da contenção.

Figura 2A. Exame radiográfico dos dentes anteriores.

Figura 2B. Exame radiográfico dos dentes incisivos centrais.

Figura 2C. Exame radiográfico do dente canino superior.

O detalhamento da avaliação permitiu ainda a observação de que a presença da barra e ainda da contenção em resina não era a melhor opção de contenção, pois além de contribuir para o surgimento de problemas periodontais também poderia favorecer o surgimento de anquilose e possibilitar o início de processos reabsortivos, particularmente nos dentes luxados.

Apesar do procedimento de urgência priorizar a estabilização, pode-se observar que os dentes luxados provavelmente não foram reposicionados de maneira adequada, o que fortaleceu a opção pela troca da contenção.

Optou-se então pela remoção da contenção presente (**Figura 3**), visto ainda que nenhum problema ósseo fora encontrado que exigisse a manutenção da barra. A opção recaiu sobre uma estabilização menos rígida, menos agressiva e que possibilitasse uma adequada higiene da região traumatizada.

Tal contenção foi realizada com fio ortodôntico e resina fotopolimerizável, permitindo então um acompanhamento melhor dos dentes traumatizados quanto a realização de testes clínicos e pulpares (**Figuras 4AB**).

Nesta consulta, assim como em semanas subsequentes, foram realizados testes térmicos e elétricos para avaliação da sensibilidade pulpar dos dentes envolvidos e, como esperado, os dentes 11 (com luxação lateral) e 21 (com luxação extrusiva) apresentavam resposta negativa.

A análise sucessiva dos testes baseia-se também no princípio de que alguns dentes traumatizados podem voltar a apresentar resposta positiva passado um período que pode variar de 1 a 4 semanas em média. Após este período, a possibilidade de retorno às condições de resposta normal passa a ser improvável.

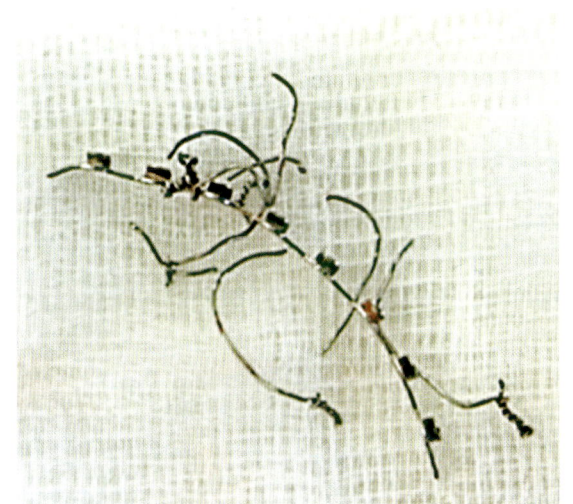

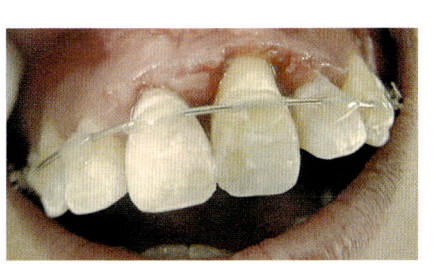

Figura 3. Barra de Erich removida.

Figura 4A. Nova contenção realizada com fio ortodôntico e resina.

Figura 4B. Verificação da oclusão e ajuste da contenção.

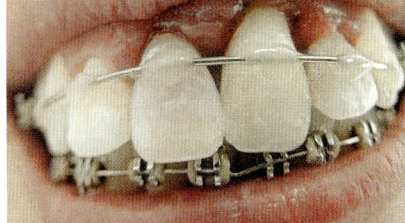

Na semana seguinte, passados 20 dias da troca da contenção (40 dias da data do trauma), esta foi removida (**Figuras 5AB**) e pode-se observar uma retração periodontal evidente no dente 21, bem como uma alteração cromática no dente 11, indicativa de necrose pulpar.

A estabilização dentária foi notada por métodos clínicos de palpação, teste de mobilidade e exame radiográfico (**Figura 6**).

Optou-se pelo início do tratamento endodôntico dos dentes 11 e 21 imediatatamente, com o intuito de preservá-lo antes do surgimento de lesões periapicais ou processo reabsortivos.

O tratamento endodôntico incluiu, a partir daí, uma cuidadosa exploração do canal radicular, utilização de hipoclorito de sódio 1% e creme de EndoPTC, preparo com instrumentos manuais do tipo Flexofile até o calibre #60 em ambos, irrigação com EDTA-T, secagem e colocação de medicação intracanal com Hidróxido de Cálcio p.A veiculado em anestésico nas duas primeiras semanas e veiculado em polietilenoglicol nas sessões seguintes (sessões mensais).

A troca do veículo baseou-se no intuito de utilizar inicialmente uma medicação que permitisse uma difusão mais rápida dos íons hidroxila mesmo com uma solubilização também mais rápida. A opção por modificar a veiculação por um veículo mais viscoso permitiu trocas com um maior espaço de tempo, pois a solubilização neste caso é mais lenta e gradual.

Uma avaliação clínica deve sempre ser realizada e incluir inspeção, percussão e palpação, na busca de sinais como fístulas ou edemas, considerando ainda a sintomatologia dolorosa como indicativo de nova intervenção e troca de medicação (**Figura 7**).

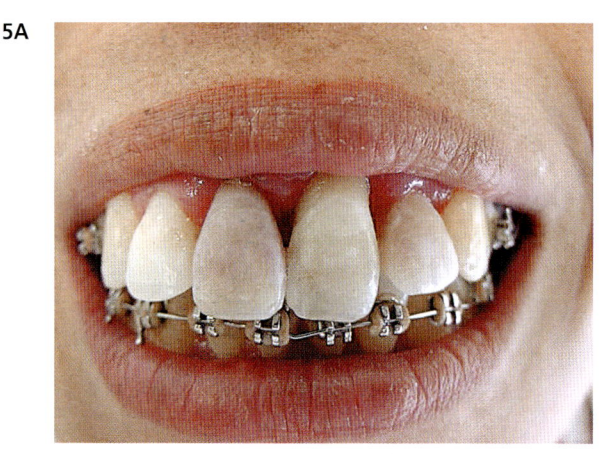

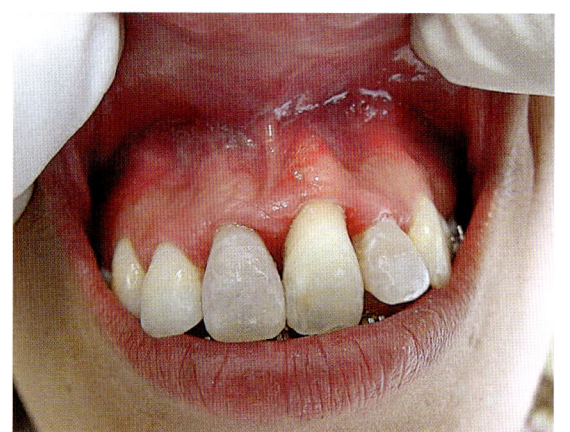

Figura 5A. Remoção da contenção e verificação da condição estética e funcional.

Figura 5B. Análise da condição periodontal.

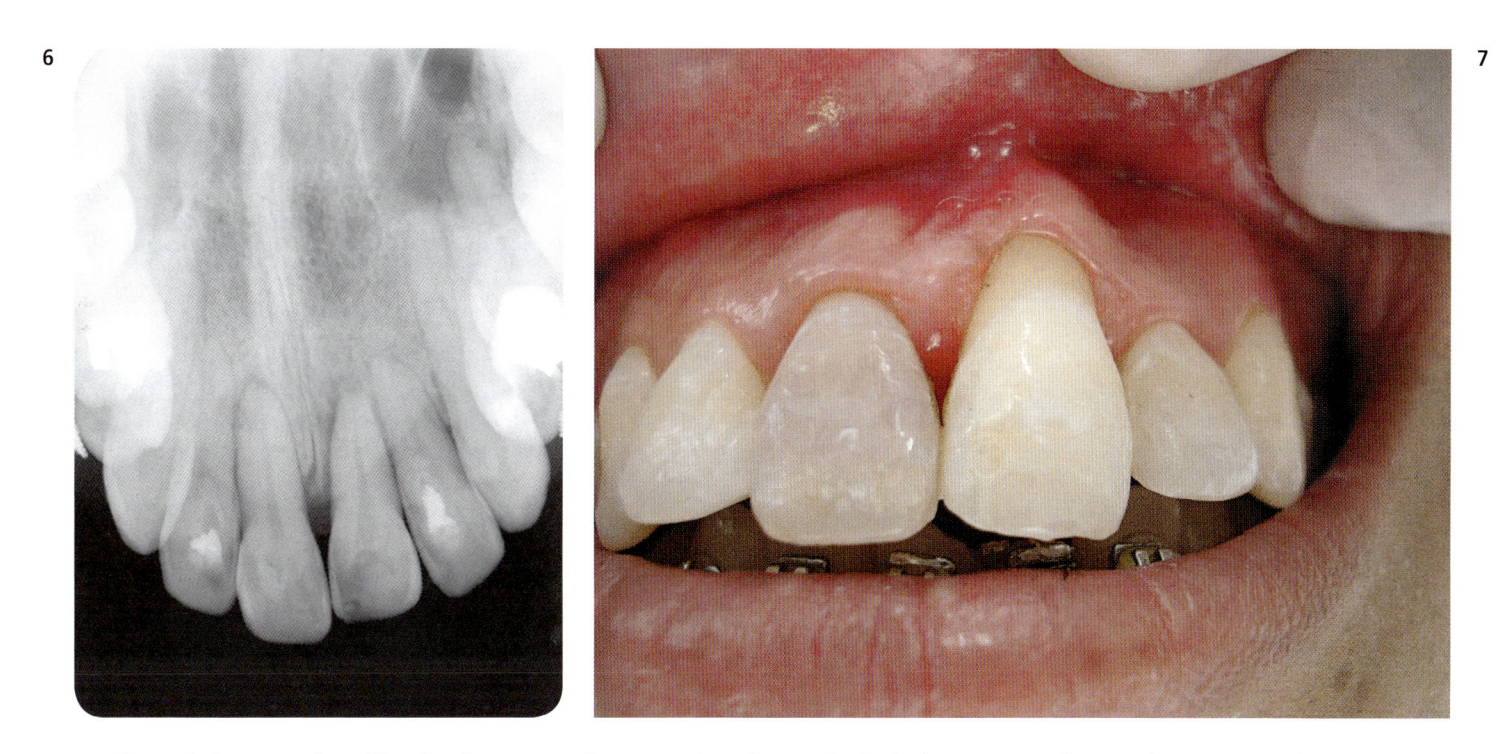

Figura 6. Exame radiográfico dos dentes anteriores superiores buscando sinais do comprometimento das estruturas de suporte.

Figura 7. Avaliação clínica e percepção de comprometimento estético periodontal do dente 21.

Os dentes foram obturados cerca de 6 meses após o início da terapia, confirmada ausência de lesão ou reabsorção (**Figura 8A**). Mesmo assim, o problema estético representado pela retração no dente 21 ainda permanecia e evoluía consideravelmente (**Figura 8B**).

Duas semanas depois, para favorecer a estética foi realizado ainda, um tratamento clareador no dente 11 (**Figura 9**).

Aliás, este procedimento deve ser realizado sempre com muito cuidado, isolando-se a área cervical do canal do material branqueador, internamente com camada dupla de material selador provisório (tipo Cotosol, Cavit, etc.) e outra de ionômero de vidro, bem como evitar a utilização de sistemas de aquecimento durante o tratamento, a fim de se prevenir um comprometimento tecidual da área cementária e dentinária, conhecido por reabsorção cervical.

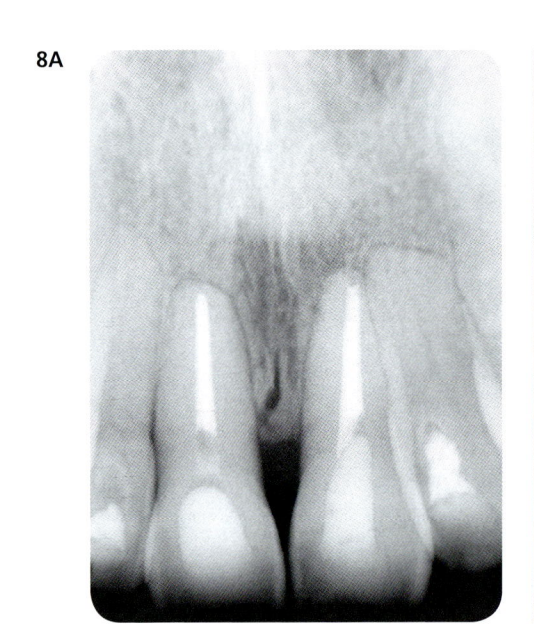

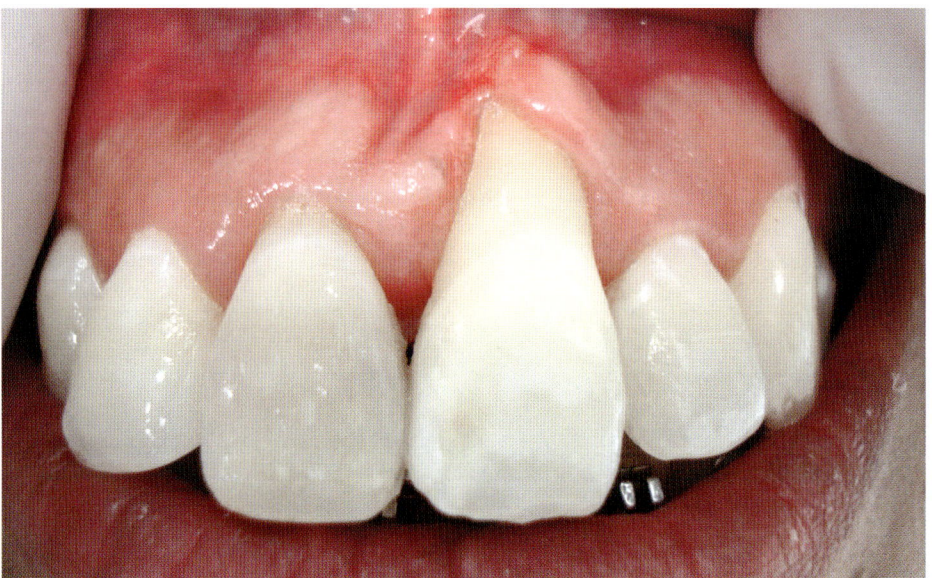

Figura 8A. Tratamento endodôntico realizado nos dentes 11 e 21.

Figura 8B. Avaliação clínica da evolução do comprometimento periodontal do dente 21.

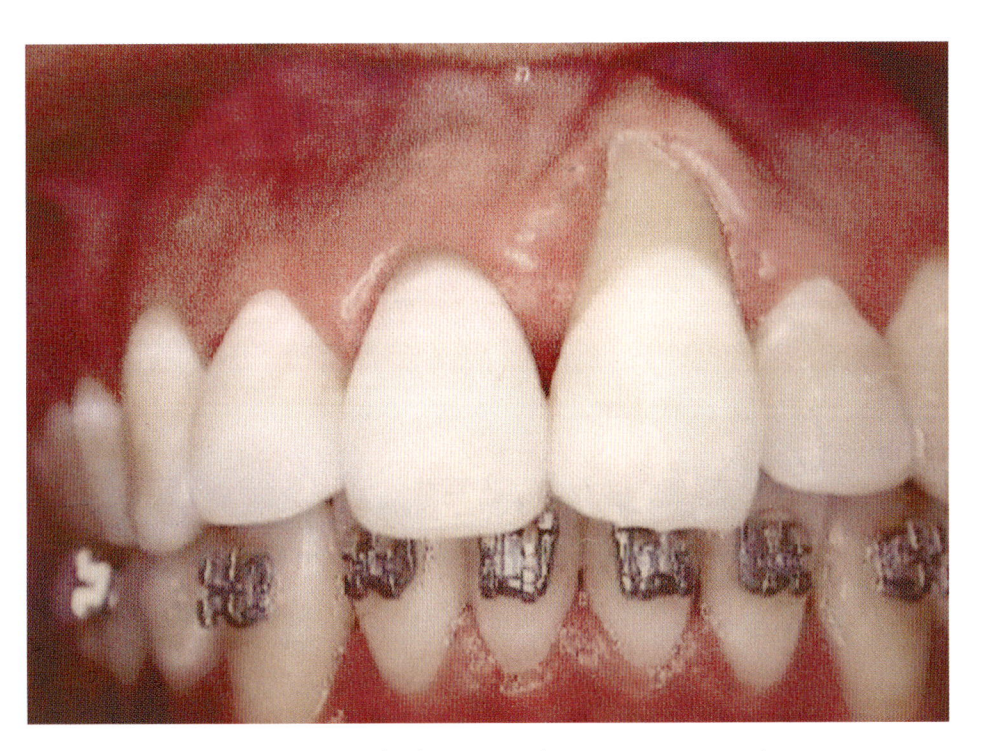

Figura 9. Dente 11 após clareamento interno e comprometimento periodontal do dente 21.

Visto o comprometimento periodontal estético, apesar de não ser funcional, e da sua evolução, a paciente foi encaminhada para um tratamento especializado na área cerca de 1 mês após o tratamento clareador (**Figuras 10A-C**).

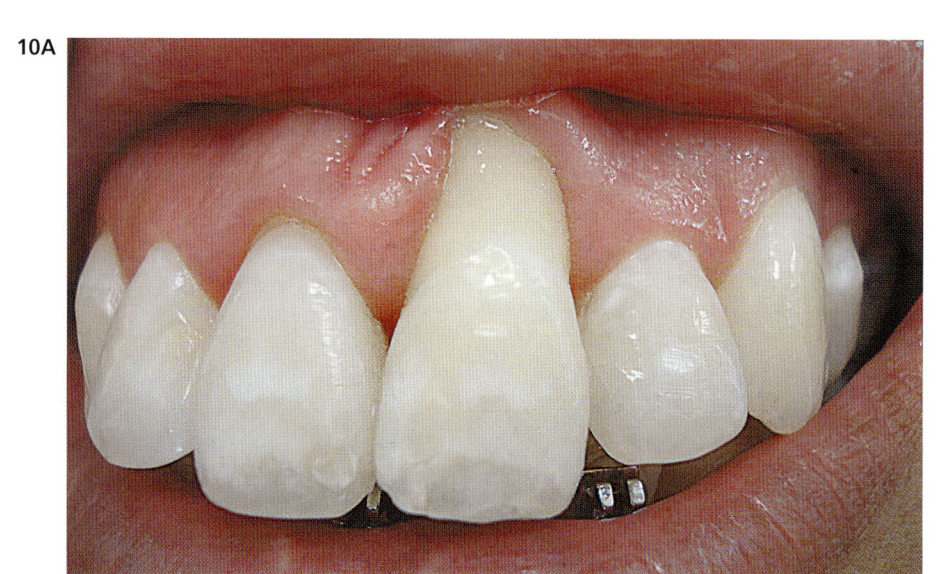

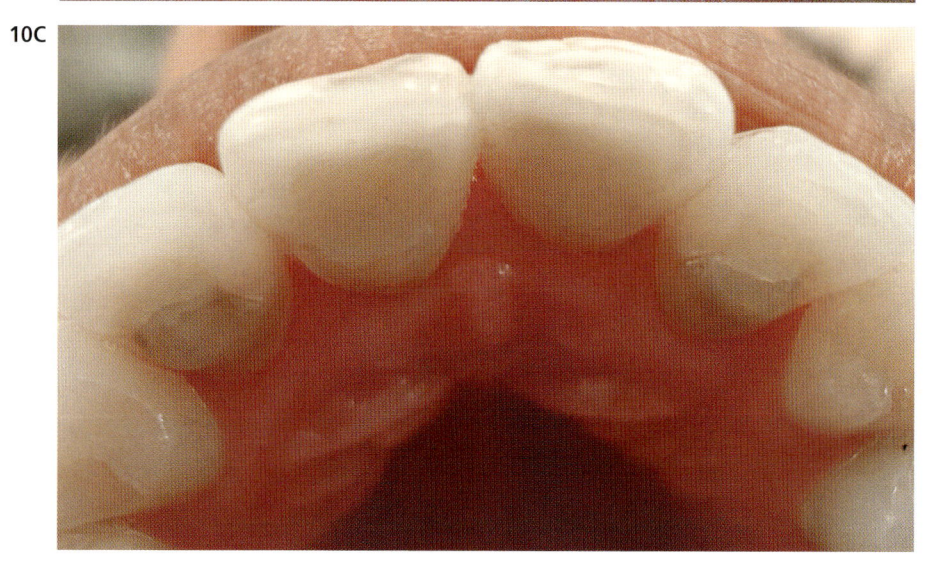

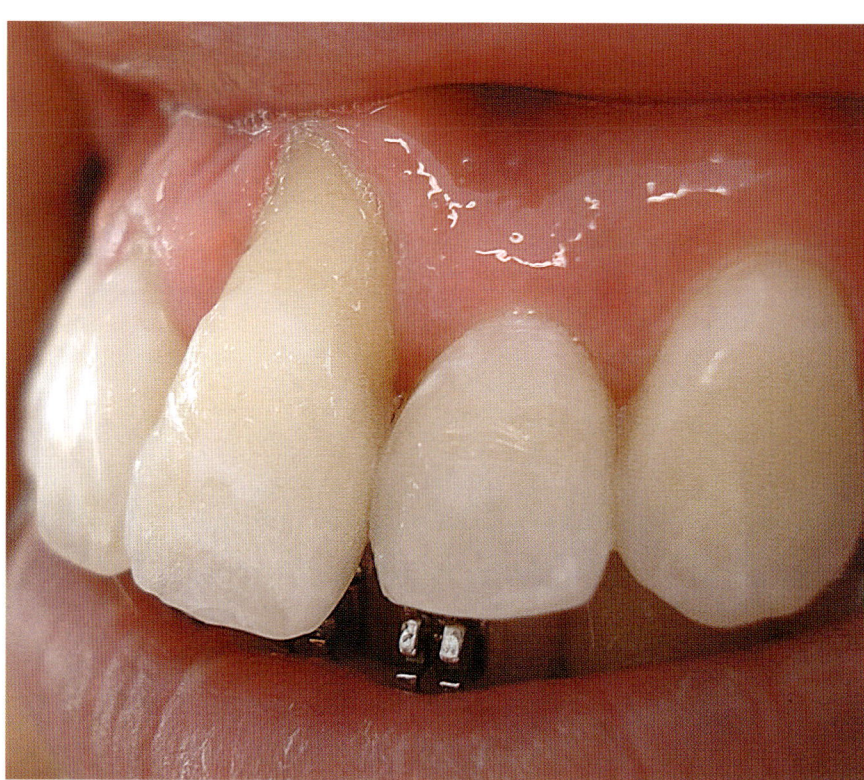

Figura 10A. Vista anterior do problema periodontal.

Figura 10B. Vista lateral do problema periodontal.

Figura 10C. Vista palatina dos dentes traumatizados, sem comprometimento periodontal.

Após planejamento delicado, o tratamento periodontal foi realizado 4 meses depois, com o intuito de ganho tecidual com a colocação de enxerto retirado do palato (**Figuras 11AB**).

Além disso, houve a necessidade de realizar um retalho de espessura total com diminuição da espessura radicular do dente 21 (**Figura 12**).

Este procedimento, não incomum, mas necessário ao caso, criou uma comunicação com o material obturador do canal (**Figura 13**).

A comunicação foi então preparada com pontas ultrassônicas para criar uma cavidade que pudesse ser selada com ionômero de vidro e conseguir a diminuição da espessura desejada (**Figuras 14A-D**).

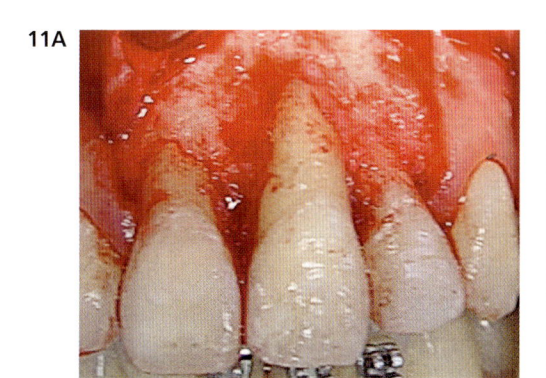

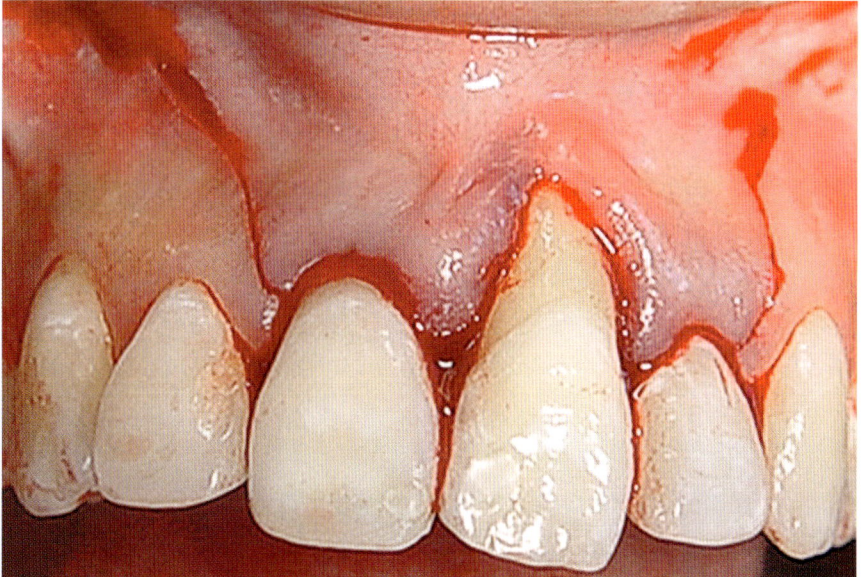

Figura 11A. Após retalho cirúrgico, sindesmotomia tecidual.

Figura 11B. Reposição do retalho para verificação da área necessária para enxerto.

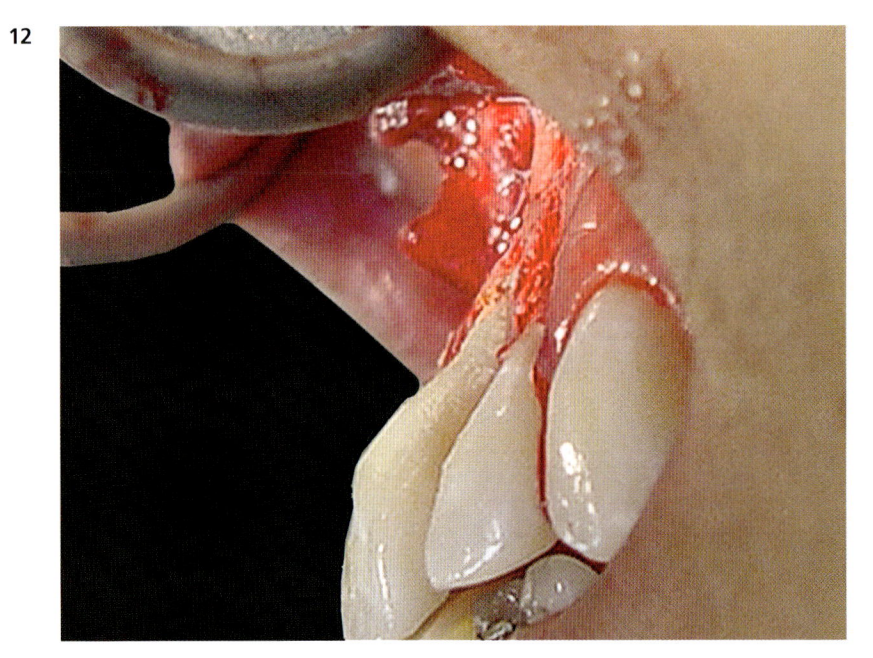

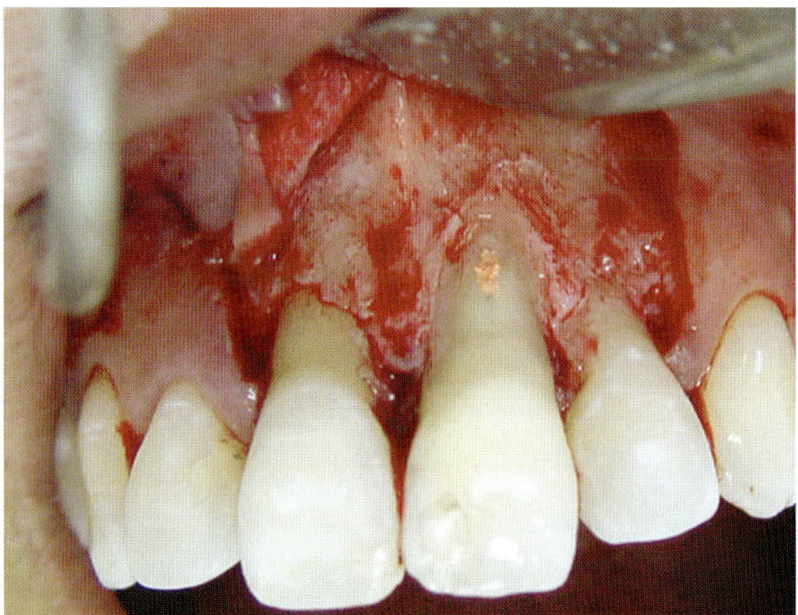

Figura 12. Extensão lateral do retalho e verificação da necessidade de diminuir a espessura vestibular do dente 21.

Figura 13. Diminuição da espessura vestibular e comunicação com o canal radicular. Nota-se a exposição de guta-percha.

Figura 14A. Utilização de pontas ultrassônicas.

Figura 14B. Cavidade produzida, com parede lisa e retentiva.

Figura 14C. Colocação de ionômero de vidro para selamento.

Figura 14D. Vista lateral da espessura vestibular diminuída e restaurada.

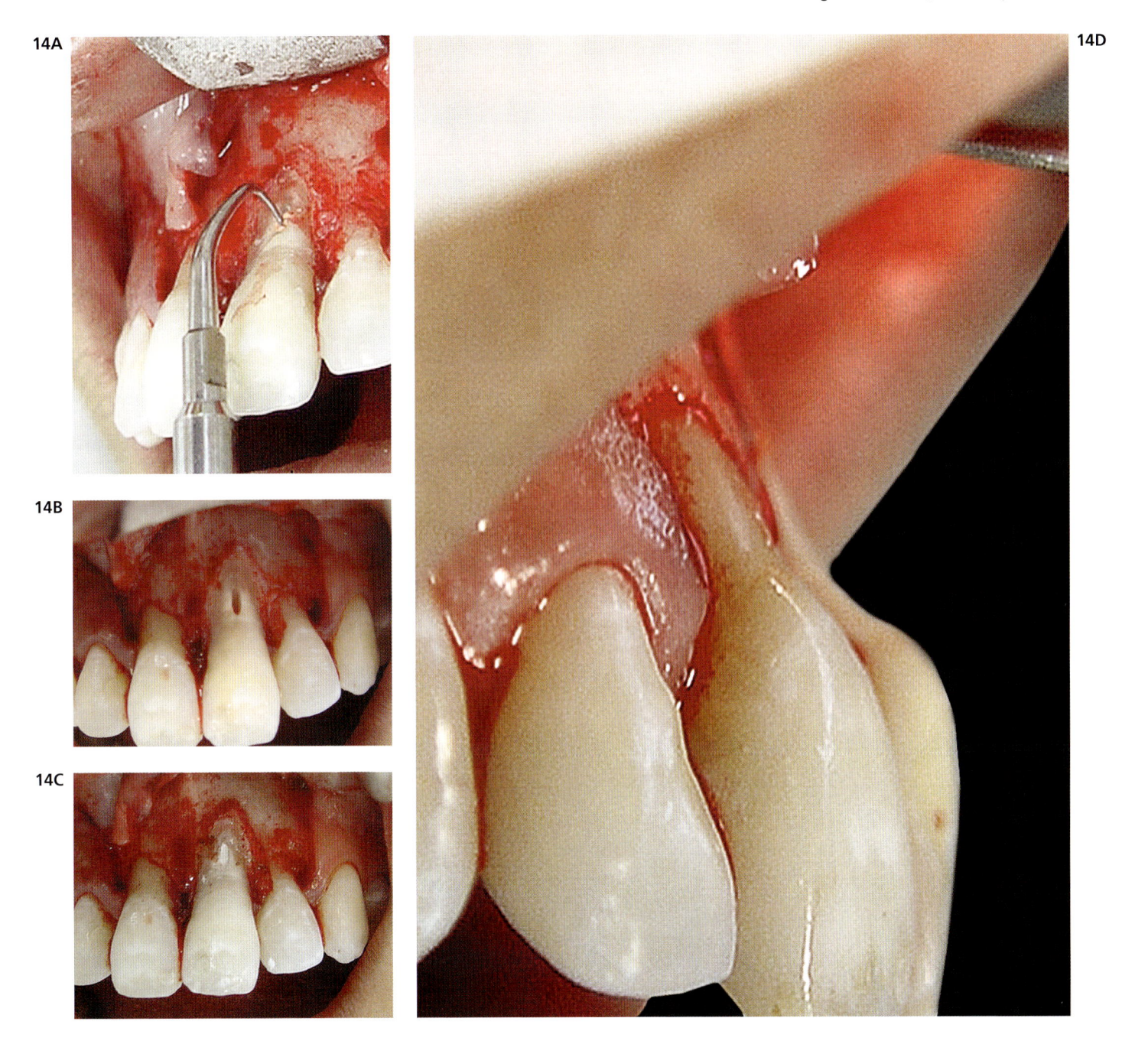

CASO CLÍNICO 3
Traumatologia Dentária: Injúrias Endo-periodontais Decorrentes das Luxações

14A

14B

14C

14D

Após o preparo do dente para receber o enxerto de tecido conjuntival, este foi retirado do palato e posicionado na área (**Figuras 15AB**).

Cerca de um mês depois uma nova avaliação periodontal foi efetuada quando as suturas foram removidas e uma análise da área de remoção tecidual do palato também mostrou uma adequada reparação (**Figuras 16AB**).

Apesar da esperada recuperação, com a intenção de ainda otimizar a estética e recobrir ainda mais a retração, outro procedimento cirúrgico periodontal foi realizado 1 mês depois, quando foi realizado um retalho deslocado coronariamente com enxerto de conjuntivo (**Figuras 17A-F**).

Ainda cerca de 10 dias depois, pode-se observar uma adequada recuperação periodontal com diminuição do comprometimento estético (**Figura 18A**). O mesmo pode ser observado no mês seguinte (**Figura 18B**).

Passados 3 meses pode-se ter uma melhor avaliação do tratamento periodontal e de sua recuperação total, onde se observa ainda um pequeno comprometimento (**Figuras 19AB**).

Uma restauração em resina foi realizada na área, cerca de 6 meses depois (30 meses da data do trauma), para diminuir o comprometimento estético (que se tornou irrelevante para a paciente comparando-se com a situação inicial que se apresentava) (**Figuras 20A-C**).

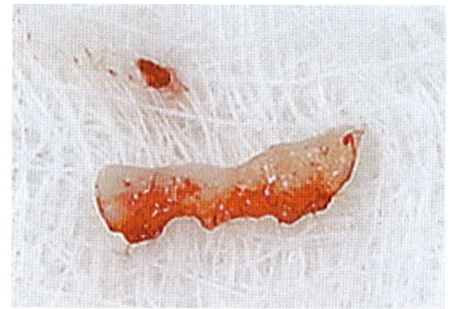

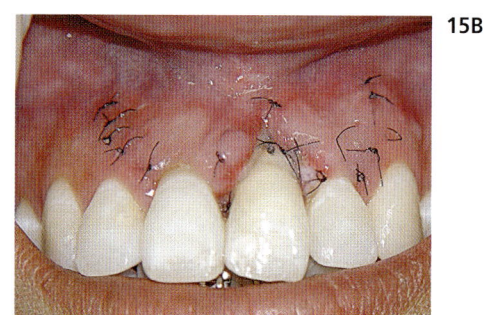

Figura 15A. Tecido periodontal removido do palato utilizado para enxertar a área exposta.

Figura 15B. Tecido posicionado e suturado.

Figura 16A. Um mês após a cirurgia periodontal. Análise clínica do sucesso cirúrgico.

Figura 16B. Vista palatina da área doadora do enxerto.

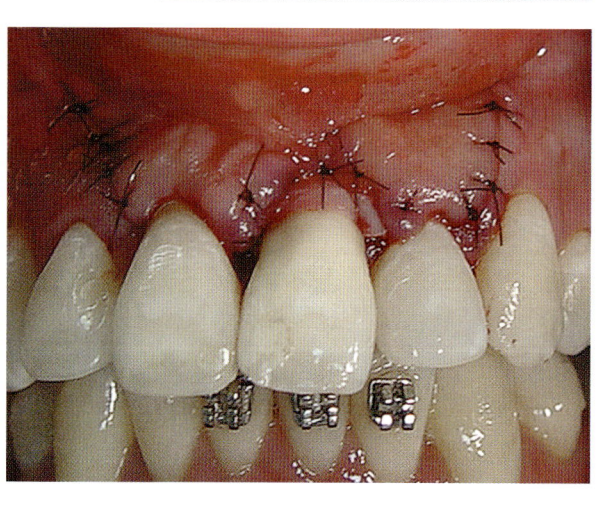

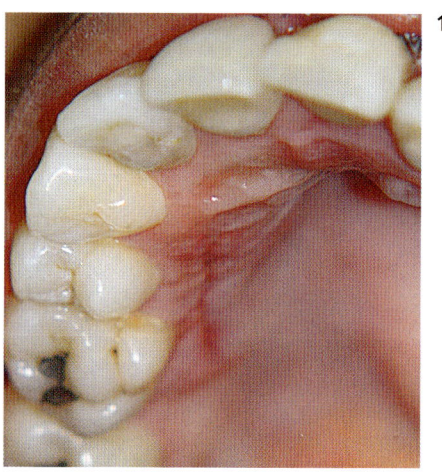

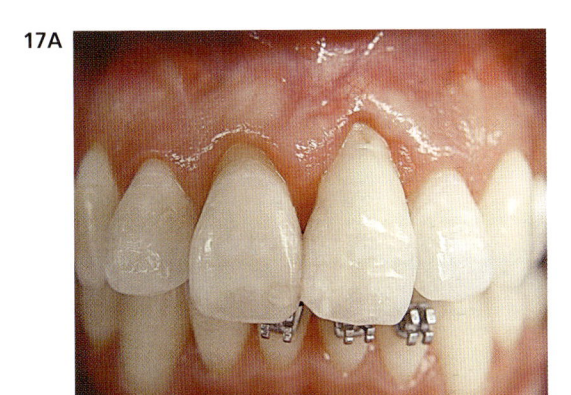

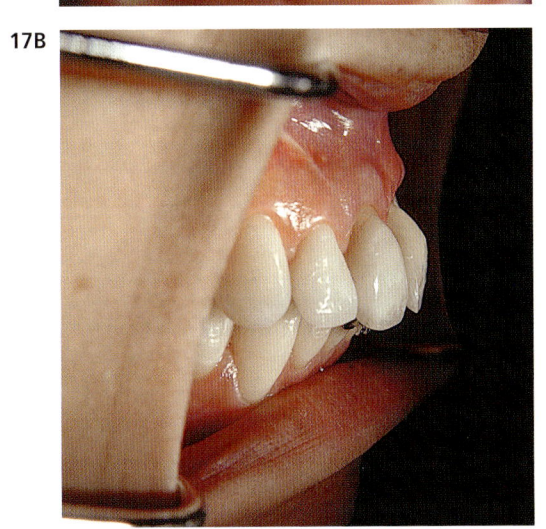

CASO CLÍNICO 3
Traumatologia Dentária: Injúrias Endo-periodontais Decorrentes das Luxações

Figura 17A. Avaliação clínica e verificação da presença de retração e necessidade de nova intervenção com finalidade estética.

Figura 17B. Vista lateral da área retraída.

Figura 17C. Retalho cirúrgico.

Figura 17D. Tecido removido.

Figura 17E. Reposicionamento do tecido deslocado.

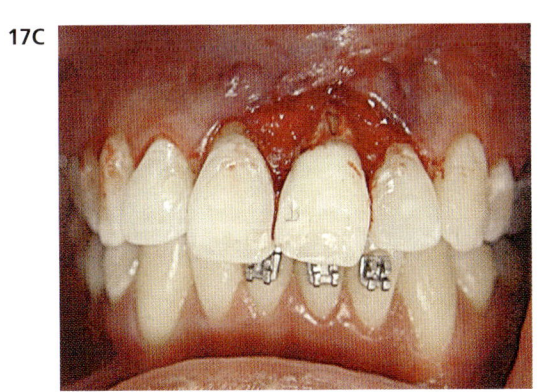

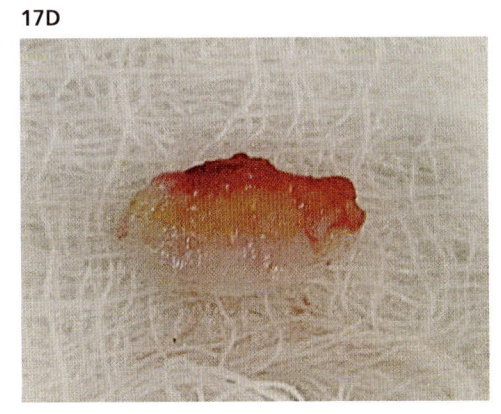

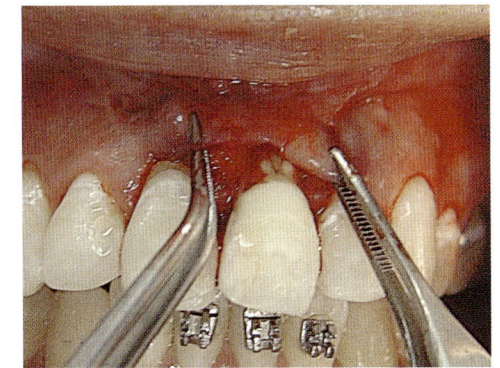

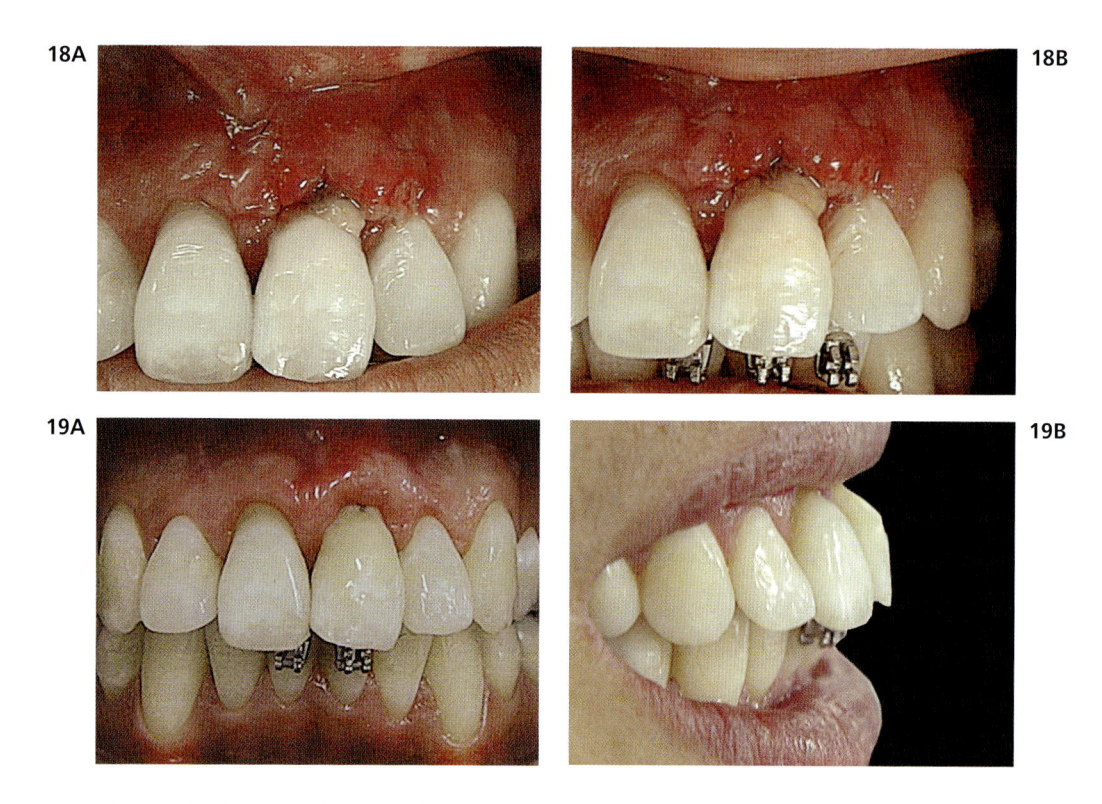

Figura 18A. Pós-operatório (10 dias).

Figura 18B. Um mês depois do procedimento cirúrgico.

Figura 19A. Vista anterior 3 meses após a cirurgia.

Figura 19B. Vista lateral onde se nota a melhora na depressão e retração do dente 21.

Figura 20A. Vista anterior. Dente restaurado.

Figura 20B. Vista lateral onde se nota a total recuperação estética do problema periodontal.

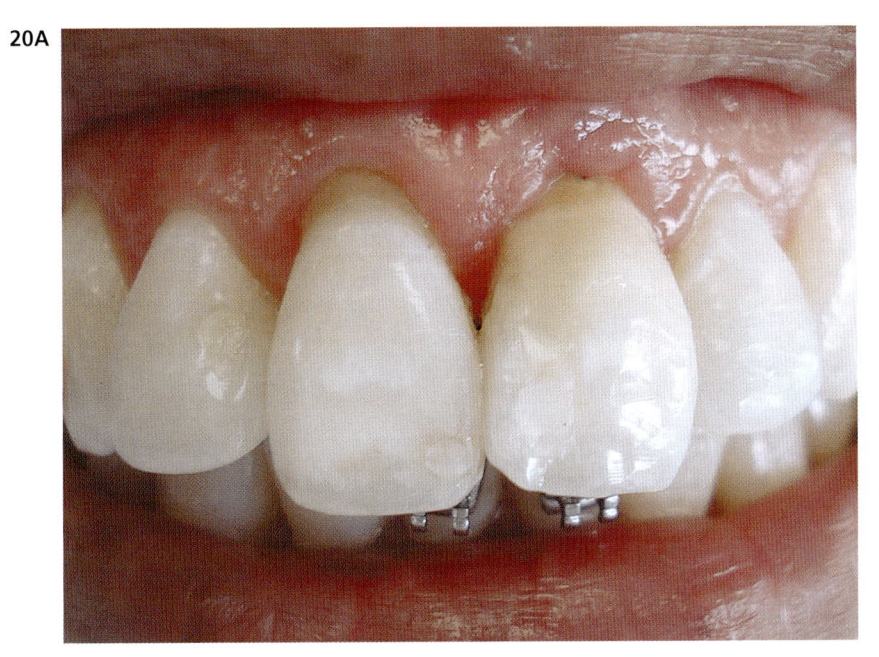

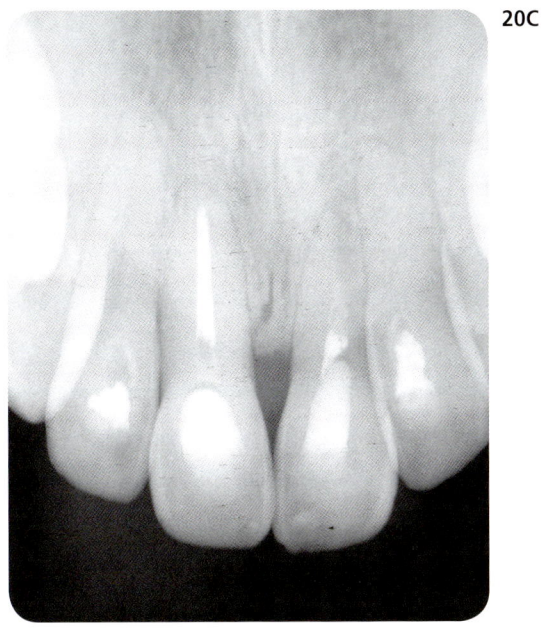

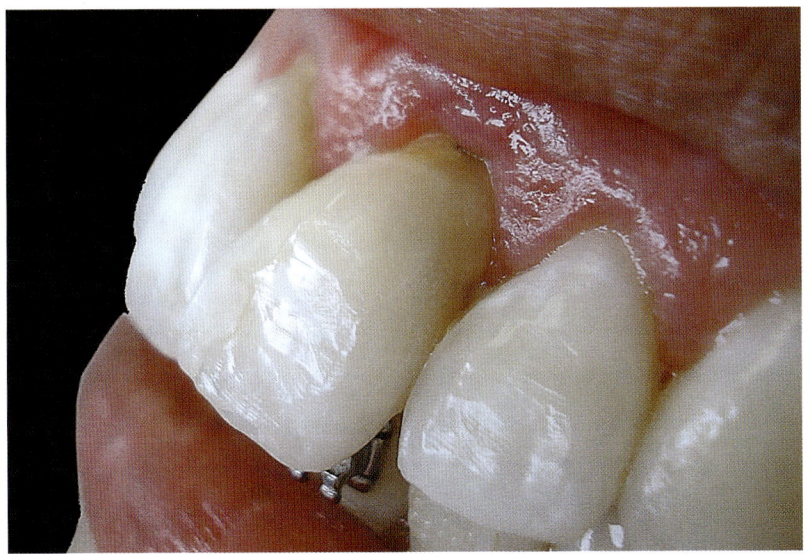

Figura 20C. Exame radiográfico onde se verifica a ausência de processos reabsortivos ou lesões periapicais.

Do ponto de vista endodôntico, pode-se observar que mesmo com a comunicação promovida durante a cirurgia periodontal, não houve avaria além da remoção de material obturador, seja em nível periapical ou cervical.

Tal fato avaliza a opção de se iniciar o tratamento endodôntico assim que se notem respostas inadequadas aos testes pulpares, alterações cromáticas ou presença de lesões periapicais.

Além disso, importa sempre considerar a função recuperada e a expectativa promovida à paciente no caso de dentes traumatizados, pois o retorno às condições de normalidade não deve ser esperado por completo, principalmente quando os tecidos de suporte são atingidos.

Mesmo assim, a devolução deve ser perseguida à exaustão, desde que não haja outro comprometimento estético ou funcional envolvido nesta busca.

REFERÊNCIAS

Andreasen JO, Andreasen FM. Textbook and color atlas of traumatic injuries to the teeth. Munksgaard: Mosby; 1994.

Andreasen JO, Andreasen FM. Texto e atlas colorido de traumatismo dental. 3ª ed. Trad. de Gabriela Soares, Cristiano Boschetto e Ilson José Soares. Porto Alegre: Artmed Editora; 2001.

Andreasen FM. Pulpal healing after luxation injuries and root fracture in the permanent dentition. Endod Dent Traumatol. 1989;5:111-31.

Atkins SE, Tuncay OC. Gingival blood flow. Miss Dent Assoc J. 1993;49(2):27-9.

Crona-Larsson G, Bjarnason S, Noren JG. Effect of luxation injuries on permanent teeth. Endod Dent Traumatol. 1991 Oct;7(5):199-206.

Diangelis AJ, Bakland LK. Traumatic dental injuries: Current treatment concepts. JADAS 1998 Oct; 129.

Kaste LM, Gift HC, Bhat M. Prevalence of incisor trauma in persons 6-50 years of age; United States, 1998-1991. J Dent Res. 1996:75 Spec No: 696.

Flores MT, Andreasen JO, Bakland LK, Feiglin B, Gutmann JL, Oikarinen K, Pitt Ford TR, Sigurdsson A, Trope M, Vann WF Jr, Andreasen FM. Guidelines for the evaluation and management of traumatic dental injuries. Dent Traumatol. 2001 Aug;17(4):145-8.

Melo LL. Traumatismo alvéolo dentário: Etiologia, diagnóstico. São Paulo: Artes Médicas, EAP-APCD,1998. 162p.

CASO CLÍNICO

4

Traumatismo nos Dentes Decíduos
Alteração da Posição na Erupção do Dente Permanente

Anna Carolina Volpi Mello-Moura
Mestre e Doutoranda em Odontopediatria da Faculdade de Odontologia
da Universidade de São Paulo (FOUSP)
Colaboradora do Centro de Pesquisa e Atendimento de Traumatismo em Dentes
Decíduos da Disciplina de Odontopediatria da FOUSP

Janaina Merli Aldrigui
Mestranda em Odontopediatria da Faculdade de Odontologia
da Universidade de São Paulo (FOUSP)
Colaboradora do Centro de Pesquisa e Atendimento de Traumatismo em Dentes
Decíduos da Disciplina de Odontopediatria da FOUSP

Isabela Capparelli Cadioli
Mestre e Doutoranda em Odontopediatria da Faculdade de Odontologia
da Universidade de São Paulo (FOUSP)
Colaboradora do Centro de Pesquisa e Atendimento de Traumatismo em Dentes
Decíduos da Disciplina de Odontopediatria da FOUSP

Marcia Turolla Wanderley
Professora Doutora de Odontopediatria da Faculdade de Odontologia
da Universidade de São Paulo (FOUSP)
Coordenadora do Centro de Pesquisa e Atendimento de Traumatismo em Dentes
Decíduos da Disciplina de Odontopediatria da FOUSP

CASO CLÍNICO 4
Traumatismo nos Dentes Decíduos: Alteração da Posição na Erupção do Dente Permanente

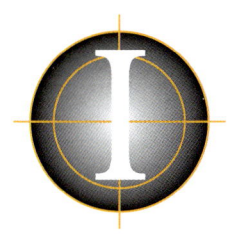

Independente do tipo e da intensidade da lesão traumática do dente decíduo repercussões, como distúrbios na erupção, podem ocorrer para o sucessor permanente. Sendo assim, é indispensável o acompanhamento clínico-radiográfico, até a completa erupção e formação radicular do permanente em desenvolvimento após traumatismo do decíduo. Dessa forma, será possível tratar possíveis sequelas evitando que alterações mais severas se instalem.

Paciente com cinco anos e nove meses foi levado pelos responsáveis ao Centro de Pesquisa e Atendimento de Traumatismo em Dentes Decíduos da Disciplina de Odontopediatria da FOUSP, com histórico de intrusão do incisivo central decíduo (61) superior aos dois anos de idade. Até a chegada ao Centro de Trauma, o paciente não havia procurado por atendimento odontológico. Além disso, segundo informado, o dente decíduo traumatizado reerupcionou parcialmente e possuía alteração de cor coronária. O incisivo permanente (21) erupcionou por vestibular, sendo realizado a extração do 61. Ao realizar o exame clínico, notou-se que o sucessor permanente (21) erupcionou em posição ectópica, havendo a necessidade da correção do posicionamento desse elemento dental. Para redirecionar a erupção foi instalado um aparelho ortodôntico removível com arco de Hawley, ativado a cada 15 dias. O paciente cooperou na utilização do dispositivo ortodôntico e após três meses observou-se grande melhora na posição do dente 21.

Levando em conta esses aspectos, justifica-se a obrigatoriedade de após qualquer tipo de traumatismo em dentes decíduos se realizar além do tratamento imediato e mediato necessários aos decíduos lesados, o controle clínico e radiográfico até completa erupção e formação dos sucessores permanentes. Assim, havendo algum tipo de sequela para dentição permanente possibilita-se que intervenção seja realizada o mais cedo possível. A periodicidade das consultas de retorno deve ser estabelecida conforme a gravidade de cada caso, sendo que o acompanhamento deve se estender até a completa erupção do dente permanente com formação radicular completa.

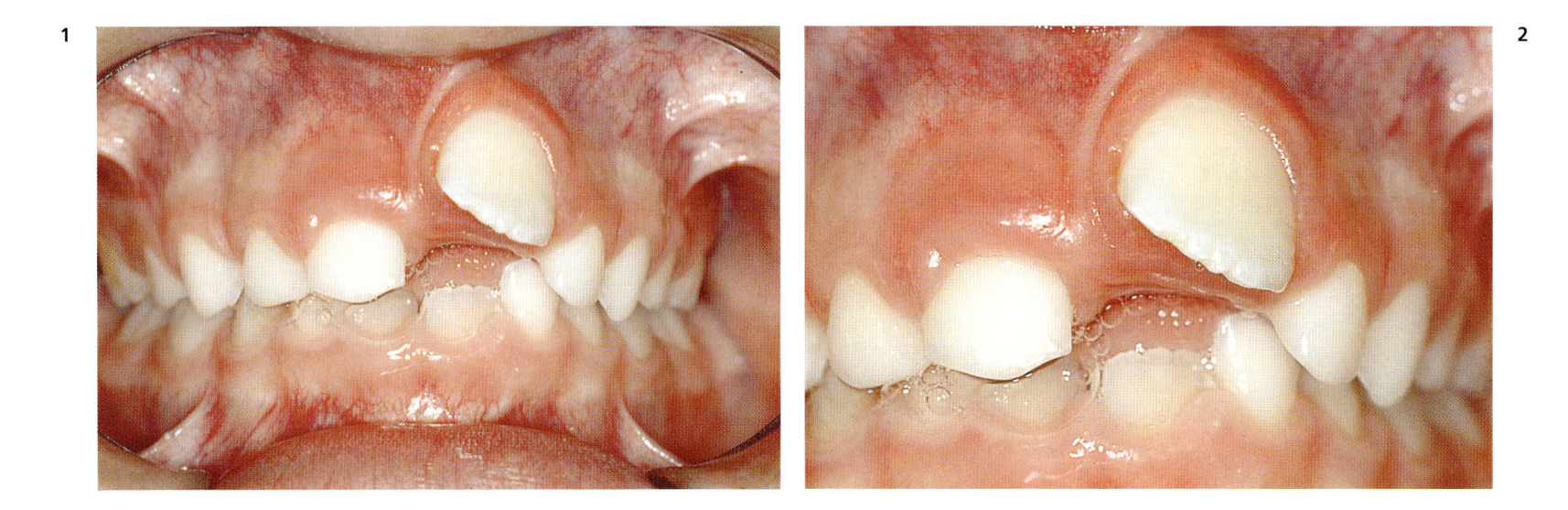

Figura 1. Paciente com história de intrusão do dente 61 aos 2 anos de idade e sequela para o sucessor permanente com 5 anos e 9 meses.

Figura 2. Distúrbio de erupção do dente 21: erupção ectópica.

CASO CLÍNICO 4
Traumatismo nos Dentes Decíduos: Alteração da Posição na Erupção do Dente Permanente

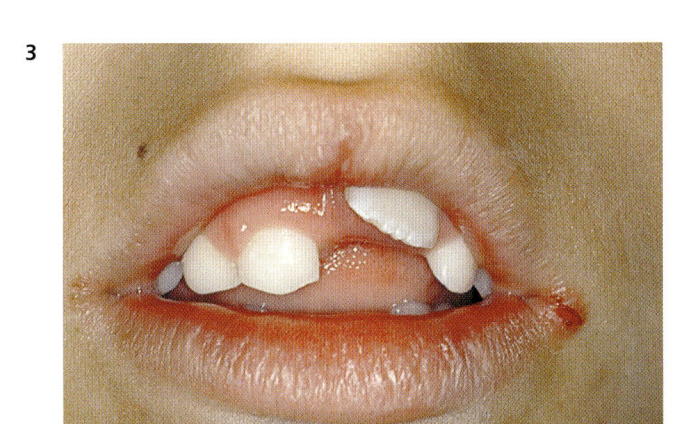

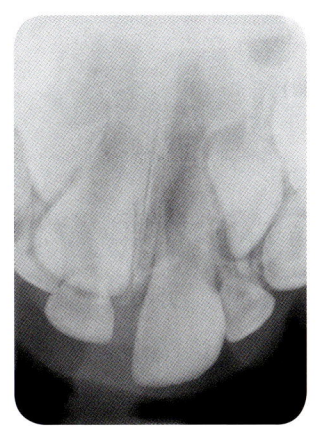

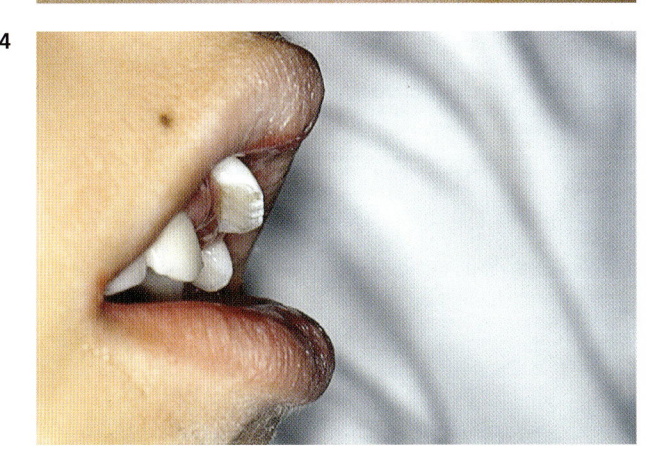

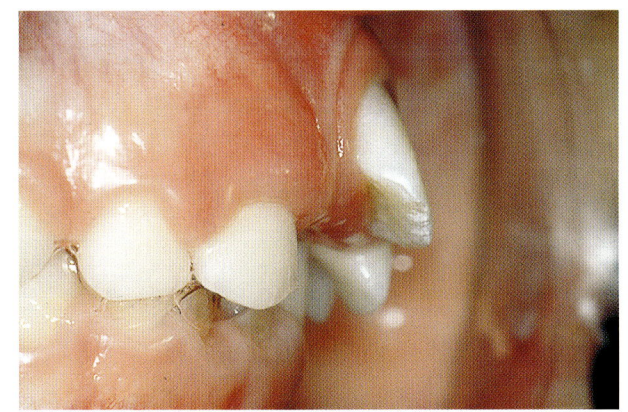

Figura 3. Fator de predisposição para traumatismo em incisivos permanentes: falta de selamento labial.

Figura 4. Perfil do paciente evidenciando protrusão do incisivo permanente, acentuando o risco de lesão em caso de traumatismo.

Figura 5. Mau posicionamento no arco do dente 21: protrusão. Sendo muito importante a correção da posição do 21 evitando risco de traumatismo.

Figura 6. Radiografia periapical. Imagem radiográfica mostrando presença do dente 51 e ausência do 61, além da formação radicular mais adiantada do 21.

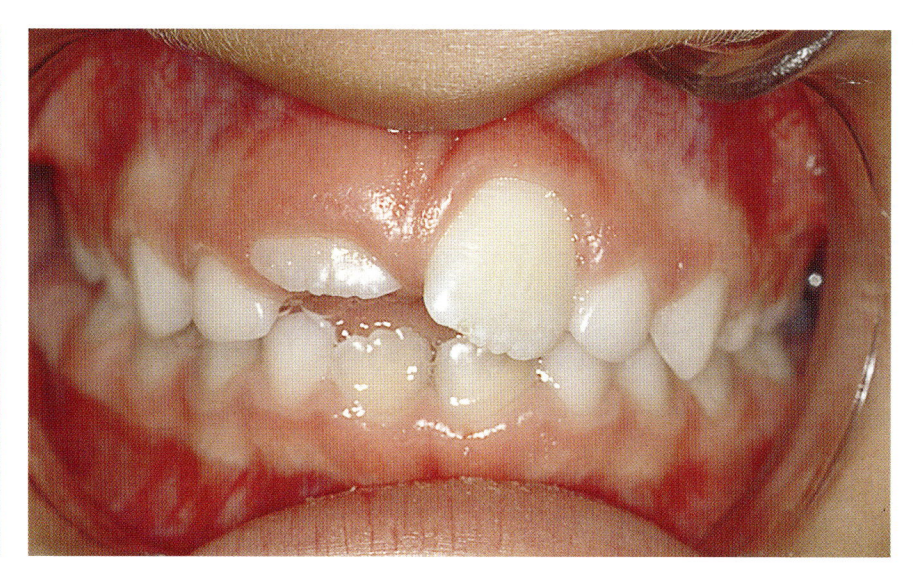

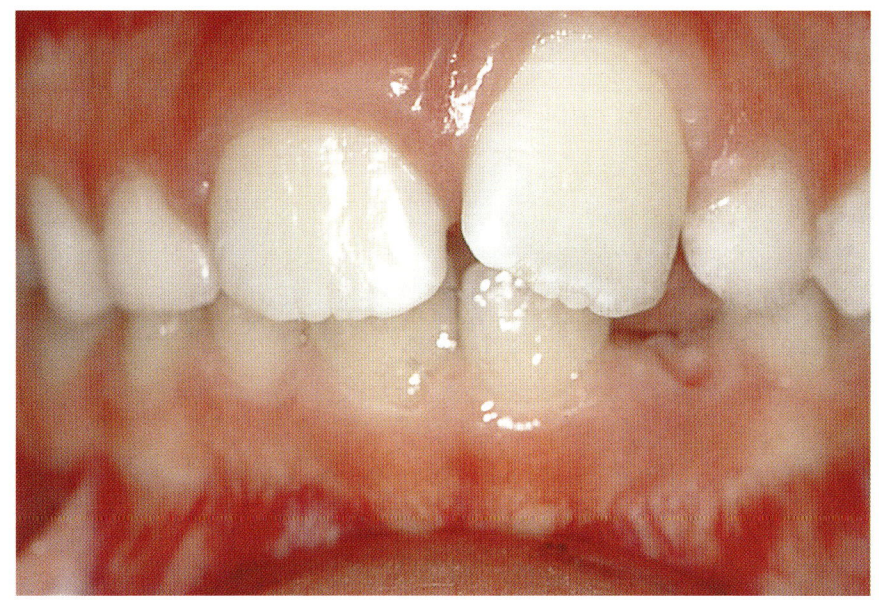

Figura 7. Instalação do aparelho ortodôntico removível com parafuso expansor palatino e arco de Hawley para redirecionar o correto posicionamento do dente 21 no arco.

Figura 8. Após 3 meses do uso do aparelho, com ativações quinzenais, ocorreu grande melhora no posicionamento do dente 21. Observar esfoliação do 51 e erupção do 11.

Figura 9. Aspecto clínico após 9 meses do uso do aparelho ortodôntico removível.

CASO CLÍNICO 4
Traumatismo nos Dentes Decíduos: Alteração da Posição na Erupção do Dente Permanente

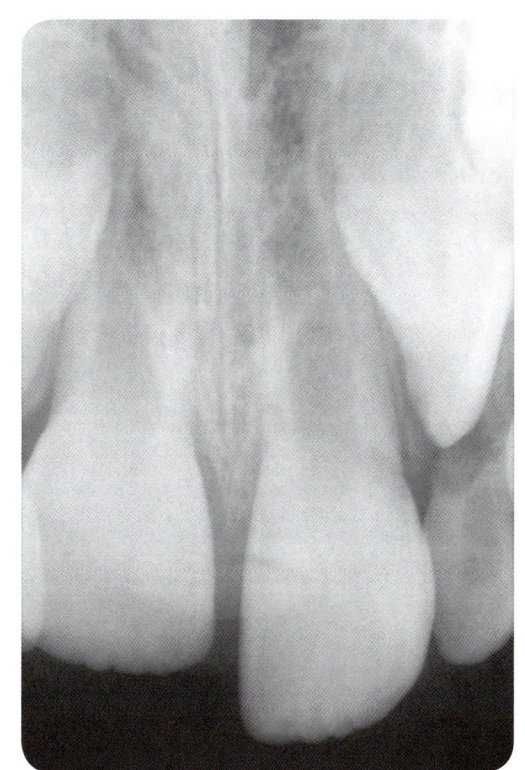

Figura 10. Radiografia periapical. Imagem radiográfica mostrando a formação radicular semelhantes dos dentes 11 e 21, rizogênese incompleta.

Figura 11. Paciente com 8 anos e 3 meses. Aparelho ortodôntico removível com arco de Hawley para melhorar a posição do dente 21, que ainda encontrava-se ligeiramente vestibularizado.

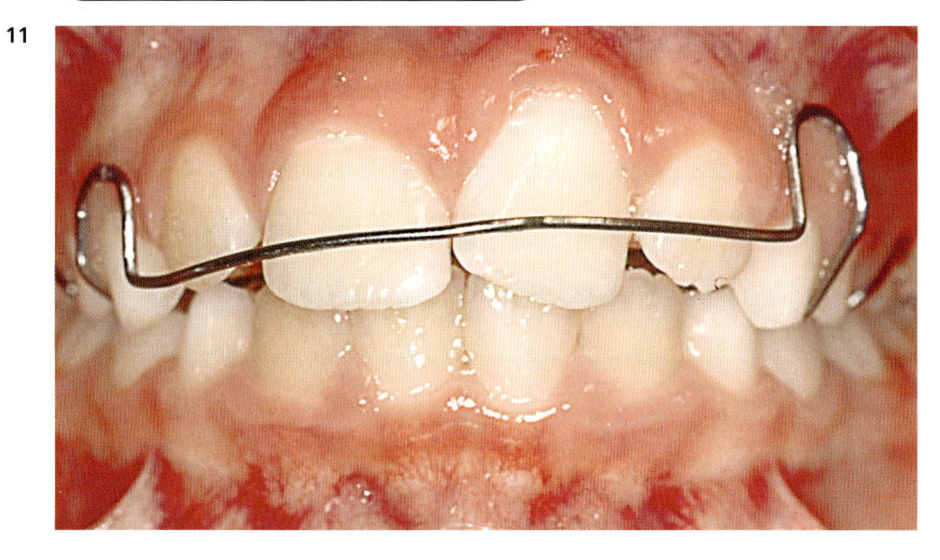

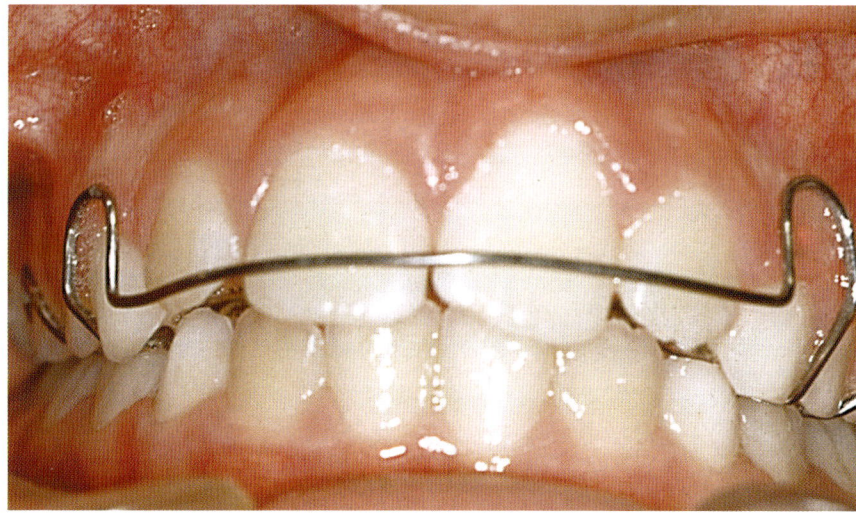

Figura 12. Aspecto clínico final. Paciente com 9 anos e 9 meses quando foi removido o aparelho ortodôntico que estava sendo utilizado somente à noite para contenção.

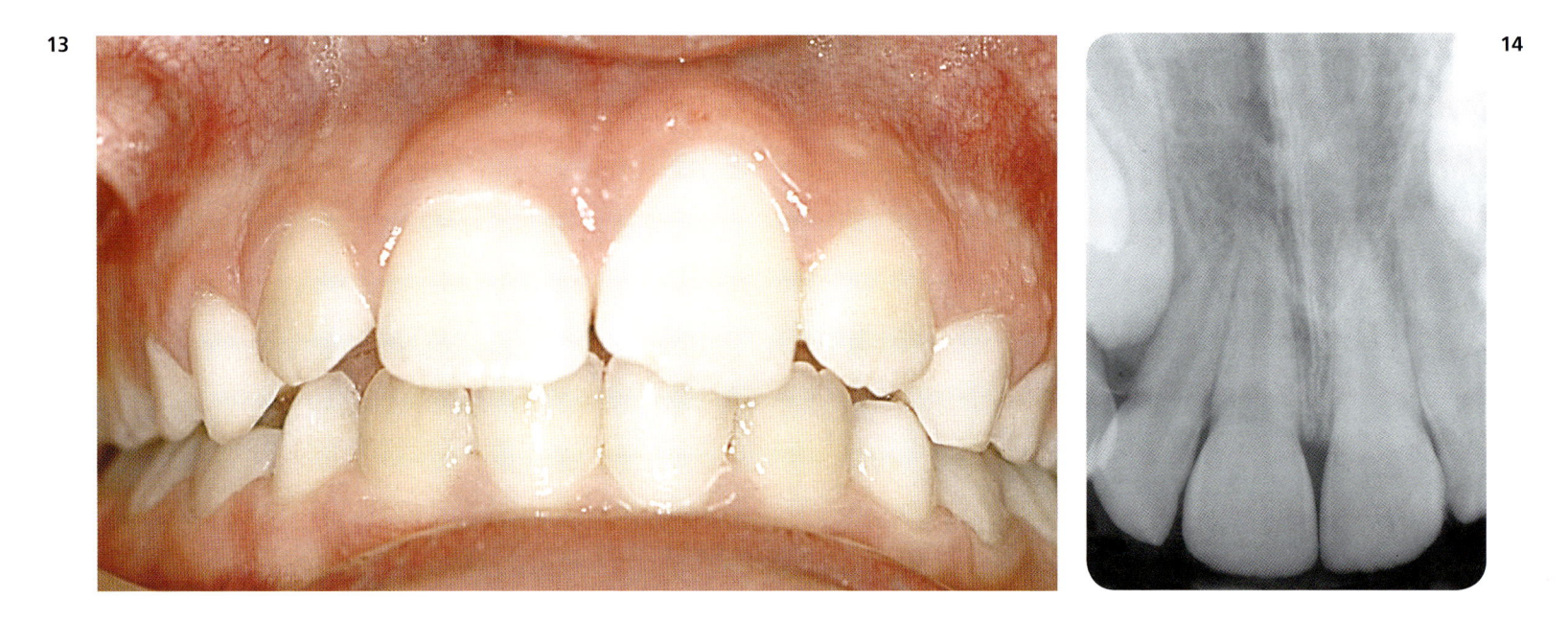

Figura 13. Aspecto clínico do paciente com 9 anos e 9 meses e oclusão satisfatória.

Figura 14. Radiografia periapical. Imagem radiográfica mostrando formação radicular do dente 11 e 21 com imagem de normalidade na região.

AGRADECIMENTOS

A todos os colaboradores e estagiários, dentistas e alunos de graduação, que participam ou participaram do atendimento dos pacientes do Centro de Pesquisa e Atendimento de Traumatismo em Dentes Decíduos da Disciplina de Odontopediatria da FOUSP (Faculdade de Odontologia da Universidade de São Paulo).

REFERÊNCIAS

Andreasen JO, Andreasen FM. Texto e atlas colorido de traumatismo dental. 3ª ed. Tradução Gabriela Soares, Cristiano Boschetto e Ilson José Soares. Porto Alegre: Artmed Editora, 2001. p.770.

Andreasen JO, Ravn JJ. The effect of traumatic injuries to primary teeth on their permanent sucessors. II. A clinical an radiographic follow-up study of 213 teeth. Scand J Dent Res 1971; 77: 284-294.

Bonecker MJS, Wanderley MT, Bonini GAVC, Oliveira LB. Lesões traumáticas em dentes decíduos e permanentes jovens. Programa de Atualização em Odontologia Preventiva e Saúde Coletiva (PRO-ODONTO/Prevenção) 2007;2:75-139.

Bonini G, Wanderley MT, Rodrigues CRMD. Intrusão em dentes decíduos traumatizados: prevalência e repercussões. [resumo Pc199]. Braz Oral Research 2006a; 20(suplem): 292.

Guedes-Pinto AC, Wanderley MT, Cadioli IC, Mello-Moura ACV. Abordagem integral do traumatismo na dentição decídua. In: (Coord.) Baldacci Filho R, Macedo MCS. 25º CIOSP – Atualização Clínica em Odontologia. Artes Médicas: São Paulo, 2007; cap 17, p.413-35.

Wanderley MT, Butini LO. Lesões Traumáticas na dentição decídua. In: Guedes-Pinto AC, Bonecker M, Rodrigues CRMD. Fundamentos de Odontologia: Odontopediatria. São Paulo: Santos, 2009. Cap. 17. p.301-27.

Wanderley MT, Guedes CC, Bussadori SK. Traumatismo em dentes decíduos. In: Fernandes KPS, Puertas KV, Wanderley MT, Guedes CC, Bussadori SK. Traumatismo Dentoalveolar - Passo a passo permanentes e decíduos. São Paulo: Livraria Santos Editora, 2009. p.159-214.

Wanderley MT, Guedes-Pinto AC. Traumatismo em dentes decíduos e suas repercussões para as dentições. In: Guedes-Pinto AC, Issáo M. Manual de Odontopediatria. 11ª ed. São Paulo: Santos, 2006; p.267-285.

Wanderley MT, Mello-Moura ACV, Moura-Neto C, Bonini GAVC, Cadioli IC, Prokopowitsch I. Lesões traumáticas em dentes decíduos e permanentes. In: Guedes-Pinto AC. Odontopediatria. 8ª ed. São Paulo: Santos, 2009. p.712-64.

Wanderley MT, Trindade CP, Corrêa MSNP. Reabilitação Protética em Odontopediatria. In: Corrêa MSNP. Odontopediatria na Primeira Infância. 2ª ed. São Paulo: Santos, 2005. p. 607-28.

Wanderley MT, Verrastro AP. Reabilitação e Prótese em Odontopediatria. In: Guedes-Pinto AC, Bonecker M, Rodrigues CRMD. Fundamentos de Odontologia: Odontopediatria. São Paulo: Santos, 2009. Cap. 17. p.329-55.

CASO CLÍNICO

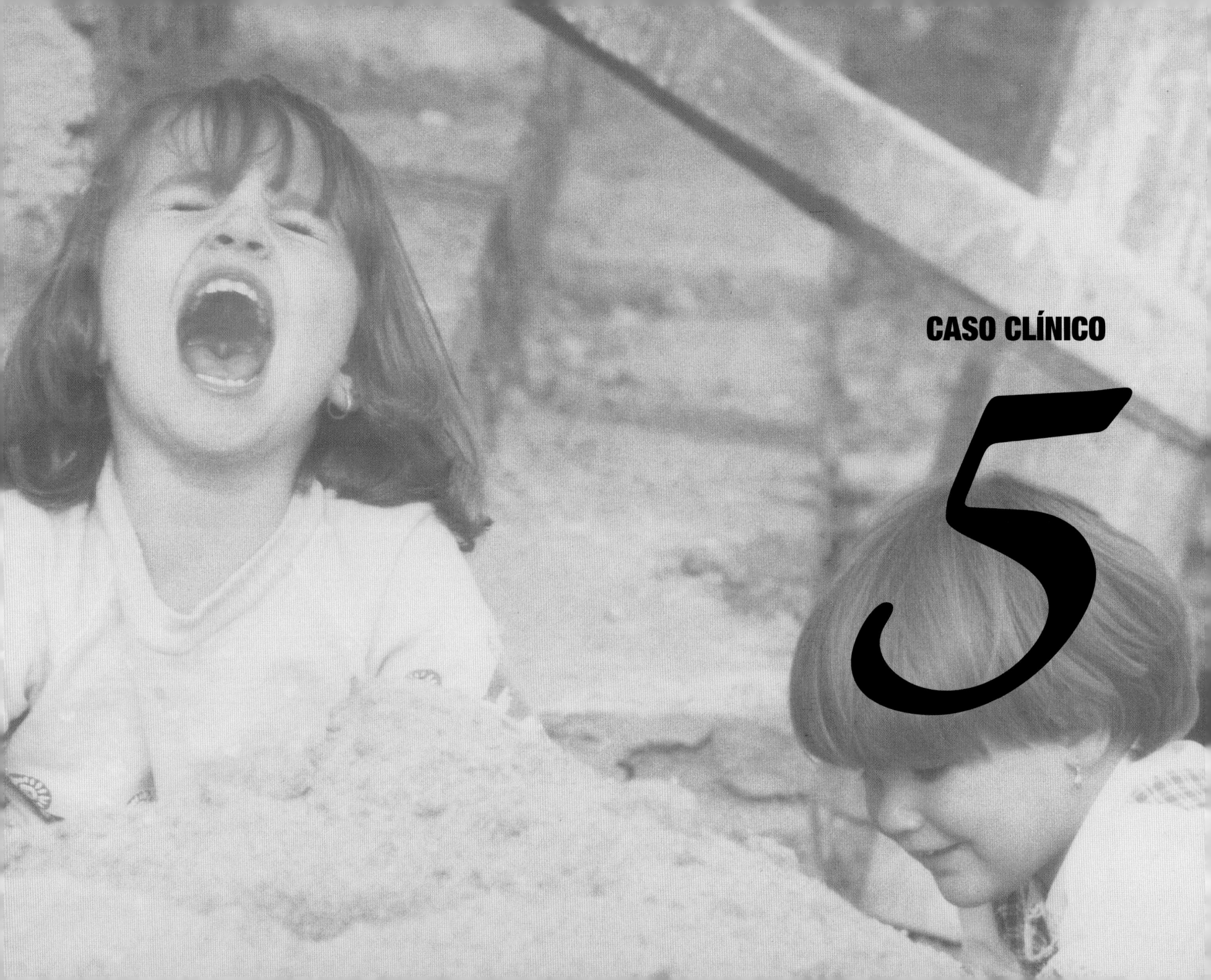

5

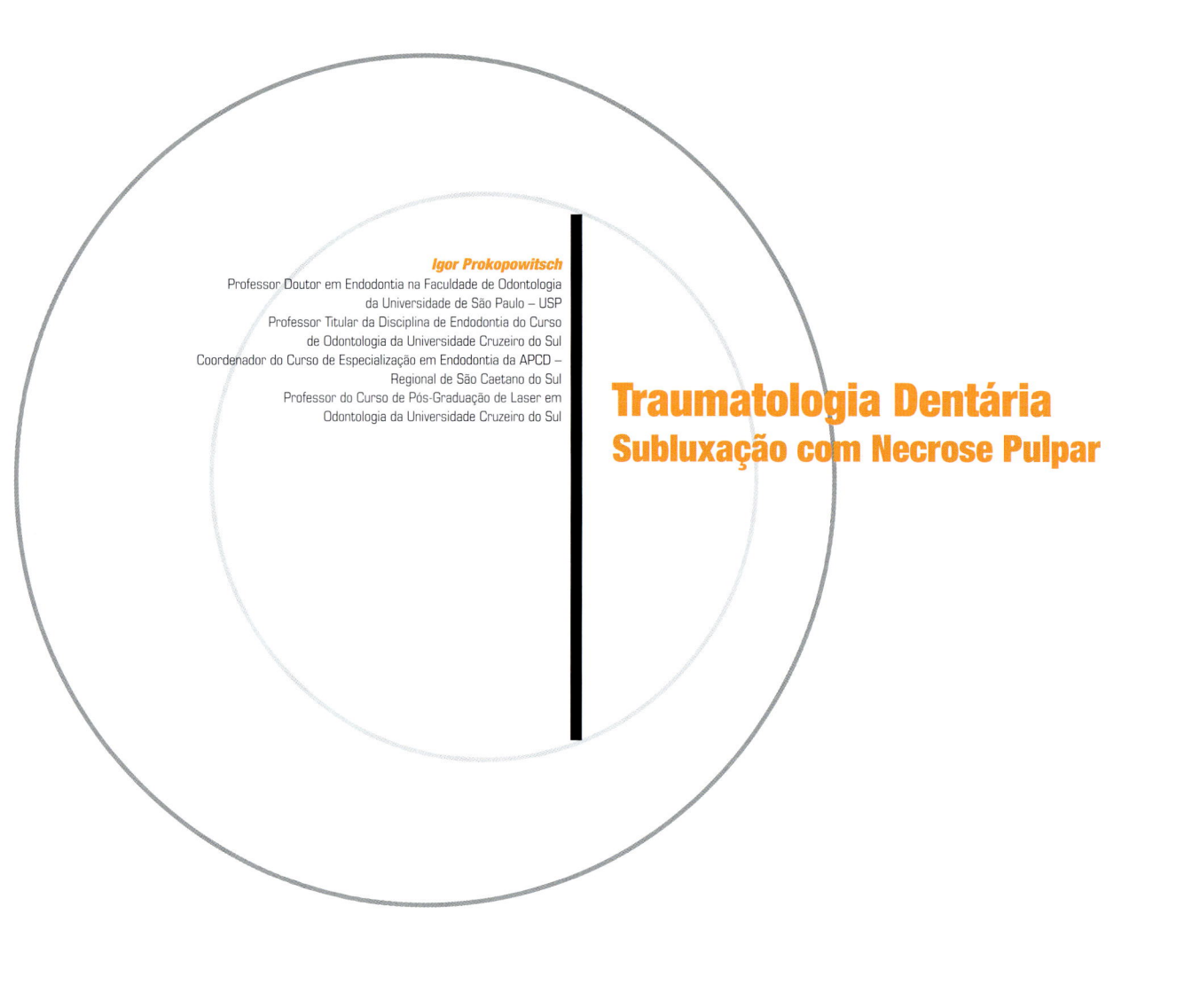

Igor Prokopowitsch
Professor Doutor em Endodontia na Faculdade de Odontologia
da Universidade de São Paulo – USP
Professor Titular da Disciplina de Endodontia do Curso
de Odontologia da Universidade Cruzeiro do Sul
Coordenador do Curso de Especialização em Endodontia da APCD –
Regional de São Caetano do Sul
Professor do Curso de Pós-Graduação de Laser em
Odontologia da Universidade Cruzeiro do Sul

Traumatologia Dentária
Subluxação com Necrose Pulpar

Nas subluxações dentais (Lesões das estruturas de suporte do dente), a intensidade da força traumática gera, na membrana do ligamento periodontal e nas estruturas de suporte, rupturas de algumas fibras periodontais que, somado a uma ruptura parcial do feixe vasculonervoso, ocasiona um sangramento no sulco gengival, sendo este um sinal patognomônico diferencial entre a concussão e a subluxação. O dente assim traumatizado pode apresentar um grau de mobilidade mais acentuado, porém, sem deslocamento aparente do dental traumatizado de seu alvéolo dental. Segundo a literatura, 40% das subluxações podem apresentar, durante a proservação, mortificação pulpar tardia.

Tratamento Imediato da Subluxação

A primeira medida consiste em orientar adequadamente o paciente, que a somatória de estímulos é um fator importante a ser considerado no aparecimento de alterações pulpares e o surgimento de reabsorções radiculares externas tardias. Portanto, o "repouso" do dente traumatizado consiste em medida eficaz e segura para a sua recuperação. Deve-se recomendar ao paciente o cuidado de não levar outros estímulos à região. A alimentação deverá ser pastosa e ter temperatura tépida, sendo que os alimentos duros devem ser evitados, e a higiene bucal é um fator essencial. Esses cuidados deverão ser mantidos por aproximadamente 14 dias, sendo que os primeiros 10 dias são os mais importantes, pois a recuperação das fibras das membranas periodontais ocorre nesse período. Apesar desses cuidados, nos casos de subluxação, o dente pode apresentar-se com mobilidade acima do normal, o que ocorre pelo rompimento das fibras periodontais, porém sem mudar de posição e, também, devido ao aparecimento de resposta inflamatória no periodonto. Nesses casos, quando necessário, pode ser indicada a contenção do tipo semi-rígida desse dente, fixando-o aos dentes adjacentes, como será visto posteriormente. O controle clínico-radiográfico do dente lesado é fundamental, para poder detectar precocemente o aparecimento das possíveis alterações pulpares e periapicais, pois, como se sabe, podem surgir até aproximadamente seis anos após o acidente. Portanto, o controle, se possível, deverá se estender por esse período.

Tratamento Mediato

Nos casos de reabsorção radicular interna, em dentes permanentes jovens, indica-se sempre tratamento endodôntico imediato, pois, essa reabsorção é uma alteração degenerativa do tecido pulpar, o dente corre o risco de sofrer uma perda tecidual muitas vezes irrecuperável. A conduta terapêutica depende do grau de rizogênese do dente permanente. Se o dente apresentar rizogênese incompleta, a recuperação vascular do tecido pulpar e muito favorecida. Assim, deve-se fazer o controle clínico-radiográfico até o momento da formação completa do ápice radicular. A mesma conduta não é válida para os casos de degeneração cálcica no dente permanente. Agora, não por se tratar de alteração do tipo destrutivo, mas por ser do tipo obliterante do canal radicular e, ocorrendo à necrose pulpar a terapia endodôntica torna-se necessária. Porém, o tratamento endodôntico está contra-indicado, pois, os casos de calcificação difusa da polpa em decorrência de uma anóxia pulpar transitória, apenas 2% dos dentes apresentam necrose pulpar, segundo a literatura pertinente, sendo que nesses casos, um endodontista experiente poderá realizar o tratamento endodôntico ou a cirurgia periapical para a solução clínica desta necrose. O que pode ocorrer é que em virtude da obliteração da câmara e do canal radicular, alguns pacientes podem se queixar da alteração de cor e ausência de sensibilidade pulpar do dente traumatizado após alguns anos de controle. Constatada a calcificação difusa da polpa, o melhor recurso para o seu clareamento é o uso da técnica de clareamento com Led ou Laser, tanto na face vestibular, como também na face lingual, evitando uma técnica de clareamento mais invasiva.

RELATO DO CASO CLÍNICO

Tratamento de um caso de necrose pulpar com rizogênese incompleta do dente 12 após uma subluxação, relatada pelo paciente, durante a prática de uma partida de futebol, há 20 anos, quando o paciente tinha 10 anos. Neste caso clínico, o paciente se queixa ao seu dentista, da alteração de cor notada no incisivo lateral superior do lado direito. Ao exame radiográfico, observa-se uma má formação radicular do terço apical e presença de uma periodontite apical crônica e lesão periapical lateral. Infelizmente lesões traumáticas aos jovens dentes permanentes não são incomuns e afetam 30% das crianças. A maioria destes incidentes ocorre antes da formação completa da raiz e pode resultar em inflamação ou necrose pulpar. A bainha epitelial de Hertwig é normalmente sensível ao trauma, mas devido ao grau de vascularização e celularidade da região apical, a formação da raiz pode continuar mesmo na presença de inflamação e necrose pulpar. Devido à importância do papel da Hertwig epiteliais da bainha radicular em contínuo desenvolvimento radicular pulpar após a lesão, todo esforço deve ser feito para manter a sua viabilidade. Pensa-se em fornecer uma fonte de células indiferenciadas que podem dar origem a formação de um tecido duro. Ele também pode proteger contra as células do ligamento periodontal de ingressos para o canal radicular, o que resultaria em intracanal formação óssea e detenção de desenvolvimento radicular.

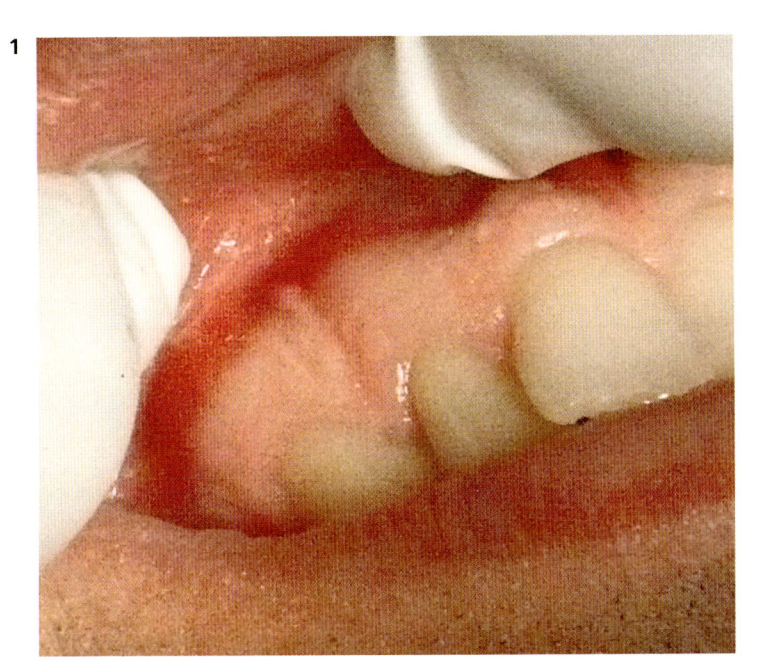

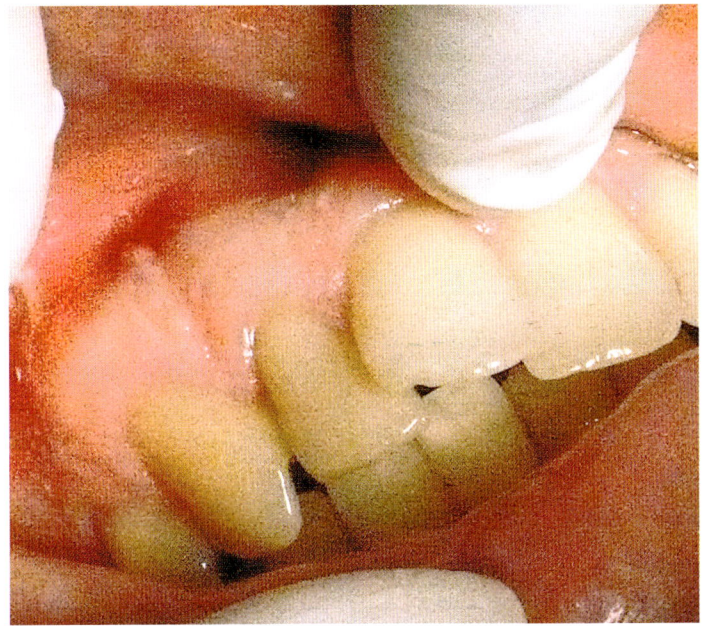

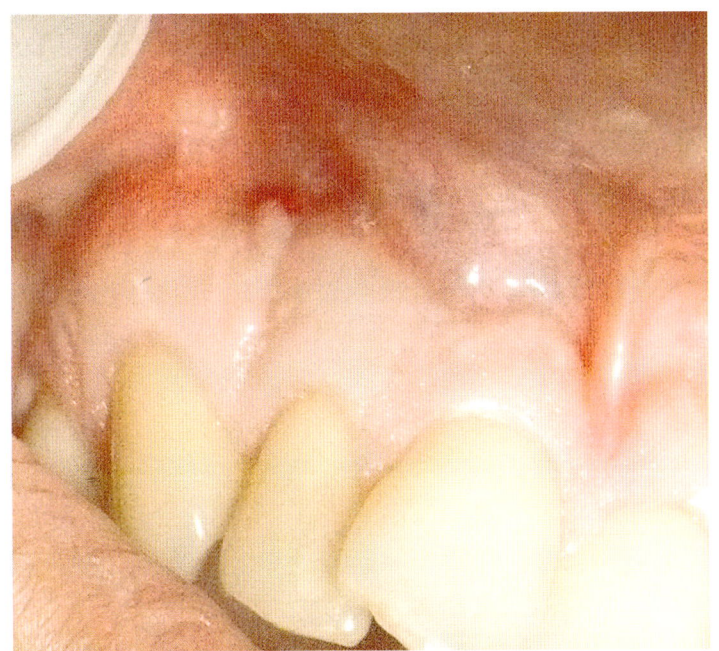

CASO CLÍNICO 5
Traumatologia Dentária: Subluxação com Necrose Pulpar

Figura 1. Área do dente 12 traumatizada há 20 anos. Teste de vitalidade pulpar acusou ausência de resposta ao frio. A importância da avaliação cuidadosa e rigorosa do diagnóstico no tratamento de dentes é fundamental para o tratamento. Avaliação do estado clínico pulpar requer uma profunda história de sintomas subjetivos, cuidado clínico e exame radiográfico e no desempenho dos testes de diagnóstico. Uma história precisa deve ser obtida, estes incluem exame visual, percussão vertical e horizontal e testes térmicos.

Figura 2. Aspecto da região do dente 12 com alteração de cor motivada pelo trauma durante a prática de uma partida de futebol de salão.

Figura 3. Presença de fístula na região apical do dente 12. A presença de edemas ou fístula denota a presença de necrose pulpar com manifestação de abscessos aguda ou crônica, respectivamente. Sensibilidade à percussão significa inflamação nos tecidos periapicais. Vitalidade testes no dente imaturo é inerentemente não confiável, uma vez que este dente pode fornecer respostas falsas a esse teste. Antes da conclusão da formação radicular, o plexo de nervos sensoriais subodontoblástico na região não é bem desenvolvida e a alteração apical em si pode levar a respostas erradas sobre a dependência dos resultados dos testes clínicos de vitalidade, particularmente através da utilização de dispositivos elétricos, o que não é recomendado.

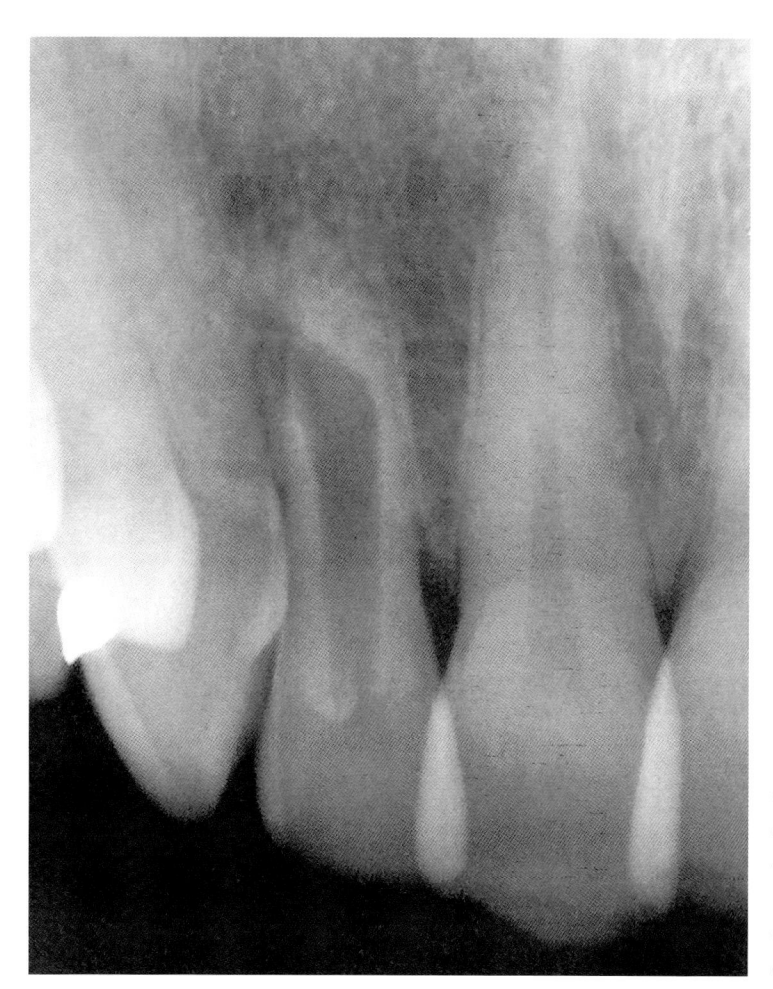

Figura 4. Imagem radiográfica do dente traumatizado onde se observa alteração no desenvolvimento do terço apical e lesão periapical na região distal. Sabe-se que a realização do desenvolvimento radicular e fechamento do ápice ocorre até 3 anos após a erupção do dente. O tratamento da lesão pulpar durante este período proporciona um significativo desafio para o clínico. Dependendo da vitalidade da polpa afetada, duas abordagens são possíveis: Apecigenese ou Apexificação. Apecigenese é um procedimento realizado terapia polpa vital para incentivar a formação e desenvolvimento contínuo fisiológicos da raiz fim. Apexificação é definido como um método para induzir uma barreira calcificada em uma raiz com um ápice aberto ou a continuação de um desenvolvimento apical incompleta raiz em dentes com polpa necrótica. Como sempre, o sucesso está relacionado a um diagnóstico preciso e completo entendimento dos processos biológicos a ser facilitada pelo tratamento. Destruição completa de Hertwig epiteliais da bainha radicular resulta na interrupção do normal desenvolvimento radicular. Isto não significa, porém, que haja um fim à deposição de tecido duro na região do ápice radicular. Quando a bainha foi destruída, não pode haver uma maior diferenciação dos odontoblastos. No entanto, tecido duro pode ser formado por cementoblastos que estão normalmente presentes na região apical e por fibroblastos do ligamento periodontal e folículo dentário que diferenciação após sofrer o prejuízo para se tornarem células produtoras tecido duro. Mas assim mesmo a interpretação radiográfica pode ser difícil. Uma área radiolúcida normalmente circunda o ápice de um dente em desenvolvimento imaturo. Pode ser difícil diferenciar entre este e um achado patológico radiolúcido resultante de uma polpa necrótica. Comparação com o periápice do dente contralateral pode ser útil.

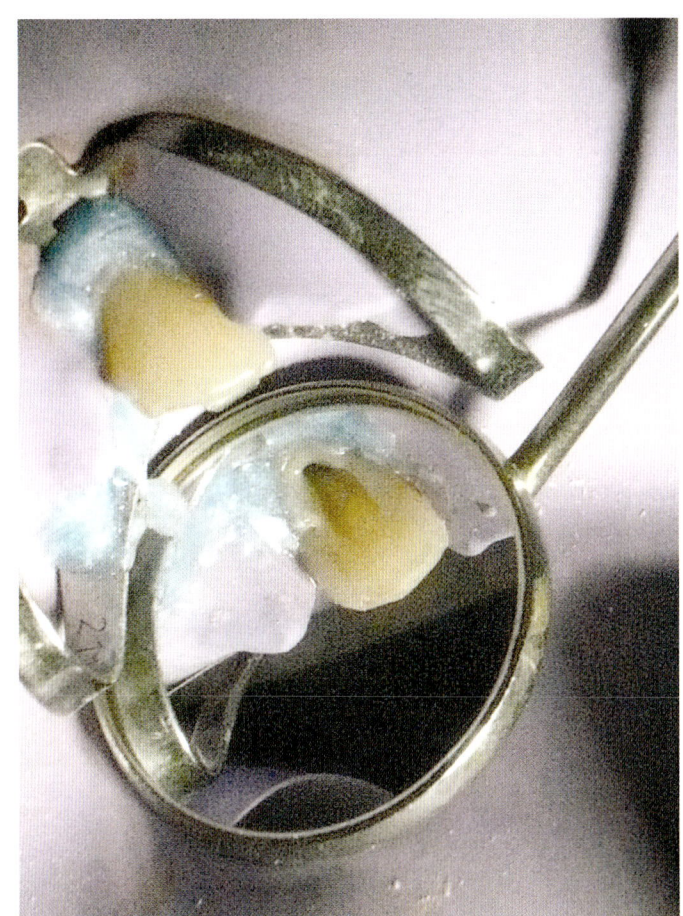

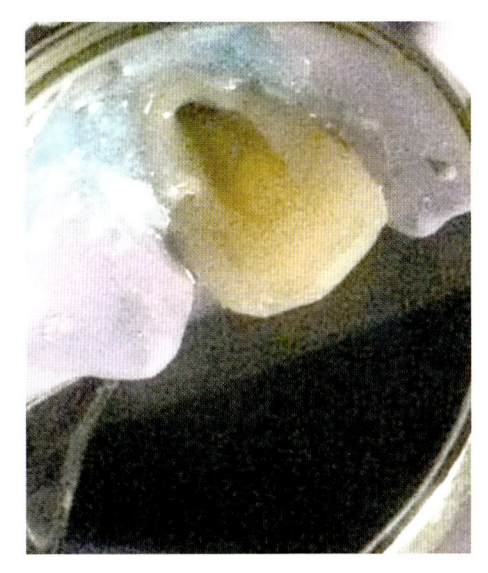

Figura 5A. Isolamento absoluto. A manutenção da cadeia de assepsia em todas as fases do tratamento endodôntico é decisiva para o seu sucesso. Assim, o isolamento absoluto constitui manobra auxiliar indispensável à correta execução da terapia endodôntica. O vedamento do lençol de borracha é usado para vedar a interface dente - lençol de borracha - grampo junto aos colos dentários. Seu emprego possibilita a execução de um isolamento seguro e estável, de forma simples e rápida. Muitos materiais podem ser empregados com essa finalidade, tais como o Isobuty cianocrilato da Super Bonder®, o Ora Seal Caulking da Ultradent®, resina acrílica quimicamente ativada, godiva de baixa fusão, cimentos provisórios como Cavit®, Cimpat®, Lumicon®, Hydro-C®, Block-Out ou Cimento de policarboxilato – Durelon®. Mas dentre esse materiais, por muito tempo usamos o cimento de policarboxilato por apresentar como vantagem uma grande adesividade e afinidade com o aço dos nossos grampos, por ser hidrófilo e ter baixa solubilidade em líquidos e na saliva, combinação química com a estrutura dentária, proporciona uma boa estabilização do grampo e é de fácil remoção. Porém, pela falta de importação deste produto para o mercado Brasileiro passamos, a utilizar as barreiras gengivais fotopolimerizáveis (Top Dan®) com a finalidade de vedamento marginal do isolamento absoluto.

Figura 5B. Abertura coronária concluída, tendo o cuidado de não tornar a cavidade exageradamente expulsiva para não fragilizar as paredes laterais, pois apesar do paciente ter uma idade madura a cavidade pulpar mantêm as dimensões de um dente quando o paciente possuía 10 anos.

6   7A   7B

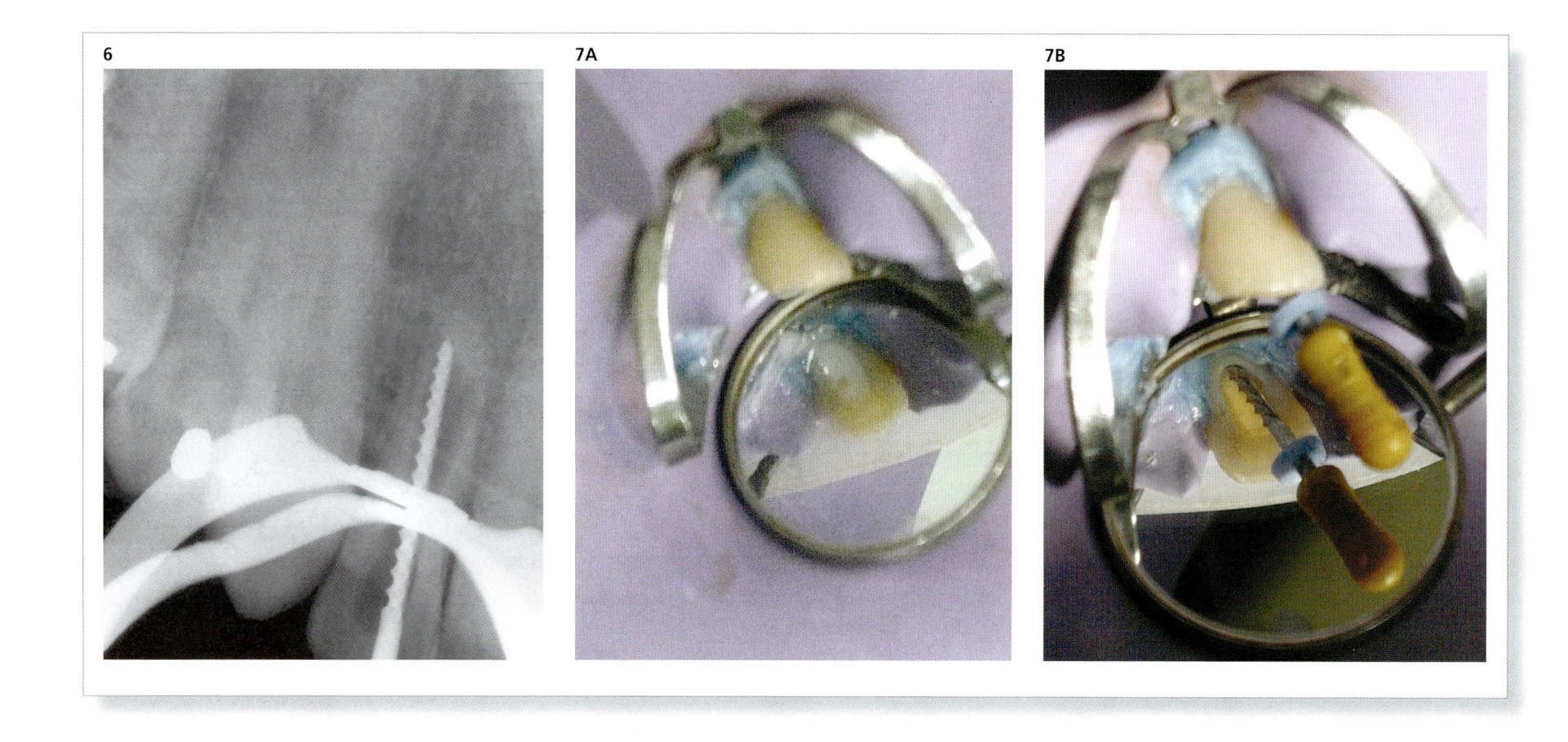

Figura 6. Esvaziamento de um dente com necrose pulpar (polpa mortificada) e odontometria com a lima # 110. Na penetração desinfetante devemos: preencher a câmara pulpar com Líquido de Dakin; selecionar uma lima tipo K que penetre livremente no canal, curvando ligeiramente a sua ponta; penetrar com a lima até 2 mm além da entrada do canal, promovendo o contato da substância química com os restos necróticos aí presentes; lavar fartamente com Líquido de Dakin; repetir os dois itens anteriores até que seja atingido o CRI previamente determinado; colocar o paciente em posição adequada para tomada radiográfica (plano oclusal paralelo ao chão); radiografar enfocando a região apical (diminuir a angulação vertical devido ao grampo) e processar o filme radiográfico; avaliar o comprimento real do dente (CRD) somando-se ao CRI a diferença da ponta do instrumento ao vértice radiográfico da raiz; determinar o comprimento real de trabalho (CRT) diminuindo-se 1 mm do CRD ou seja, comprimento real de trabalho a 1,0 mm aquém do vértice radiográfico; com uma lima tipo K de pequeno calibre proceder ao restante da penetração desinfetante até o limite do CRT, sempre renovando a substância química e irrigando fartamente a câmara pulpar, mantendo-a inundada com Líquido de Dakin.

Figura 7A. Concluído a odontometria passamos ao Preparo Químico-Cirúrgico do sistema de canais. Assim, irrigar/aspirar à câmara pulpar com hipoclorito de sódio a 0,5%; inserir na câmara pulpar e entrada do canal pequena quantidade de Endo-PTC; tomar uma lima tipo K de calibre idêntico à ultima lima utilizada na fase de esvaziamento e, no sentido anti-horário, levar o creme para intimidade do canal, respeitando o limite do CRT, sem forçar ou torcer o instrumento; aplicar na câmara e entrada do canal algumas gotas de Líquido de Dakin, observando a efervescência; iniciar o preparo químico-cirúrgico com lima tipo K e ajustada ao CRT.

Figura 7B. Preparo Químico-Cirúrgico. A lima deverá ser forçada contra a parede dentinária e, com movimentos de viés, tracionada em direção a face oclusal. Respeitar sempre o comprimento real de trabalho tendo cuidado de confirmar o ponto de referência; a substituição de um instrumento por outro, de número imediatamente superior; concomitante à instrumentação, deve-se estar atento para a manutenção do continuado regime de efervescência dado pelo Endo-PTC e Líquido de Dakin; os limites do preparo químico-cirúrgico, isto é, o alargamento do canal principal deve estar vinculado às condições anatomo-patológicas do elemento dental envolvido; as substâncias auxiliares devem permanecer no dente ao menos por 15 minutos, tempo mínimo para que as reações químicas sejam efetivas, promovendo a desinfecção; a instrumentação deverá ser harmônica e uniforme com movimentos tênues, sempre observando as mensurações nas limas e o ponto de referência; lavar fartamente com hipoclorito de sódio a 1,0% ou Licor de Labarraque a câmara pulpar e especialmente a entrada dos canais, até não mais se observar à efervescência, esgotando todo o Endo-PTC residual; Preencher o canal apenas com hipoclorito de sódio a 1,0% ou Licor de Labarraque (hipoclorito de sódio a 2,5%) por agitação do instrumento, repetir as ações de remoção de magma dentinário a cada 5 ml utilizados. Irrigar com o total de 10 ml de Líquido de Dakin, aspirar o conteúdo do canal; coletar o excedente com a ponta suctora. Na irrigação-aspiração, utilizar em cada canal pelo menos 10 ml de EDTA-T para promover a toalete das paredes do canal e o aumento da permeabilidade dentinária; a irrigação é realizada com movimentos de penetração e retrocesso da agulha, em direção cérvico-apical e vice-versa. Preencher o canal apenas com EDTA-T e por agitação do instrumento, repetir as ações de remoção de magma dentinário a cada 5 ml utilizados. Irrigar com o total de 10 ml de EDTA-T e aspirar o conteúdo do canal; concomitante, deve-se proceder a aspiração, apondo-se à entrada do canal uma agulha 40/20, conectada ao aspirador a vácuo.

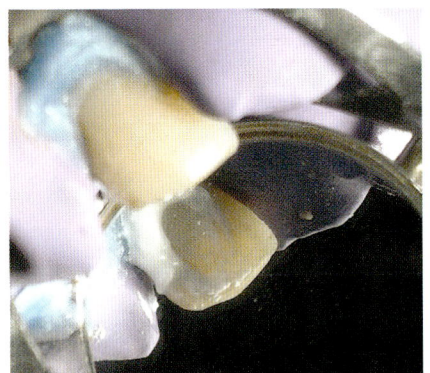

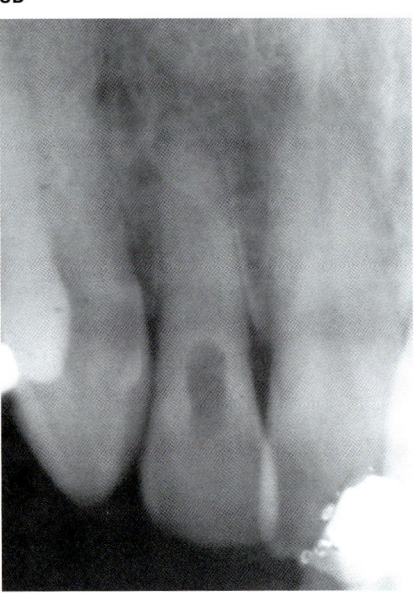

Figura 8A. Findo o PQC passamos a medicar o dente com hidróxido de cálcio pró-análise. Podemos preencher o canal com qualquer solução anestésica de uso de rotina no consultório (anestésico para liberação rápida de íons hidroxila); com espátula ou porta-amálgama (reservado para esse fim), aplica-se grande quantidade de hidróxido de cálcio na câmara pulpar e entrada do canal; com um calcador fino tipo Paiva ou instrumento endodôntico dois números inferiores ao último utilizado mistura-se o hidróxido de cálcio no interior do canal com o líquido ali anteriormente colocado; ou (alternativa de aplicação): manipular com espátula em placa de vidro (ambas esterilizadas) o hidróxido de cálcio P. A. em anestésico atingindo uma mistura em consistência semifluída; com uma espátula de inserção n° 1 levar a medicação à câmara pulpar; com auxílio de limas e cones de papel esterilizados/propulsores de Lêntulo promover o preenchimento dos canais, acondicionando a pasta com bolinhas de algodão e calcadores para remoção do excesso do veículo; acondicionar uma bolinha de algodão estéril na entrada do canal; lavar fartamente com Líquido de Milton; secagem e promover o selamento provisório.

Figura 8B. Avaliação radiográfica do preenchimento do canal que ficará medicado por 15 dias com hidróxido de cálcio veiculado em anestésico e selado com ionômero de vidro.

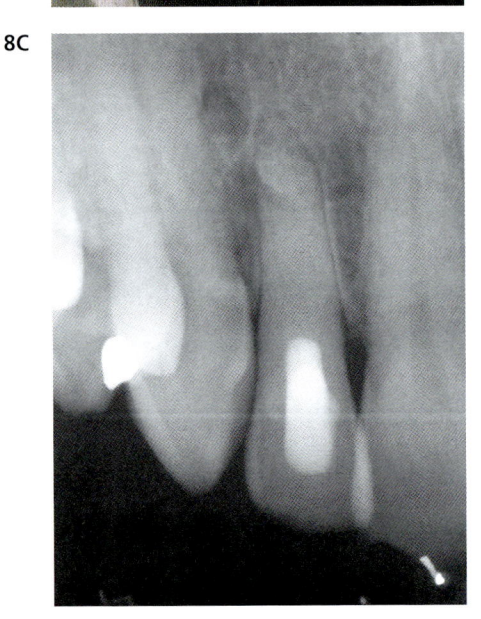

Figura 8C. Após 15 dias medicados com o veículo aquoso (anestésico) devemos trocar a medicação Intracanal de hidróxido de cálcio e veiculá-lo com líquido viscoso tipo Polietilenoglicol 400 (o Clordex® apresenta em sua composição o polietilenoglicol). Avaliação radiográfica do preenchimento do canal, sendo que este dente ficará medicado por 45 dias com hidróxido de cálcio veiculado em Clordex. Assim, renovação da medicação intracanal (associado a hidróxido de cálcio), realizando-se previamente a aplicação de farta irrigação com EDTA-T e posterior uso alternada de Endo-PTC e Líquido de Dakin com auxílio de um instrumento endodôntico (sem realizar a excisão dentinária) por um período de 10 a 15 minutos. O uso da medicação Intracanal de hidróxido de cálcio e Clordex® (Clorexedine a 0,04% + Polietilenoglicol 400) (partes iguais em solução alcoólica) QSP.100,00ml, fica indicado como curativo intracanal depois de completado o preparo do canal, considerando todas as condições anatomo-patológicas (polpa viva ou morta, reintervenções, veículo de hidróxido de cálcio e nas proteções pulpares direta ou indireta). No selamento temporário: aplicar uma bolinha de algodão estéril na entrada do canal; colocar outra bolinha de algodão estéril para isolar o curativo intracanal realizado; lavar fartamente a cavidade com hipoclorito de sódio 1,0%; acomodar uma camada de cimento provisório (Cimpat, Coltosol ou similar); aplicar uma camada de Ionômero de vidro; ajuste oclusal, com alívio da articulação em relação ao dente antagonista. Decorrido 60 dias desde a primeira MIC com hidróxido de cálcio passamos a abertura para o término do tratamento. Quanto ao tempo de medicação, segundo a literatura, os íons hidroxila difundem-se rapidamente através da dentina radicular, alcançando um pH mais alto ao nível cervical do que apical, principalmente na superfície interna da dentina radicular. Já na superfície radicular externa, a alteração do pH ocorreu após 21 a 30 dias de medicação à base de hidróxido de cálcio. Assim, damos preferência a MIC nestes casos de 60 dias garantindo a total alteração do pH radicular principalmente no terço médio e apical do dente.

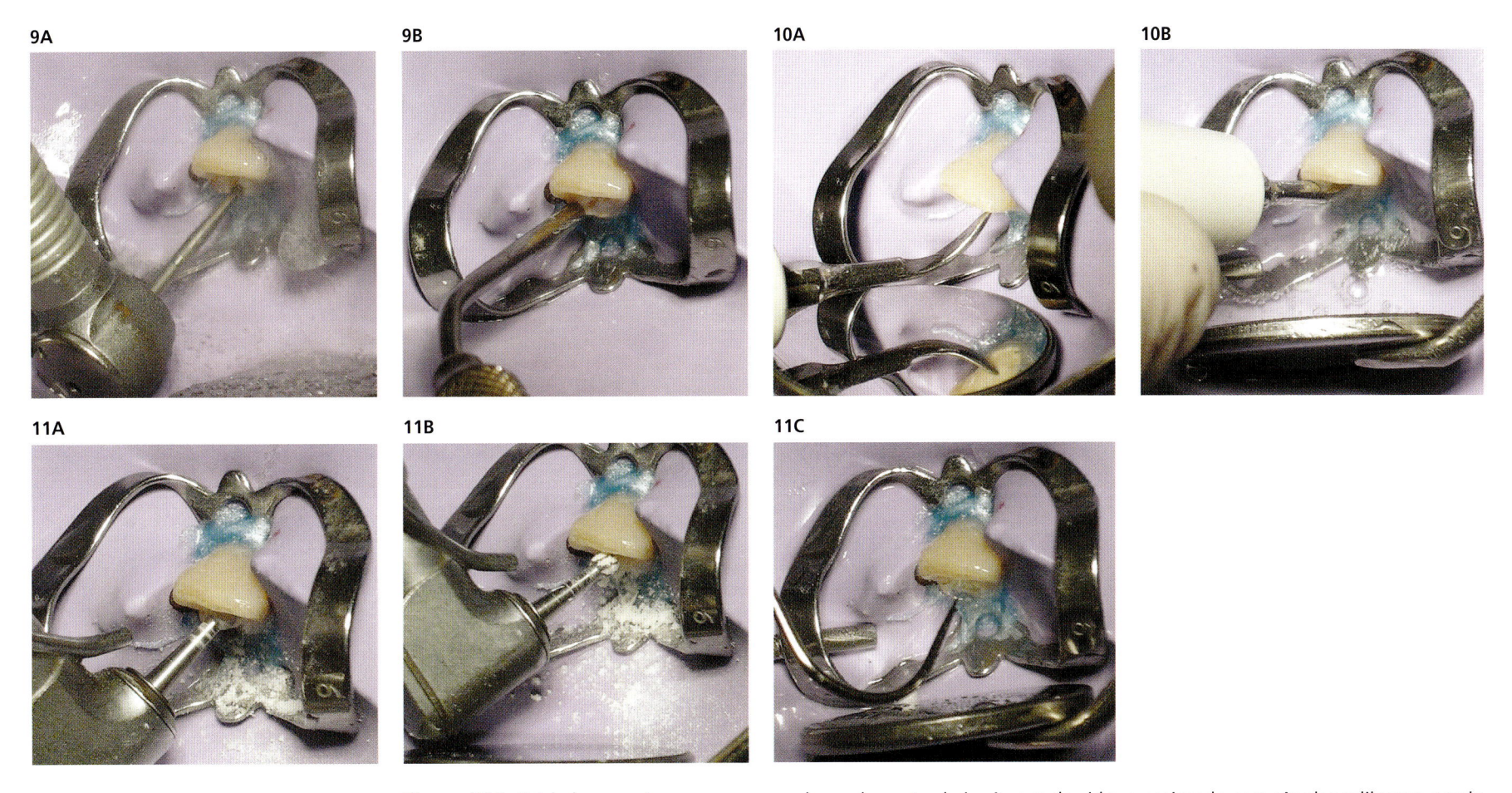

CASO CLÍNICO 5
Traumatologia Dentária: Subluxação com Necrose Pulpar

Figuras 9AB. Cuidadosamente vamos removendo o selamento de ionômero de vidro e aspirando com cânulas calibrosas, tendo o cuidado de não tocar nas paredes laterais com a broca de alta rotação, evitando o aumento da cirurgia de acesso, fator importante em minimizar o risco de fratura coronária.

Figuras 10AB. Para esta tarefa podemos usar pontas de ultrassom minimizando o desgaste da cavidade de acesso.

Figuras 11AB. Pode-se dar o acabamento com o auxílio de brocas de baixa rotação preservando a integridade das paredes de dentina durante a manobra de abertura e remoção do selamento coronário.

Figura 11C. Com o auxílio do explorador n. 5 sondamos se existe a presença de retenção que possa propiciar a retenção de qualquer material, propiciando a pigmentação do dente. Caso tenha partes retentivas, estas retenções devem ser eliminadas.

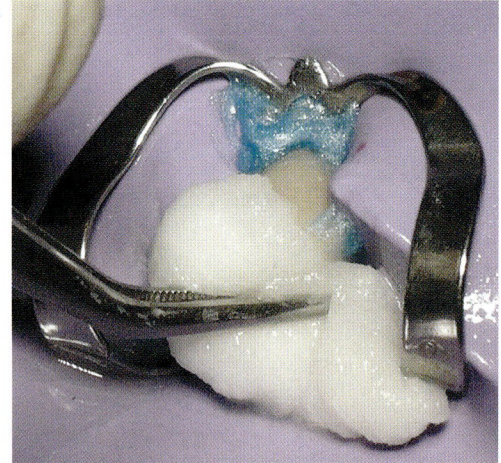

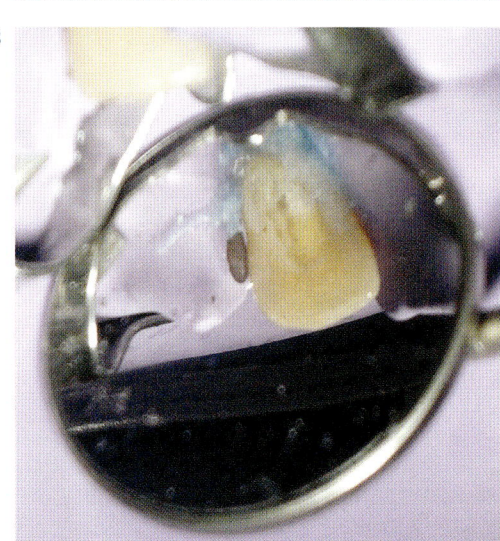

Figura 12A. Repete-se o Embrocamento do campo cirúrgico que é a desinfecção do dente, grampo, lençol e arco, nessa ordem, com uma substância anti-séptica como a clorexidina a 2%. Os movimentos devem ser feitos do dente a ser trabalhado em direção ao arco, passar clorexidina a 2% no lençol, começando do dente a ser tratado para a parte externa do lençol em um movimento centrifugo. Esta manobra deve ser repetida a cada passo em que se observa a possibilidade de uma recontaminação do campo operatório, particularmente após a cirurgia de acesso (dentina contaminada) e anteriormente à obturação dos canais radiculares.

Figura 12B. Nesta manobra, podemos ter, em virtude das características físico-químicas da clorexidina a 2%, um precipitado amarronzado como na foto da parte interna parede vestíbulo-distal. A remoção deste precipitado pode ser feito com farta irrigação com EDTA-T e o uso de curetas trabalhando mecanicamente esta superfície.

Figura 13A. Em continuidade passamos a uma abundante Irrigação com EDTA-T (Ácido etilenodiaminotetracético dissódico (EDTA) 17,00 g associado ao Lauril dietileno glicol éter sulfato de sódio a 28% (tergentol) - 100 ml. Acertar para pH 7,2 com solução 5 N de hidróxido de sódio (NaOH), leva o EDTA-T para a concentração de 15%, acorde Nygaard-Östby).

Figura 13B. Associado à irrigação do EDTA-T usamos uma lima calibrada no CRT que é forçada contra a massa da MIC de hidróxido de cálcio. Sabe-se que a medicação com hidróxido de cálcio provocou uma diminuição significativa no índice de permeabilidade da dentina radicular e que a devolução da mesma permeabilidade, obtida após o preparo químico-cirúrgico, só foi conseguida quando realizamos um esvaziamento do canal medicado, com um preparo químico-cirúrgico com EDTA-T e posterior repreparo acorde técnica da Disciplina de Endodontia da FOUSP.

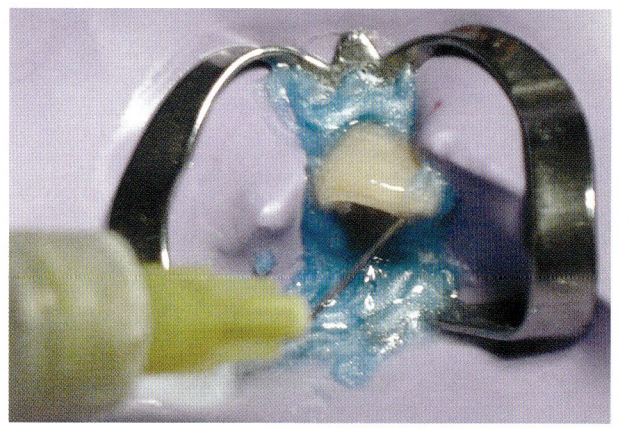

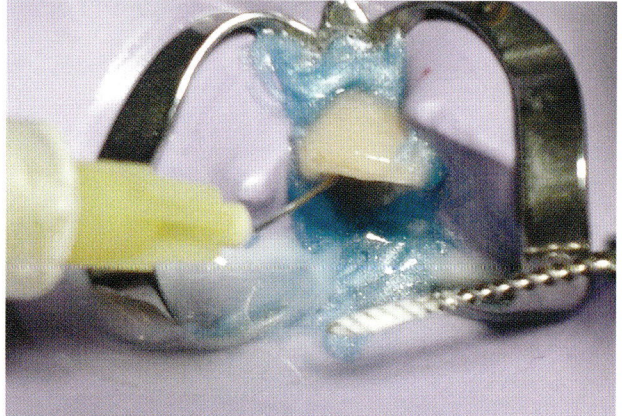

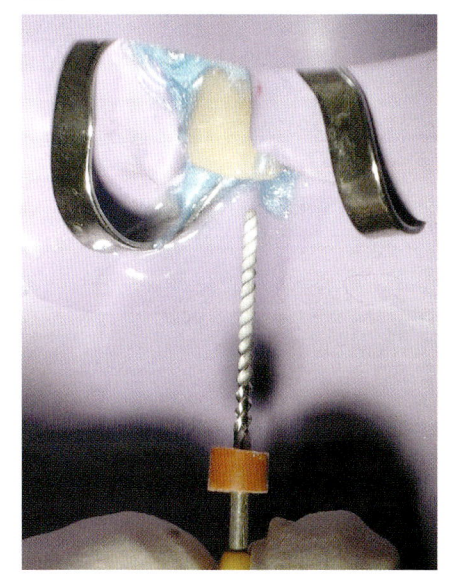

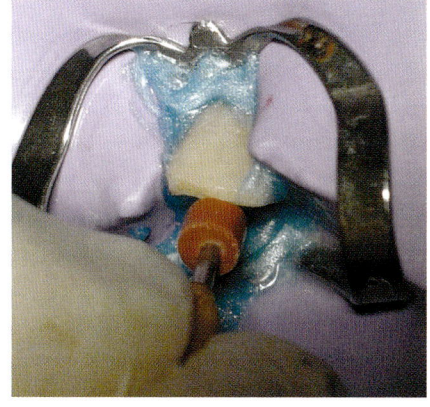

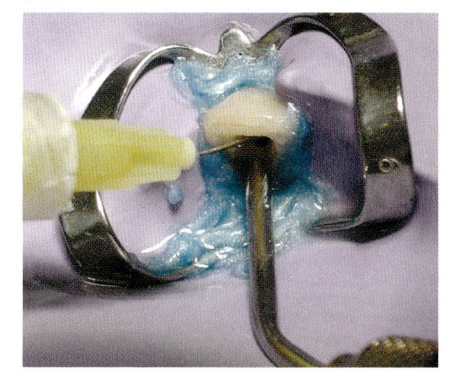

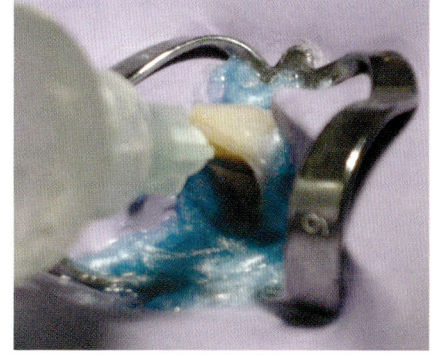

Figura 14A. Na manobra de esvaziamento da MIC do interior do canal, é fundamental, quando medicamos com hidróxido de cálcio que, a cada troca, seja devolvida a permeabilidade dentinária radicular pós-preparo químico-cirúrgico, para que a difusibilidade, nos diferentes terços radiculares dos íons cálcio, possa agir de forma completa na intimidade do sistema de canais radiculares. Tal condição só é conseguida quando realizamos um esvaziamento do canal medicado, com um preparo químico-cirúrgico com EDTA-T e posterior repreparo acorde técnica da Disciplina de Endodontia da FOUSP. Com relação à análise qualitativa, a limpeza do canal radicular vem merecendo, na atualidade, destacada atenção por representar, na opinião de diversos autores, requisito indispensável ao bom êxito do preparo químico-cirúrgico. Tal fato levou os autores a pesquisarem a problemática, pois um revestimento é formado após o preparo químico-cirúrgico, chamado de camada residual de magma dentinário apresentando, no seu interior, componentes múltiplos tais como: raspas dentinárias, fragmentos do tecido pulpar, material em decomposição, microrganismos e restos de substâncias utilizadas durante a terapia endodôntica.

Figura 14B. Completado o esvaziamento medicamentoso, renovamos a quantidade de EDTA-T até que tenha eliminado quase a totalidade desta MIC das paredes dentinárias do canal radicular medicado com hidróxido de cálcio.

Figura 14C. Estas irrigações sucessivas permitem que a maior quantidade de uma substância amorfa, por nós denominada de Calciomagma, e que é observada quando realizamos uma simples irrigação e aspiração com uma associação detergente ou mesmo no repreparo do canal radicular mostra-se incapaz de remover a medicação de hidróxido de cálcio associado à camada residual de magma dentinário (calciomagma) das paredes do canal radicular, obliterando por completo os canalículos nos diferentes terços radiculares.

Figura 14D. Preenchimento do canal com EDTA-T para posterior agitação mecânica com a penúltimo lima usada no preparo.

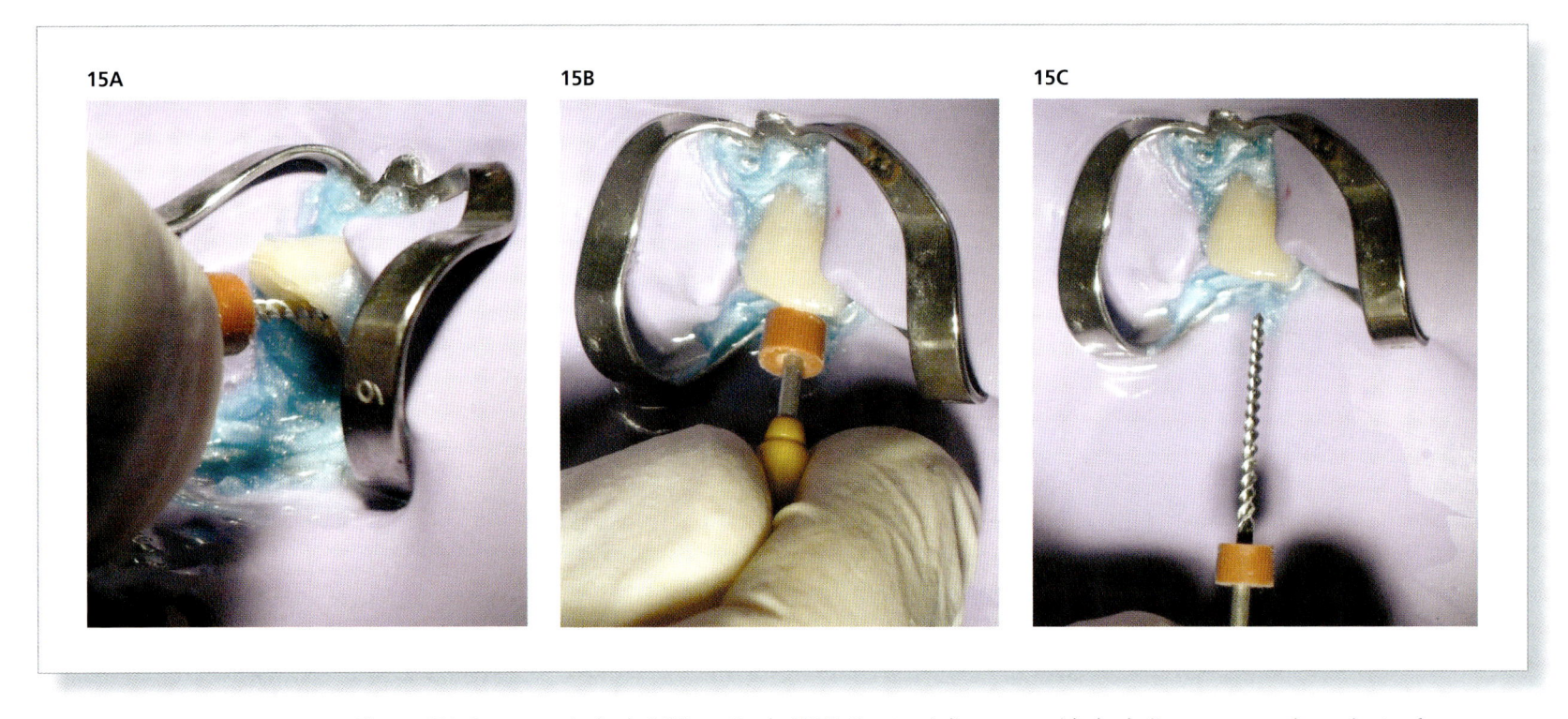

Figura 15A. Presença ainda de MIC e ação do EDTA-T potencializa a capacidade de limpeza, quando os dentes foram esvaziados da medicação com hidróxido de cálcio, pois a solução de EDTA-T teve a capacidade de solubilizar o calciomagma, facilitando, possivelmente, a ação do ENDO-PTC sobre a dentina radicular.

Figuras 15BC. Ao final do esvaziamento a lima sai sem vestígios residual da MIC. O uso do EDTA-T, seguido ao seu final pelo creme de Endo-PTC, seguido de hipoclorito de sódio a 1%, para a remoção da medicação com hidróxido de cálcio, frente aos meios utilizados, é o que melhor proporciona um aumento no índice de permeabilidade dentinária e limpeza, pós-medicação com hidróxido de cálcio, devolvendo ao dente a condição prévia pós preparo químico-cirúrgico.

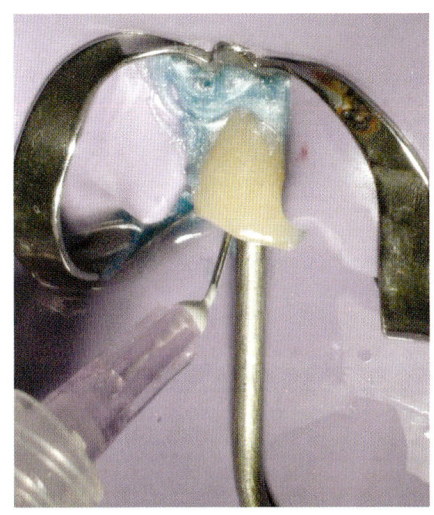

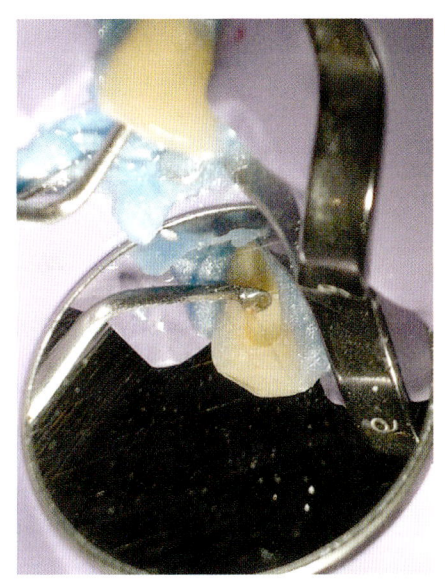

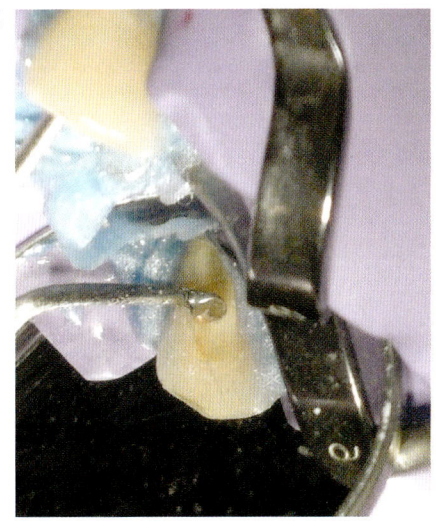

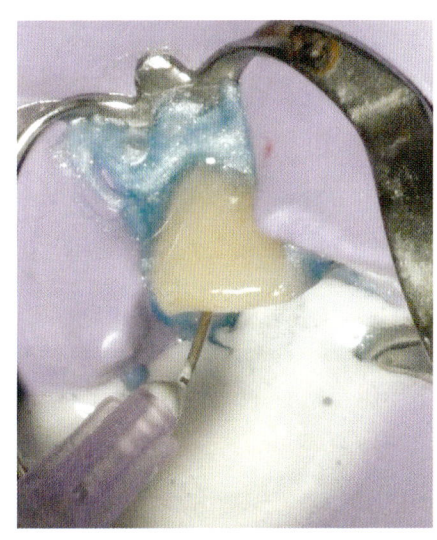

Figura 16A. Por fim, uma irrigação-aspiração com 10 ml de EDTA-T. O uso do EDTA-T como auxiliar na remoção da medicação com hidróxido de cálcio, proporciona um retorno do índice de permeabilidade dentinária inicial e maior limpeza das paredes do canal, em virtude da remoção do calciomagma resultante da medicação utilizada em dentes com rizogênese incompleta.

Figura 16B. Presença de um pigmento que está sendo removido por curetagem na dentina coronária.

Figura 16C. Pigmento removido por curetagem na dentina coronária.

Figura 16D. Aplicação de nova quantidade de ENDO-PTC para o preparo químico antes da obturação com MTA.

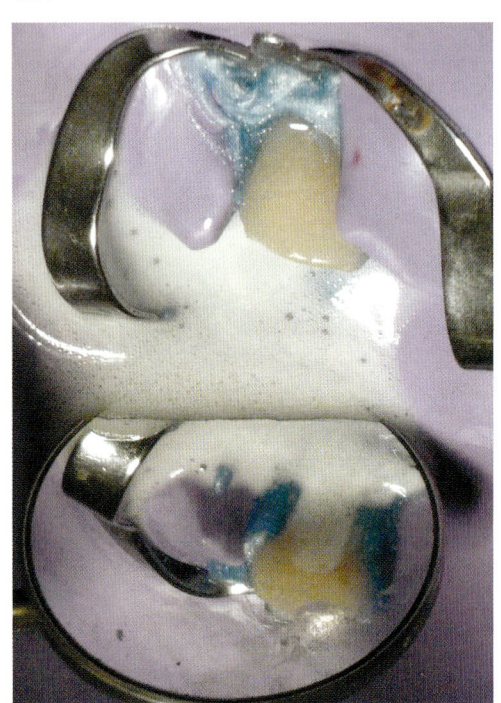

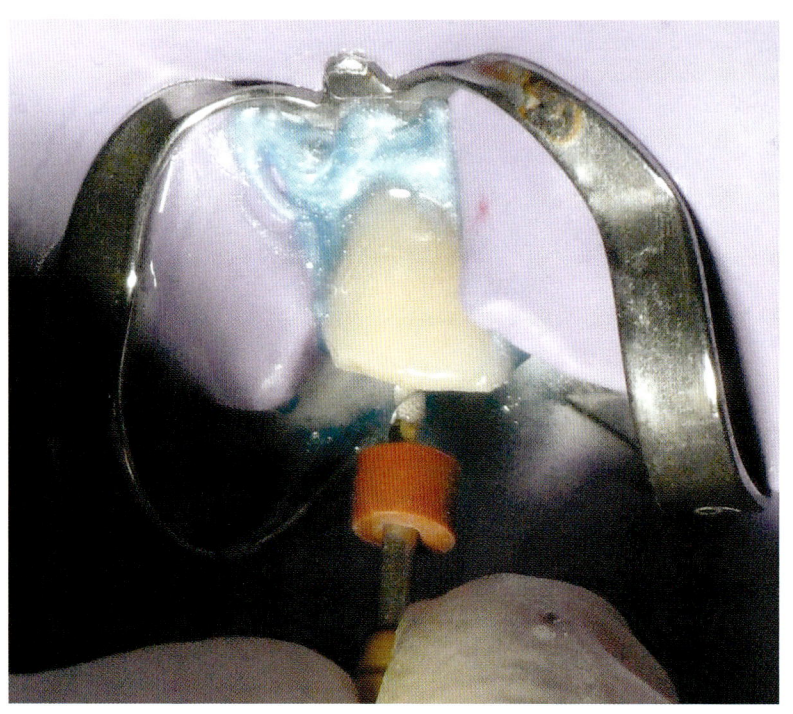

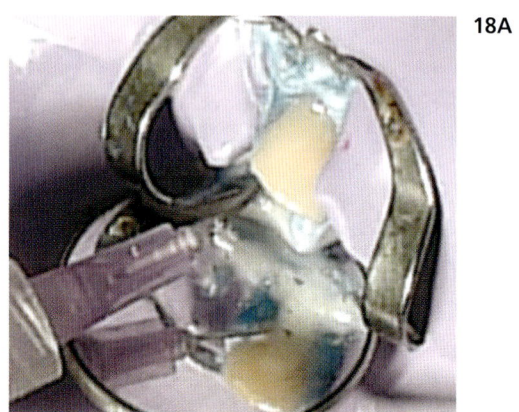

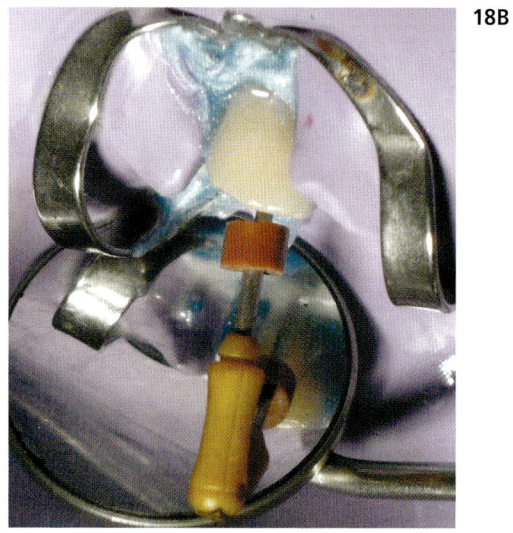

Figura 17A. Reação de efervescência quando associado ao hipoclorito de sódio a 1%.

Figura 17B. Repreparo antes da obturação com MTA.

Figura 18A. Irrigação final com 15 ml de hipoclorito de sódio a 1%.

Figura 18B. Reação residual do ENDO-PTC quando da irrigação-aspiração com grandes volumes de hipoclorito de sódio a 1% e agitação mecânica com a última lima antes da aplicação do MTA.

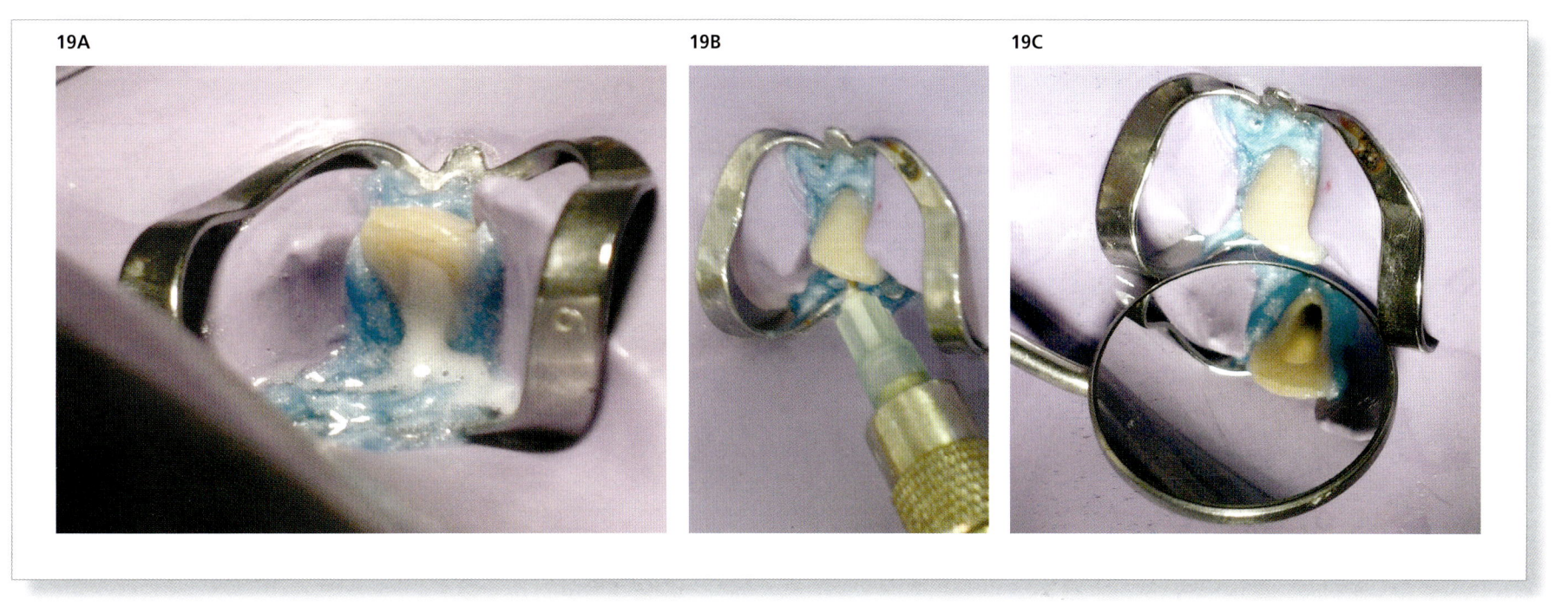

CASO CLÍNICO 5
Traumatologia Dentária: Subluxação com Necrose Pulpar

Figura 19A. Fim do preparo Químico-Cirúrgico para a remoção da camada residual da MIC.

Figura 19B. Aspiração final. Deve-se proceder à aspiração, apondo-se à entrada do canal uma agulha 40/20, conectada ao aspirador a vácuo.

Figura 19C. Canal radicular pronto para receber a obturação definitiva com MTA cinza na marca Ângelus®.

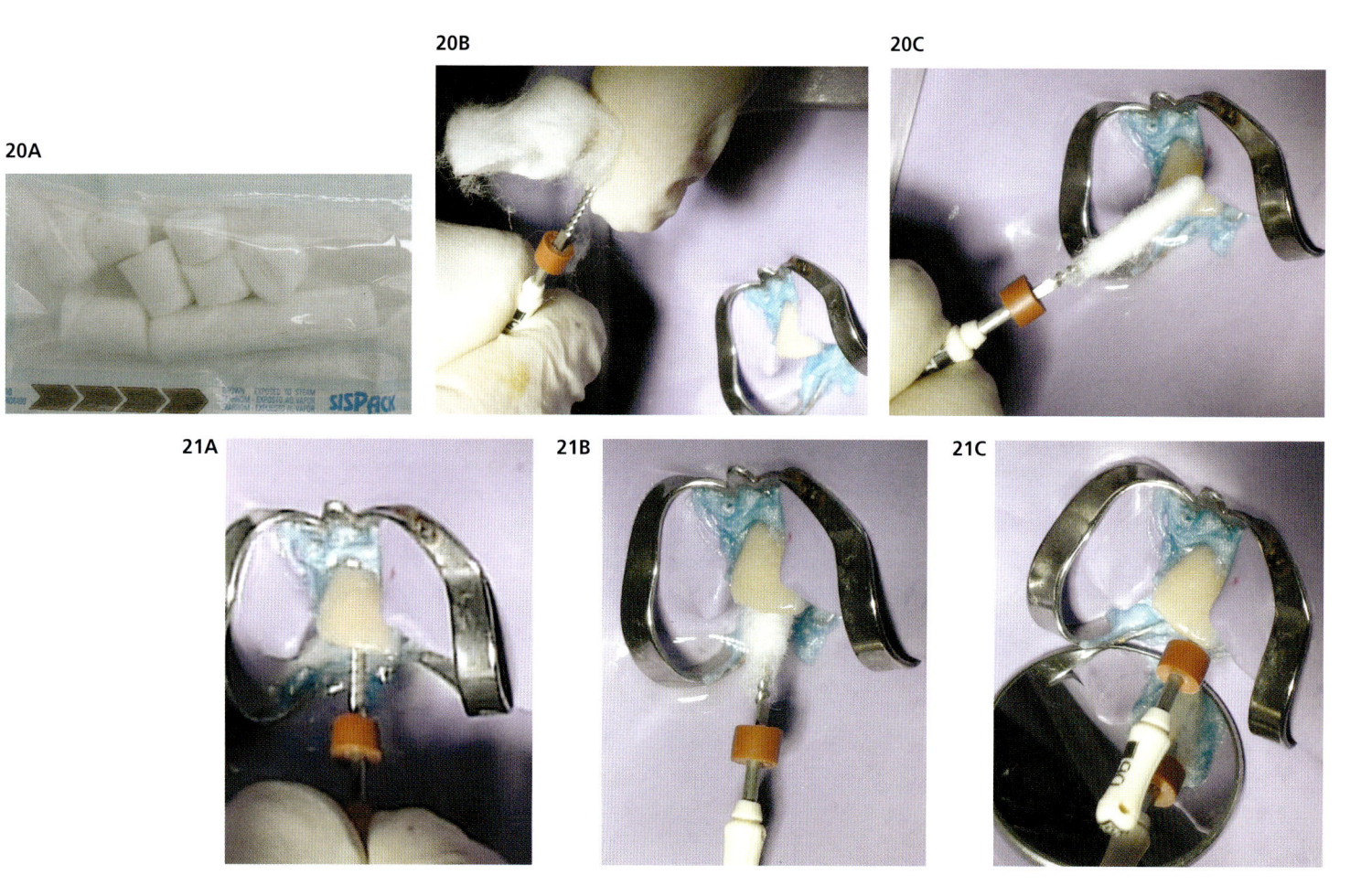

Figura 20A. Com o auxílio de roletes de algodão estéreis que foram autoclavados em embalagens apropriadas vamos concluir a secagem do canal.

Figura 20B. Tendo em mãos um instrumento mais fino que o utilizado para a remoção da MIC, envolvemos este instrumento em um pedaço de algodão.

Figura 20C. Lima calibrada e envolta em algodão para o complemento da secagem do canal em dente com o canal extremamente largo.

Figura 21A. Usando o dispositivo, lima e algodão estéril, na secagem do canal.

Figura 21B. Lima e algodão estéril são usada tantas vezes quantas forem necessárias para a completa secagem do canal.

Figura 21C. Lima e algodão estéril são levadas até o CRT do caso antes da aplicação do MTA.

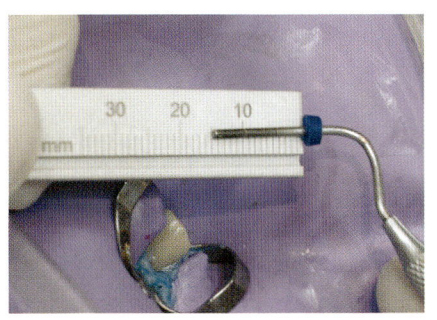

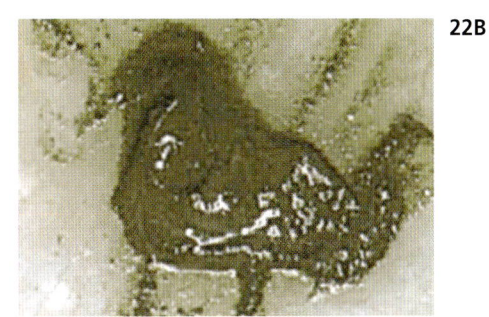

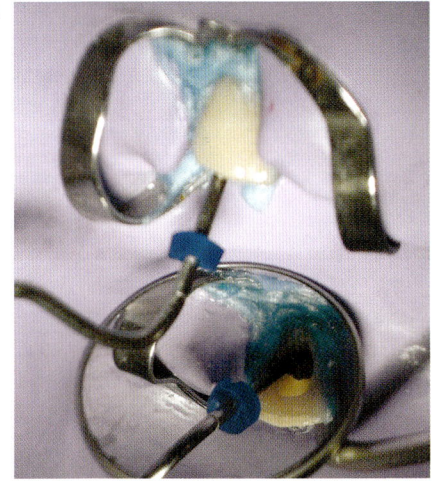

Figura 22A. Calibragem de um condensador com 3 mm aquém do CRT para ser usado na acomodação do MTA.

Figura 22B. Quantidade proporcional de pó e líquido do MTA da marca Ângelus, proporção esta recomendada pelo fabricante. Para um aumento no tempo de trabalho deste material usamos o seu líquido gelado. O frasco que contém a água destilada é armazenado na geladeira em sua parte baixa a uma temperatura de 2 a 3°C. Com este procedimento dobramos o tempo de trabalho do cimento. MTA espatulado e pronto para ser aplicado no canal.

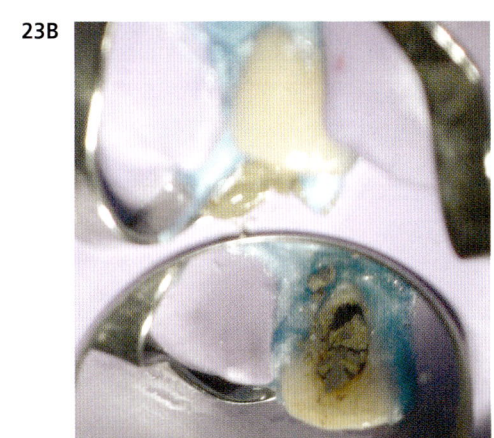

Figura 23A. Aplicação de pequenas porções de MTA com o auxílio do calcador previamente calibrado com 3 mm aquém do CRT. Esta condensação visa uma acomodação deste material nos 3 mm do terço apical.

Figura 23B. Nova aplicação de MTA para ser acomodado no terço apical.

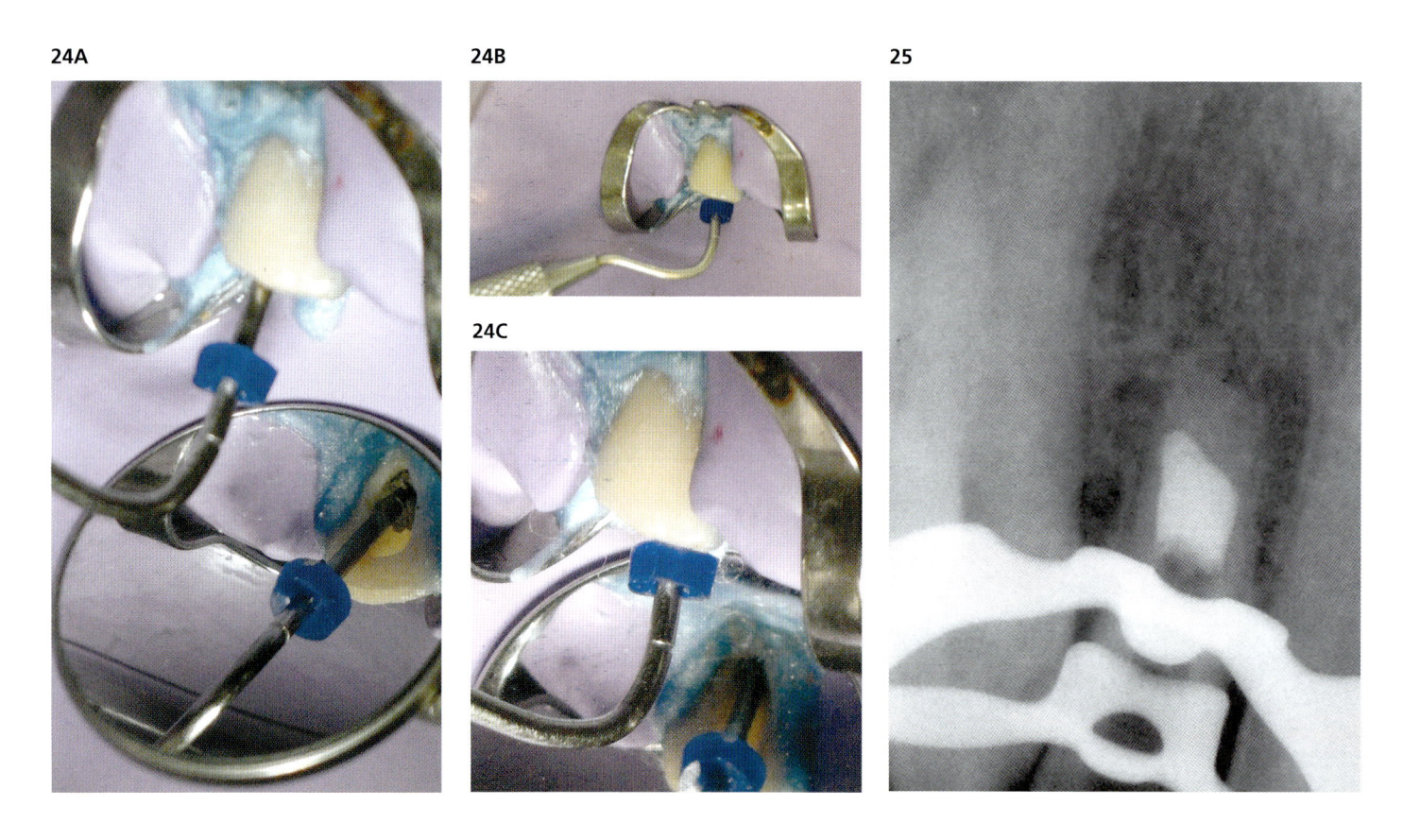

Figura 24A. Repetimos a aplicação de pequenas porções de MTA com o auxílio do calcador previamente calibrado acomodamos no terço apical.

Figura 24B. Término da aplicação do MTA no terço apical. Nesta fase podemos sentir uma resistência no comprimento anteriormente determinado.

Figura 24C. Vista lingual do término da aplicação do MTA no terço apical.

Figura 25. Radiografia trans-operatória mostrando a aplicação do MTA e sua adaptação no terço apical.

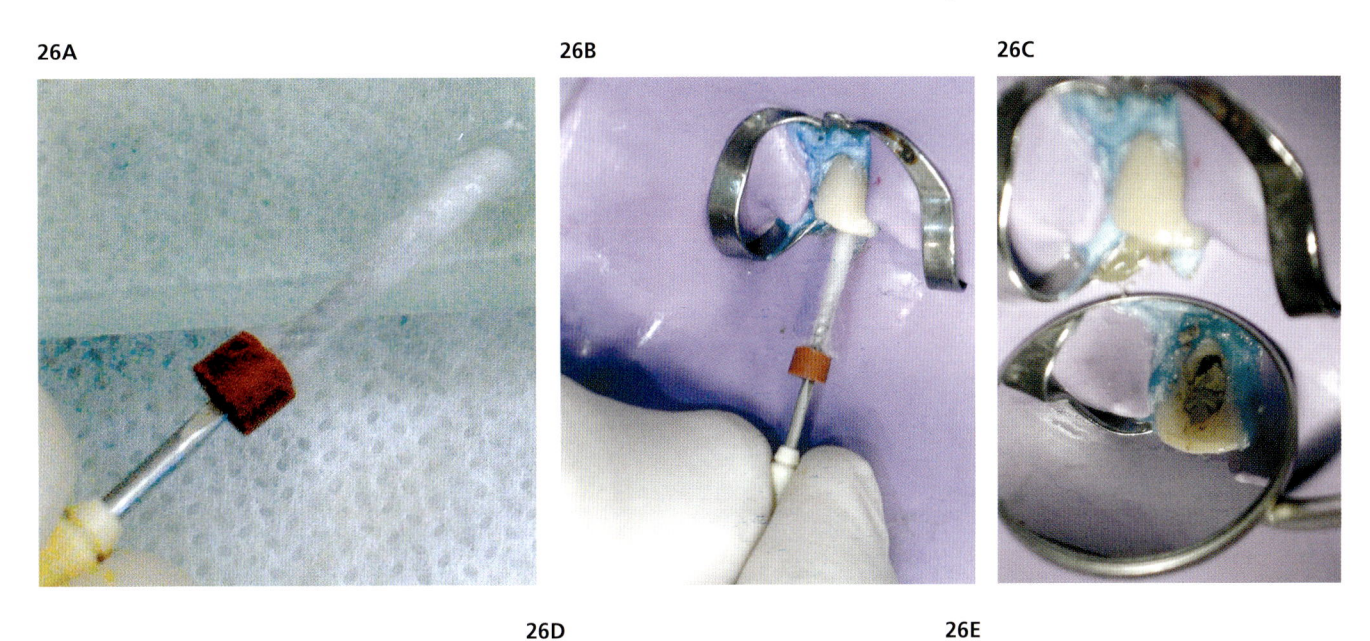

CASO CLÍNICO 5
Traumatologia Dentária: Subluxação com Necrose Pulpar

Figura 26A. Lima e algodão estéril embebido no líquido do MTA para continuação do preenchimento do canal até o terço cervical.

Figura 26B. Nova quantidade é aplicado de MTA para ser acomodando no terço médio do canal.

Figura 26C. Lima e algodão estéril embebido no líquido do MTA para a acomodação e limpeza no preenchimento do terço médio do canal.

Figura 26D. Lima com algodão calibrado em 7 mm aquém do CRT para a acomodação e limpeza no preenchimento do terço médio do canal.

Figura 26E. Vista lingual da lima com algodão calibrado para a acomodação e limpeza do canal.

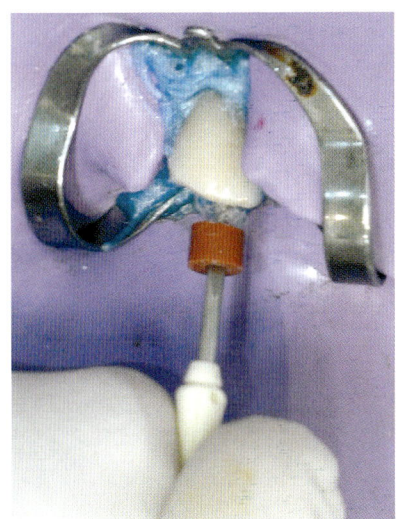

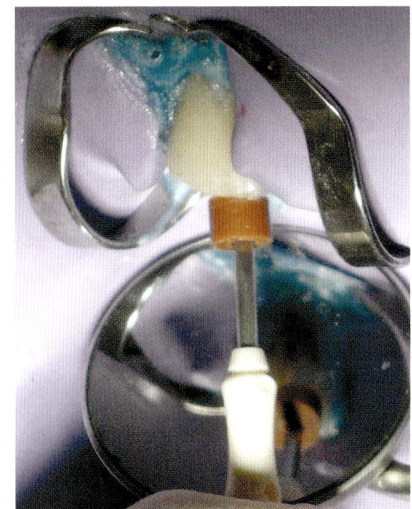

87

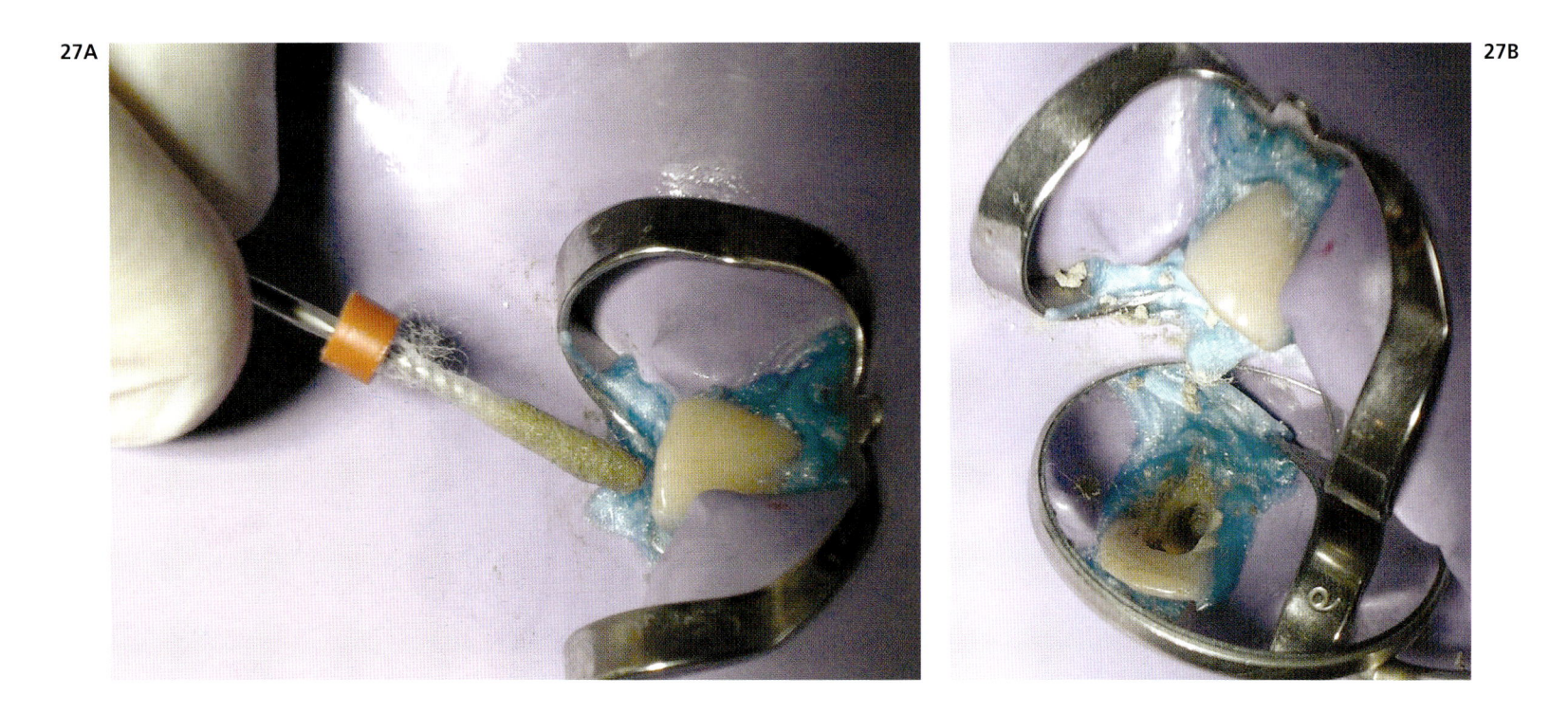

Figura 27A. Repetição do preenchimento do terço médio até o terço cervical com MTA.

Figura 27B. Vista lingual do preenchimento do terço cervical com MTA.

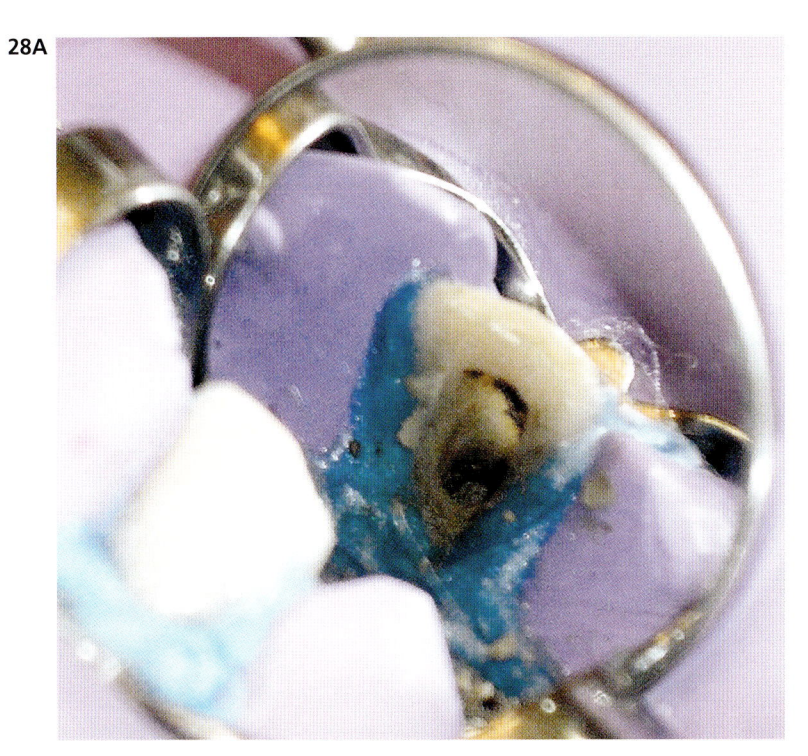

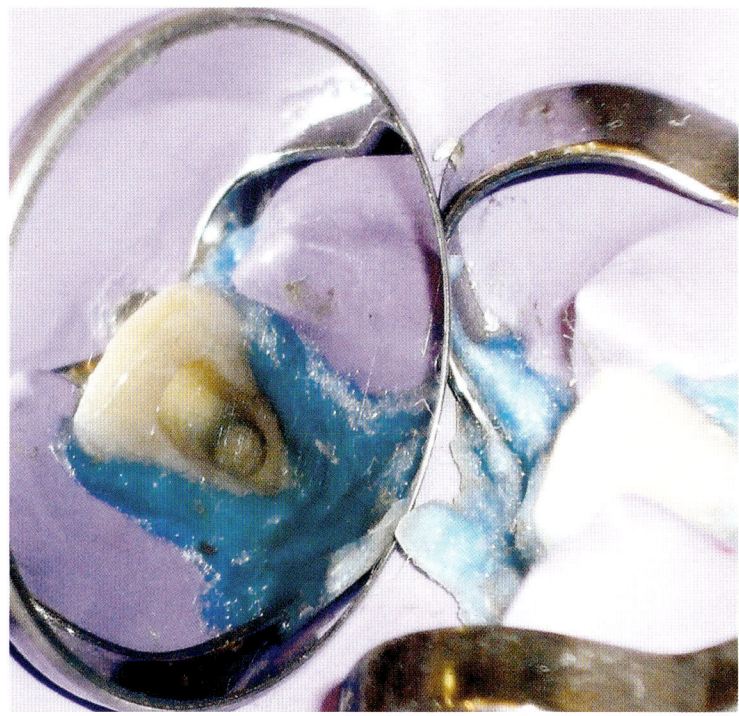

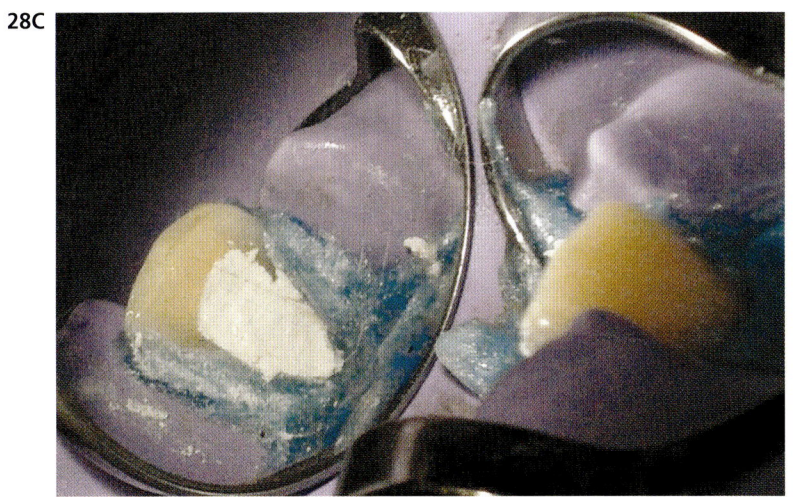

Figura 28A. Início da limpeza da câmara pulpar com algodão umedecido em água destilada.

Figura 28B. Término da limpeza da câmara pulpar e colocação de uma bolinha de algodão estéril umedecido em água destilada sobre o MTA durante a cura ou presa total deste cimento.

Figura 28C. Selamento provisório da câmara pulpar devendo retornar para a conclusão do caso dentro de 3 a 7 dias.

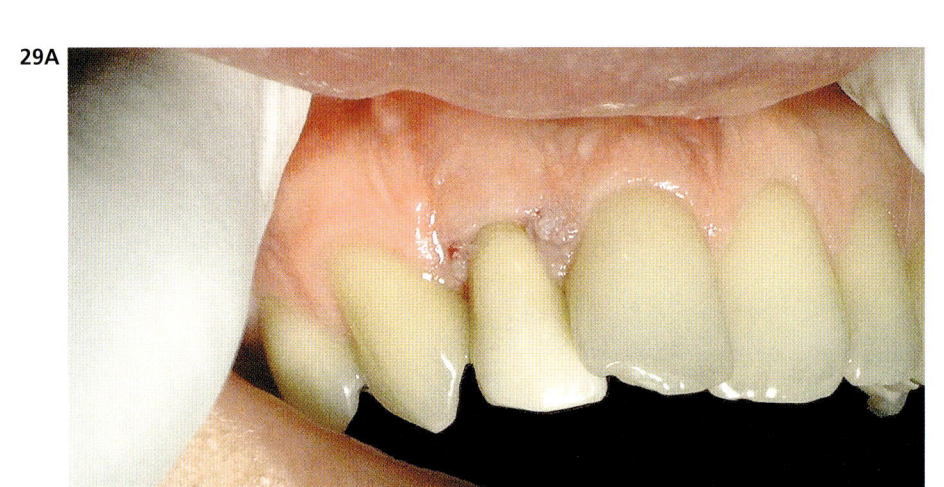

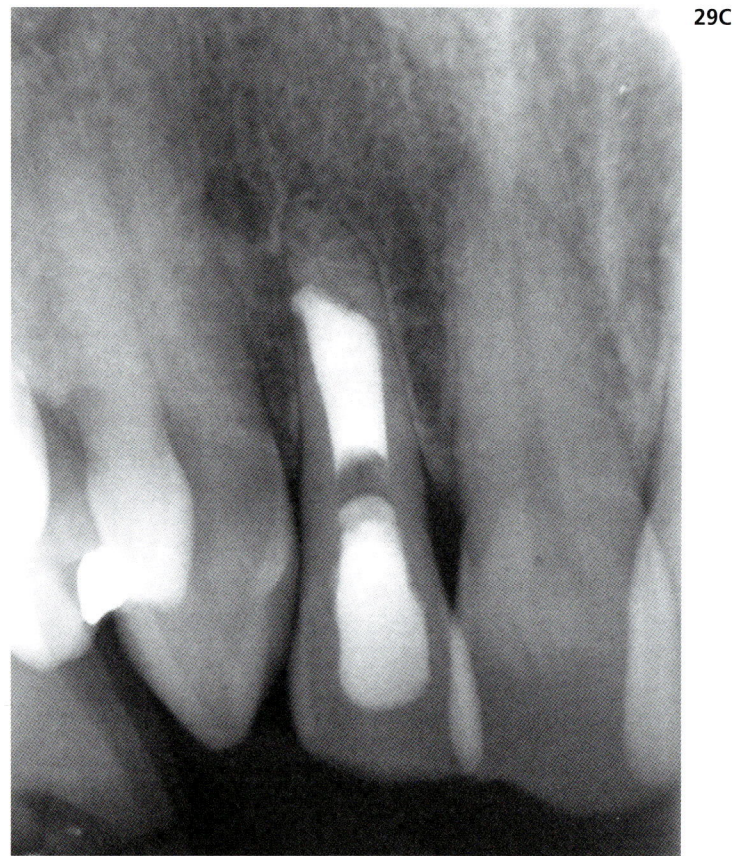

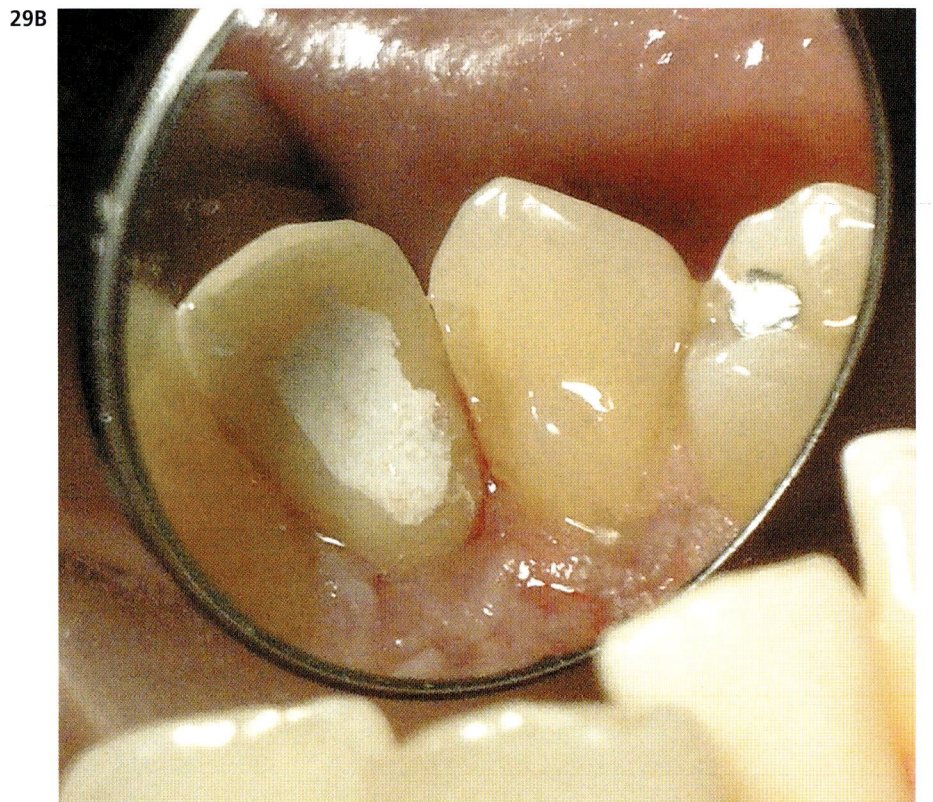

Figura 29A. Foto do caso vista vestibular, após a aplicação do MTA. Nota-se ausência de alteração de cor do dente tratado pela aplicação do cimento MTA.

Figura 29B. Foto do caso vista lingual, após a aplicação do MTA.

Figura 29C. Radiografia final da aplicação do MTA.

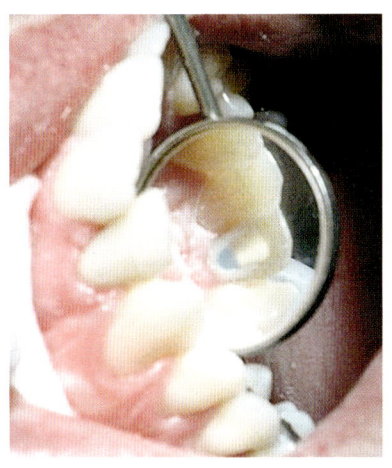

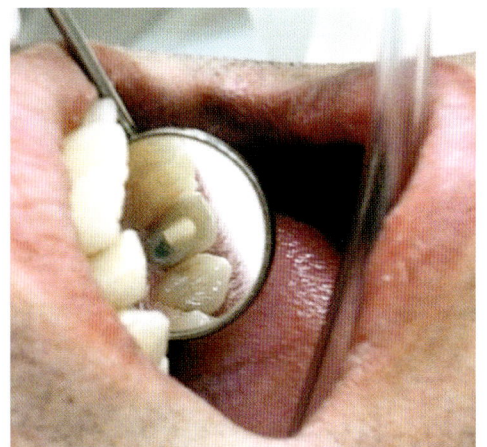

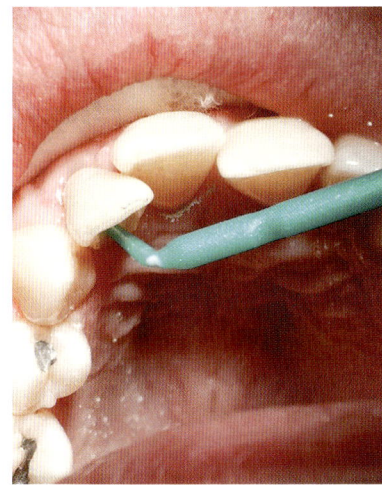

CASO CLÍNICO 5
Traumatologia Dentária: Subluxação com Necrose Pulpar

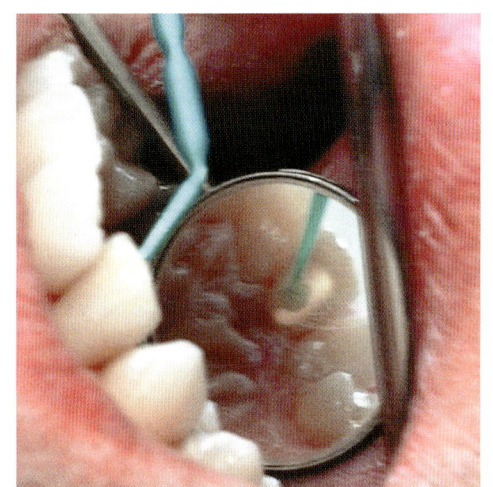

Figuras 30AB. Preparo das paredes dentinárias do terço cervical para a restauração com resina flow para dar maior resiliência nesta região minimizando as possíveis fraturas radiculares no terço cervical. Acondicionamento ácido do terço cervical. Para este procedimento, fazemos o condicionamento com ácido ortofosfórico a 37% de concentração durante 15 segundos. Depois de lavado os dentes abundantemente com jatos de ar e água, os dentes são secos. É importante lembrar que o canal não pode ser seco com jatos de ar para não desidratar a dentina. Além disto, o sistema adesivo tem melhor eficiência em dentina úmida do que em dentina seca. Aguardam-se aproximadamente 15 segundos para a interação do sistema adesivo com o colágeno dentinário.

Figura 31A. Aplicação do sistema adesivo nas paredes dentinárias do terço cervical. Após secagem com algodão seco para não desidratar a dentina e aplicação de duas camadas de adesivo dental, com aplicador microbrush. Passamos a polimerizar com um aparelho de fotopolimerização.

Figura 31B. Vista lingual da aplicação do sistema adesivo na parede vestibular da câmara pulpar. Aplicação de duas camadas de adesivo dental, com aplicador microbrush. Passamos a polimerizar com um aparelho de fotopolimerização. O sistema adesivo que é utilizado normalmente é o de frasco único contendo primer e adesivo. O sistema auto condicionante, tanto de dois passos como de único passo, ainda não apresenta a mesma eficiência que os de frasco único quando aplicado em esmalte. Porém, em dentina, apresentam a mesma qualidade de camada híbrida.

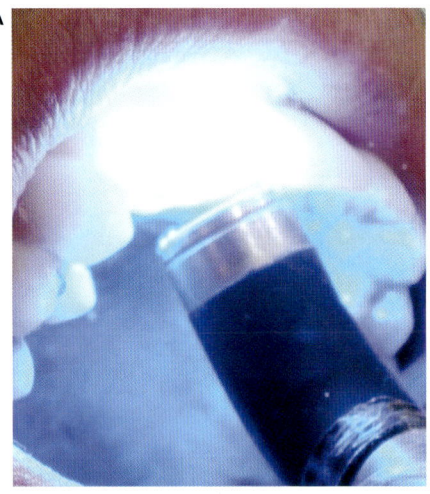

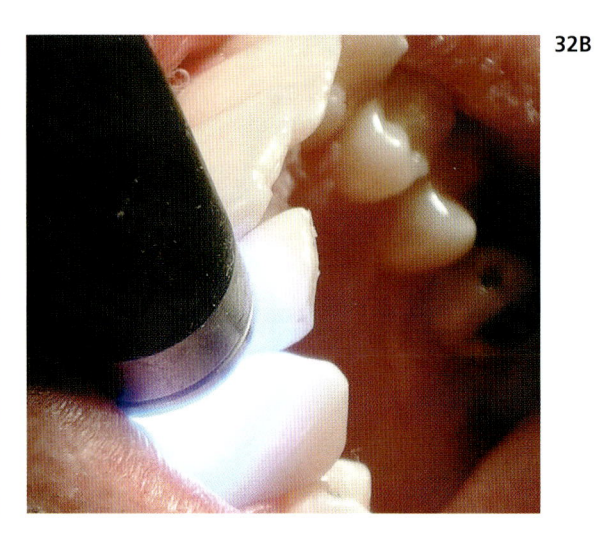

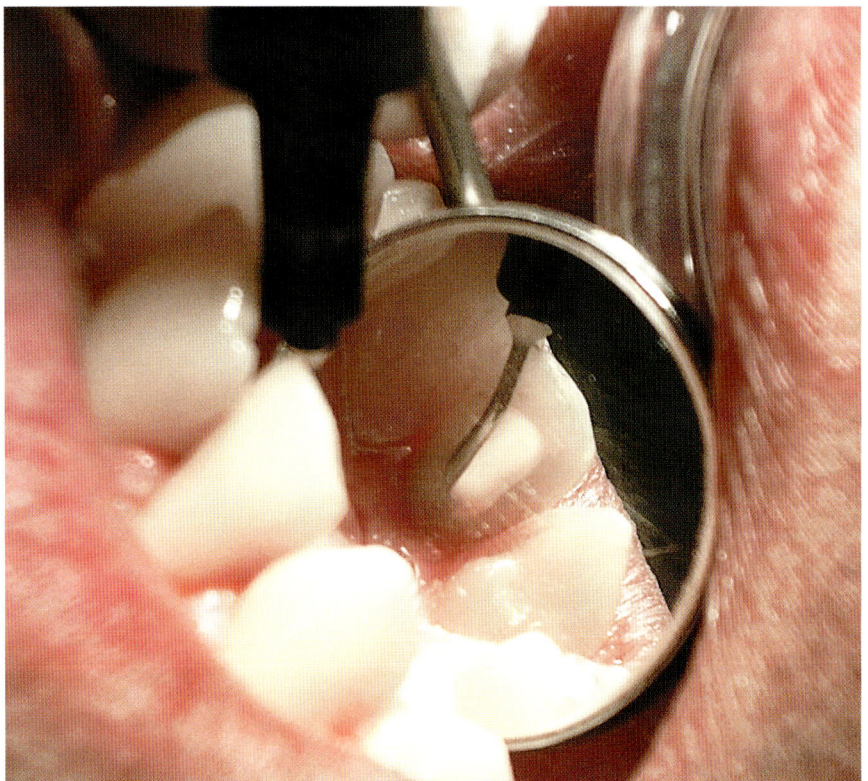

Figura 32A. Fotopolimerização do sistema adesivo. Fotopolimerização por lingual do adesivo aplicado após a remoção dos excessos. A característica clínica do adesivo aderido à superfície do dente é o aspecto brilhante em toda área aplicada.

Figura 32B. Fotopolimerização do sistema adesivo aplicado por vestibular.

Figura 33. A resina composta Flow, cor A 3,5, (da marca Opallis Flow) já está toda colocada. O preenchimento é realizado pela técnica incremental para compensar a contração de polimerização. As resinas flow têm volume de 44 a 54% de cargas e o tamanho médio das partículas varia entre 0,04 e 1 mm. A sua viscosidade minimizada é alcançada pela redução do volume das cargas, sendo por isso menos rígida, e mais propensa à contração de polimerização e ao desgaste do que a resina composta convencional. As resinas compostsa Flow têm sido indicadas para melhorar a adaptação marginal agindo como um elástico, absorvendo o estresse dental com maior resiliência próxima a do dente nesta região cervical.

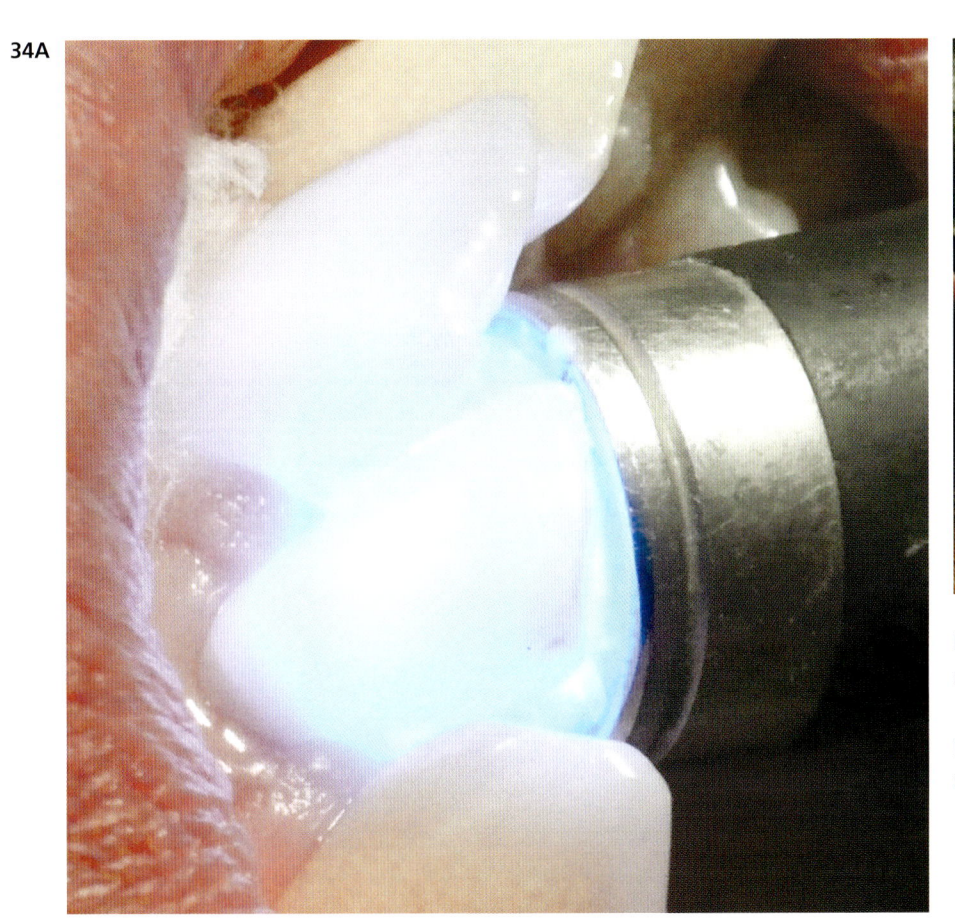

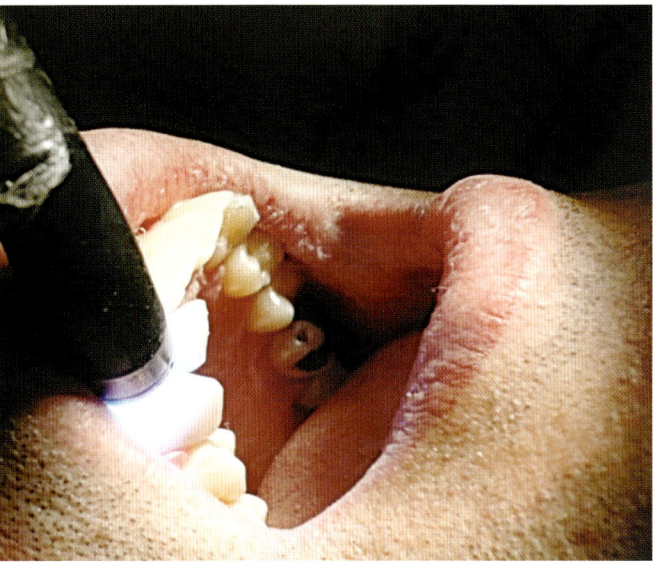

CASO CLÍNICO 5
Traumatologia Dentária: Subluxação com Necrose Pulpar

Figura 34A. Fotopolimerização da resina de preenchimento, resina composta Flow aplicado por lingual.

Figura 34B. Fotopolimerização da resina de preenchimento, resina Flow aplicado por vestibular.

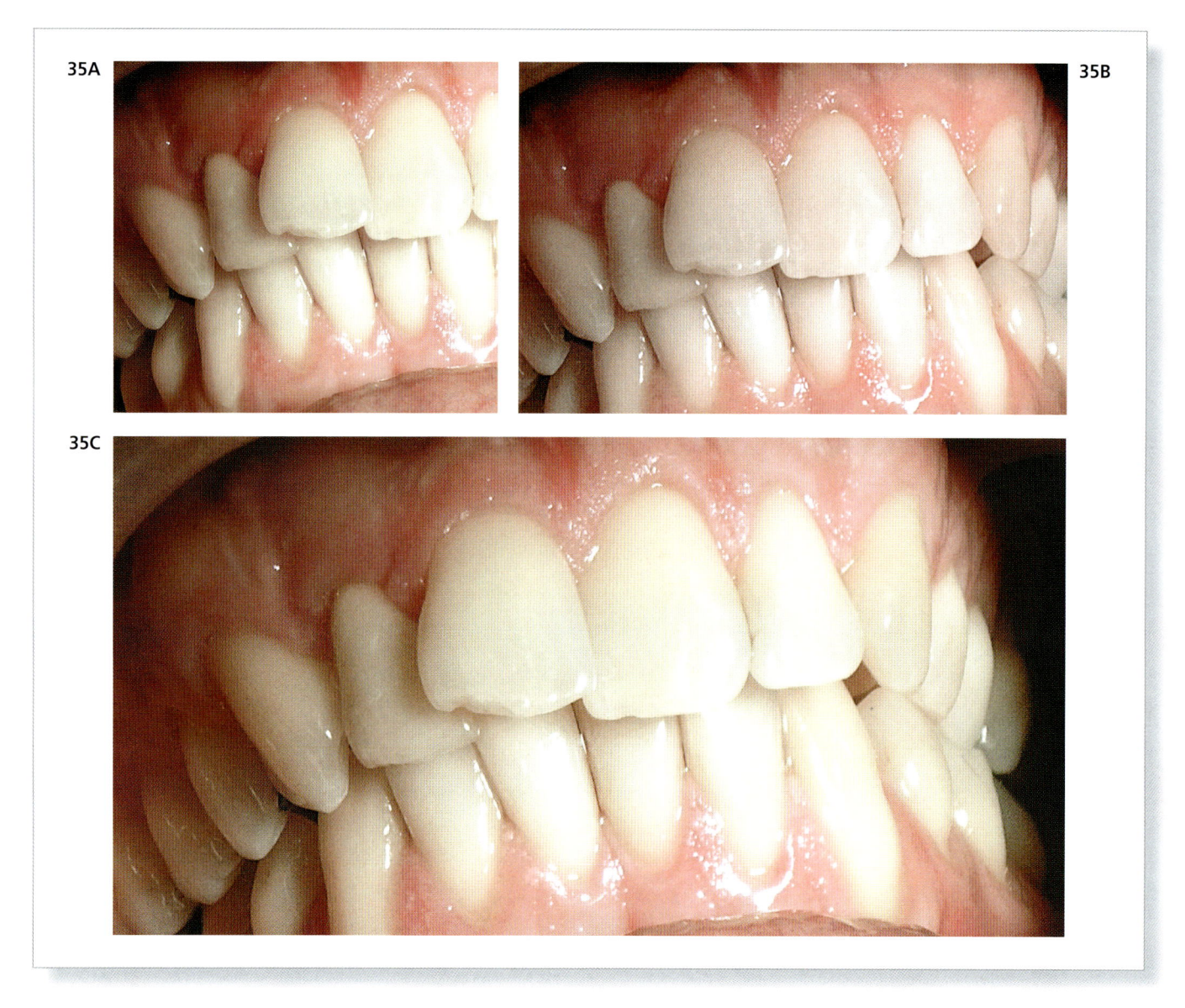

Figura 35A. Dente 12, tratamento concluído. Aspectos estéticos após a restauração definitiva.

Figuras 35B-C. Imagem clínica frontal da conclusão após a conclusão da restauração definitiva do caso.

REFERÊNCIAS

Andreasen FM, Andreasen JO. Teetbook and color atlas of traumatic injuries to the teeth. 4ª ed. Copenhagen: Munksgaard, 2007.

Andreasen JO et al. Effect of treatment delay upon pulp and periodontal healing of traumatic dental injuries- a review article. Dental Traumatol; 18(3):116-128, 2002.

Andreasen JO. Texto e atlas colorido de traumatismo dental. 3ª ed. Tradução Gabriela Soares, Cristiano Boschetto e Ilson José Soares. Porto Alegre: Artmed Editora, 2001. 770p.

Atrim DD, Backland LK, Parker MW. Treatment of endodontic urgent cares cases. Dent Clin North Am; 30(3):549-72, July 1986.

Carvalho MFM. Análise do pronto-atendimento a traumatismos em dentes decíduos realizado em alguns hospitais do município de São Paulo. 2002. 94f. Monografia (Especialização em Odontopediatria) ñ Fundação para o Desenvolvimento Científico e Tecnológico da Odontologia, Faculdade de Odontologia, Universidade de São Paulo, São Paulo.

Corrêa MSNP, Wanderley MT. Considerações psicológicas associadas às lesões traumáticas. In: Corrêa MSNP. Sucesso no tratamento odontopediátrico: aspectos psicológicos. São Paulo: Santos, 2002. p.461-74.

Cvek M. Treatment of nonvital permanent incisors with calcium hidroxide. Odontol Revy; 24(4):343-54, 1973.

Davidowicz H, Prokopowitsch I, Moura AAM, Santos M. Method of preparing intermouth as a meas of preventing dental trauma. Braz Dental J; 3(1):43-51, 1992.

Ellis RG & Davey WK. The Classification and Treatment of Injuries to the Teeth of Children. 5ª ed. Chicago, Year Book Medical, 1970, 321 p.

Finn SB. Odontologia Pediátrica. 4ª ed. Trad. Carmen Muñoz Seca. México: Interamericana, 1976, 616 p.

Frank AL. Therapy for the divergent pulpess tooth by continued apical formation. J Amer Dent Ass; 72(1):87093, Jan. 1966.

Guedes-Pinto AC, Prokopowitsch I. Tratamento das lesões traumáticas em dentes permanentes jovens. In: Vanzillotta PS, Salgado LPS (Coord.). Odontologia Integrada: atualização multidisciplinar para o clínico e o especialista. Rio de Janeiro: Pedro Primeiro, 1999. p.321-37.

Hermann BW. Die biologische Wurzelbehaordlyng. Zahnaerztl Rdsch, 44:1509-1553, 1935.

Holland R, Souza V & Russo MC. Healing process after root canal therapy in immature human teeth. Rev Fac Odont Araçatuba, 2(2):269-79, 1973.

Holland R & Leonardo MR. Processo de reparo de dentes com rizogênese incompleta após tratamento endodôntico. Contribuição ao estudo. Rev Bras Odont; 25(154):370-177, 1968.

Hyatt TP. Prophlatic odontomy: the ideal procedure in dentistry for children. Dent Cosmos; 78(4):353-70, 1936.

Johnson VM. Experimental development of bone through apical foramen. J Amer Dent Ass; 32:443-145, 1945.

Klein SH & Levy BA. Histologic evaluation of induced apical closure of a human pulpless tooth. Report of a case. Oral Surg; 38(6):954-159, 1974.

Lage-Marques JL, Prokopowitsch I, Antoniazzi JH. Posicionador radiográfico personalizado para controle do tratamento endodôntico. Rev Odontol Univ São Paulo; 11(4):293-98, Out-Dez. 1997.

Michanowicz JP & Michanowicz AE. A conservative approach and procedure to fill an incompletely formed root using calcium hydroxide as an adjunct. J Dent Child; 34(1):42-47, 1967.

Moura AAM, Prokopowitsch I, Davidowicz H. Etiology and pathologenesis of traumatic dental injuries of patients of the endodontic medical of the University of São Paulo. Endodont Dent Traumat; 10(1):45, Feb. 1994.

Olburgh S, Jacoby T, Krejci I. Crown fractures in the permanent dentition:pulpar and restorative considerations. Dent Traumat; 18:103-115, 2002.

Prokopowitsch I, Moura AAM. Traumatismo de pacientes tratados na Clínica de Endodontia da Universidade de São Paulo. Estudo sobre os fatores etiológicos, predisposição e ocorrência desses traumas. Anais Sociedade Brasileira de Pesquisas Odontológicas, 8:56, 1992.

Prokopowitsch I. Influência do uso do hidróxido de cálcio como medicação intracanal na permeabilidade e limpeza dentinária radicular em dentes portadores de rizogênese incompleta (Estudo iIn vitroî). 1994. 123f. Tese (Doutorado em Endodontia) ñ Faculdade de Odontologia, Universidade de São Paulo, São Paulo.

Prokopowitsch I. Tratamento imediato das lesões traumáticas em dentes permanentes jovens. In: Guedes-Pinto AC et al. Reabilitação bucal em Odontopediatria: atendimento integral. São Paulo: Santos, 1999. p.177-200.

Prokopowitsch I, Marques JLL. Análise comparativa de algumas soluções rearmazenadas usadas para a estocagem de dentes de cães submetidos à avulsão dental e posterior reimplante: uma avaliação histológica. Anais da Sociedade Brasileira de Pesquisas Odontológicas, 7:72, 1991.

Rule DC & Winter GB. Root growth and apical repari subsequent to pulpal necrosis in children. Brit Dent J; 120(12):586-90, 1966.

Sciaky L & Pisanti S. Localization of calcium placed over amputeded pulps in dogs teets. J Dent Res; 39:118-1.131, 1960.

Seltzer S. Endodontology: biologic considerations in endodontic procedures. New York: McGraw-Hill, 1971, 488p.

Shimizu MH, Yamato M, Melani ACF, Prokopowitsch I. Projeto de prevenção e conduta em escolas sobre traumatismo dental. Pesq Odontol Bras, 14:154, 2000. Suplemento [Resumo B376].

Steiner JC, Dow PR & Cathey GM. Inducing root end closure of nonvital permanente teeth. J Dent Chile; 35(1):47-54, 1968.

Stewart GG & Gautieri RF. Medicamentos de reducido poder inflamatorio, sometido a la prueba del tiempo, en terapêutica de conductos. Rev Assoc Odont Argent; 50(2):81-87, 1962.

CASO CLÍNICO

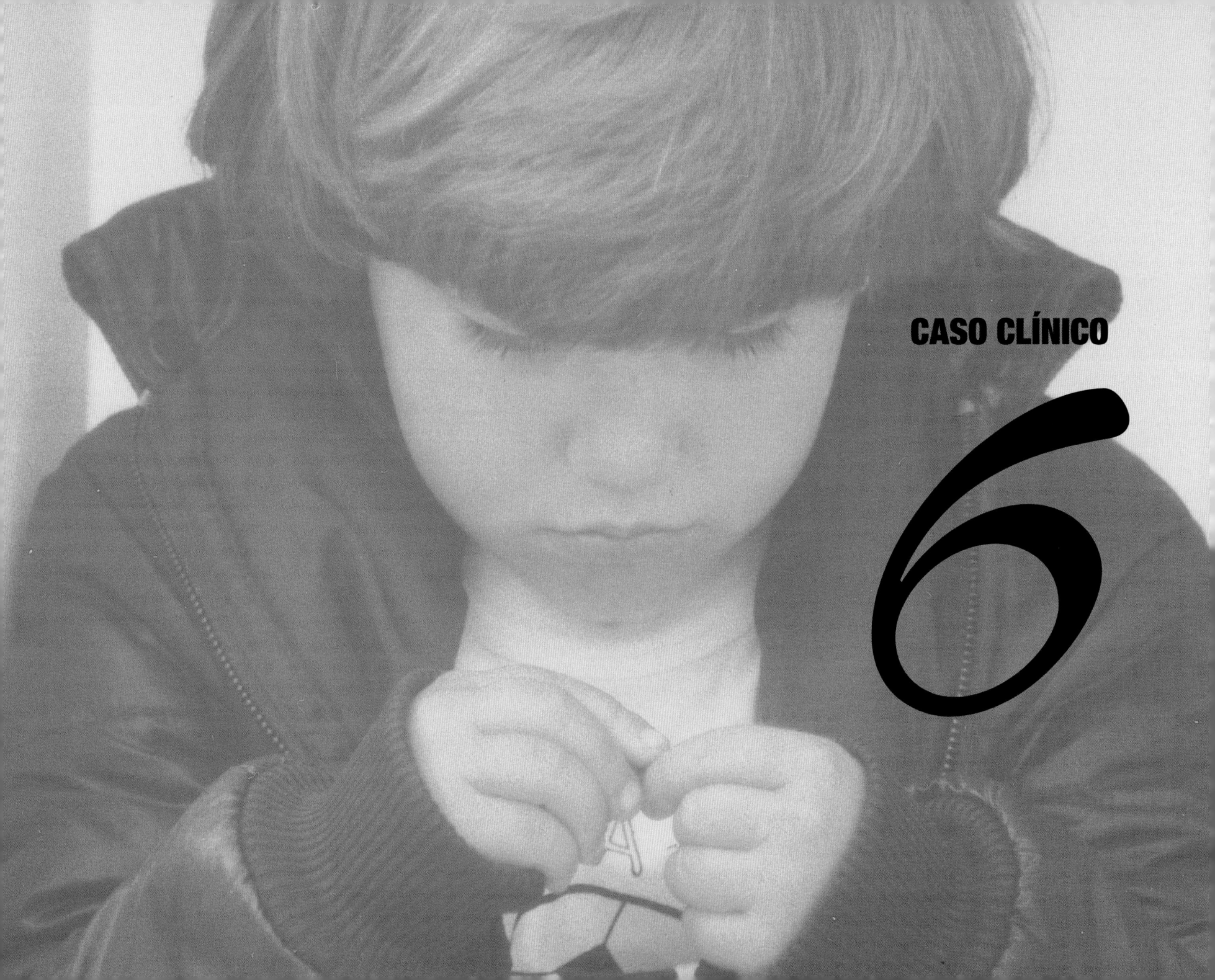

6

Isabela Capparelli Cadioli
Mestre e Doutoranda em Odontopediatria da Faculdade de Odontologia
da Universidade de São Paulo (FOUSP)
Colaboradora do Centro de Pesquisa e Atendimento de Traumatismo em Dentes
Decíduos da Disciplina de Odontopediatria da FOUSP

Anna Carolina Volpi Mello-Moura
Mestre e Doutoranda em Odontopediatria da Faculdade de Odontologia
da Universidade de São Paulo (FOUSP)
Colaboradora do Centro de Pesquisa e Atendimento de Traumatismo em Dentes
Decíduos da Disciplina de Odontopediatria da FOUSP

Janaina Merli Aldrigui
Mestranda em Odontopediatria da Faculdade de Odontologia
da Universidade de São Paulo (FOUSP)
Colaboradora do Centro de Pesquisa e Atendimento de Traumatismo em Dentes
Decíduos da Disciplina de Odontopediatria da FOUSP

Marcia Turolla Wanderley
Professora Doutora de Odontopediatria da Faculdade de Odontologia
da Universidade de São Paulo (FOUSP)
Coordenadora do Centro de Pesquisa e Atendimento de Traumatismo em Dentes
Decíduos da Disciplina de Odontopediatria da FOUSP

Traumatismo nos Dentes Decíduos

Acompanhamento Clínico e Radiográfico das Sequelas

CASO CLÍNICO 6
Traumatismo nos Dentes Decíduos: Acompanhamento Clínico e Radiográfico das Sequelas

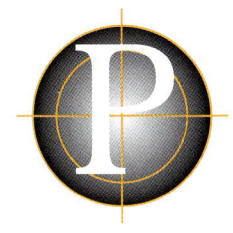

Paciente do gênero masculino, quando tinha dois anos e oito meses de idade, estava andando em casa, caiu e bateu a boca no "pé da cadeira". Foi levado ao hospital, onde o cirurgião buco-maxilo facial observou que o dente 61 tinha praticamente avulsionado (o dente estava "pendurado") e que houve intrusão total do dente 51.

A intrusão é o deslocamento total ou parcial do dente para dentro do alvéolo com compressão ou fratura do processo alveolar. Foi observada uma ocorrência de 11,3% no Centro de Pesquisa e Atendimento de Trauma em Dentes Decíduos da Disciplina de Odontopediatria da FOUSP. Normalmente há reerupção passiva, quando não há destruição do alvéolo com fratura óssea ou laceração da gengiva. O início da reerupção, geralmente, ocorre nos primeiros quinze dias e a completa erupção da coroa num prazo de 2 a 3 meses.

A avulsão é o deslocamento total do dente para fora de seu alvéolo, apresentando ocorrência de 7 a 13% na dentição decídua. O reimplante dental normalmente não é indicado na dentição decídua, devido ao risco de usar o germe do dente permanente. Nesse caso clínico, o dente estava "pendurado", sendo removido com uma gaze pelo cirurgião buco-maxilo facial no dia do trauma.

Quando o trauma é severo e ocorre em crianças de pouca idade, as sequelas para os dentes permanentes podem ocorrer. Por isso, os controles clínicos e radiográficos são importantes até a erupção dos dentes permanentes. No entanto, no caso clínico descrito a seguir, apesar da severidade do traumatismo e da pouca idade do paciente, os dentes permanentes não sofreram alterações em suas formações.

Após 8 dias do trauma, o paciente foi atendido no Centro de Pesquisa e Atendimento de Trauma em Dentes Decíduos da Disciplina de Odontopediatria da FOUSP. Foram realizadas radiografia oclusal modificada e radiografia lateral, orientação de higiene local com gaze e água oxigenada 10%, 3 vezes ao dia, durante 1 semana, orientação de repouso do dente com alimentação líquida e pastosa e remoção de hábito de sucção. Clinicamente, o dente 51 estava totalmente intruído e havia presença de mordida aberta anterior. No exame radiográfico, observou-se intrusão do dente 51 e ausência do dente 61.

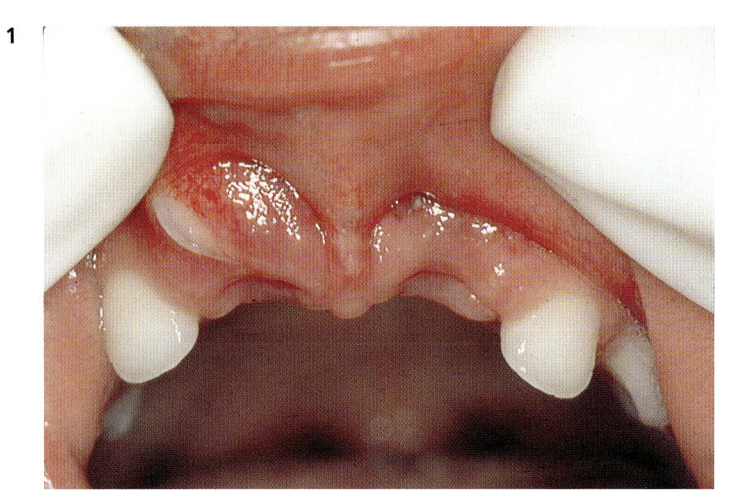

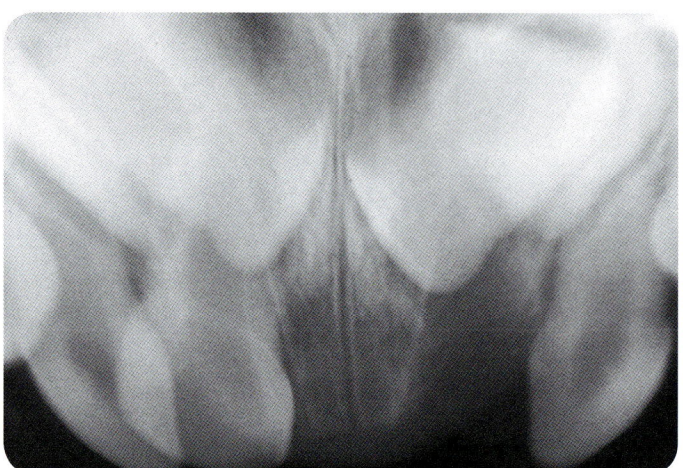

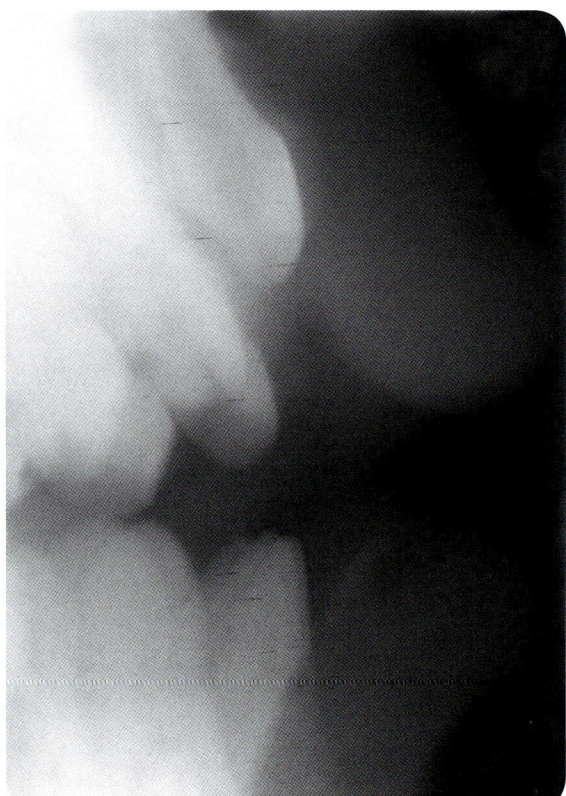

Figura 1. Paciente com 2 anos e 8 meses. Exame clínico inicial 7 dias após o trauma. Observar ausência do dente 61 e intrusão quase que total do dente 51. O dente 51 apresenta pequena giroversão para vestibular e intruiu no seu longo eixo. Foi orientado: higiene local com gaze e água oxigenada 10%, 3 vezes ao dia, durante 1 semana; e orientação de repouso do dente com alimentação líquida e pastosa, além da remoção do hábito de sucção de chupeta.

Figura 2. Radiografia oclusal modificada com filme periapical adulto. Imagem radiográfica mostrando intrusão do dente 51, ausência do dente 61. Germes dos dentes permanentes 11 e 21 no estágio 4 de Nolla (2/3 de coroa formado).

Figura 3. Radiografia lateral modificada com filme periapical adulto. Observar intrusão do dente 51 no seu longo eixo.

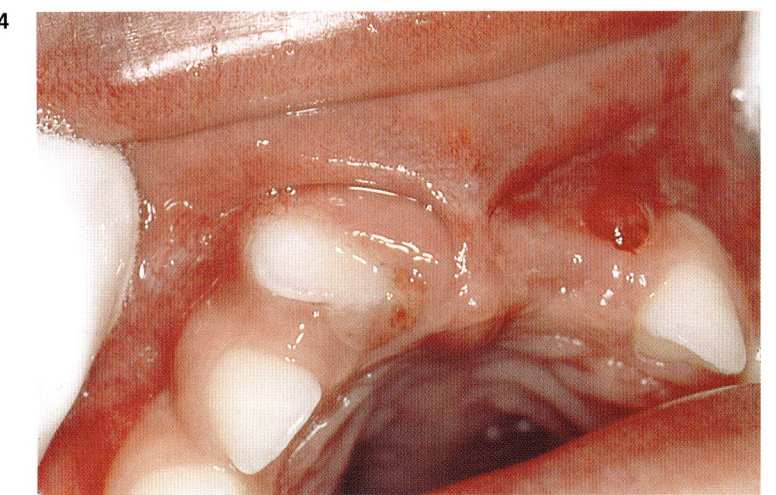

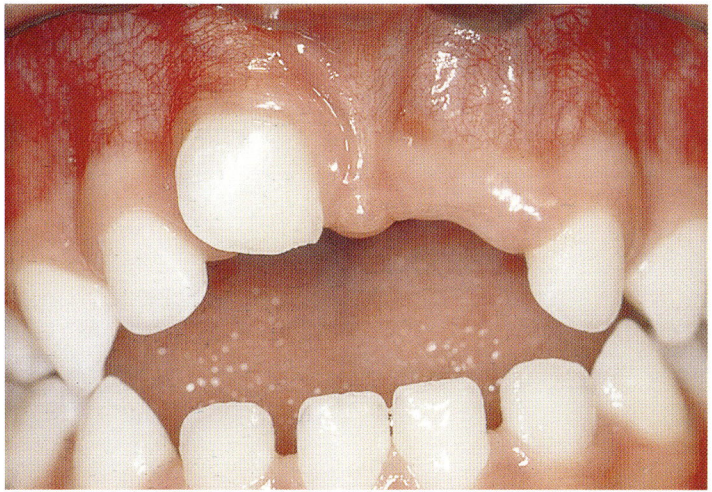

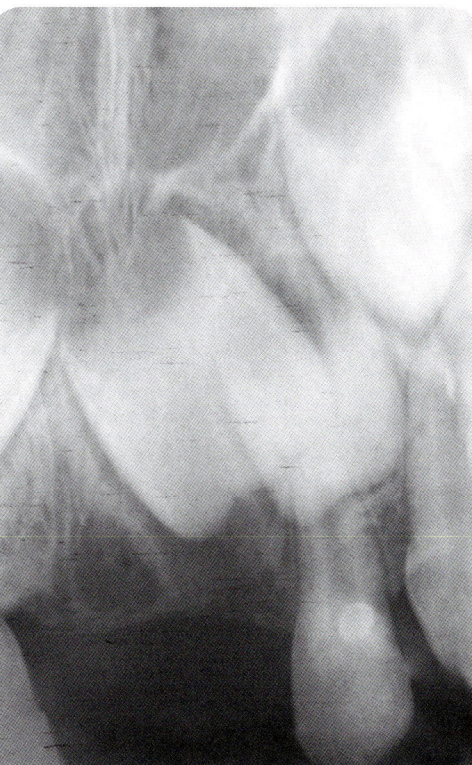

CASO CLÍNICO 6
Traumatismo nos Dentes Decíduos: Acompanhamento Clínico e Radiográfico das Sequelas

Figura 4. Controle clínico após 15 dias do trauma: reerupção parcial do dente 51. Observa-se presença de fístula na região do alvéolo do dente 61 devido a sequestro ósseo. Foi realizado anestesia e curetagem da região para remoção do fragmento ósseo.

Figura 5. Controle clínico após 6 meses do trauma. Observa-se reerupção total do dente 51. O paciente não parou com o hábito de sucção de chupeta, apresentando mordida aberta anterior. Foi orientada a remoção da chupeta para melhorar a oclusão e para o planejamento do mantenedor de espaço estético funcional removível.

Figuras 6AB. Radiografias periapicais com filme infantil após 6 meses do trauma. Observar normalidade na formação dos germes sucessores permanentes e ausência de repercussões nos decíduos.

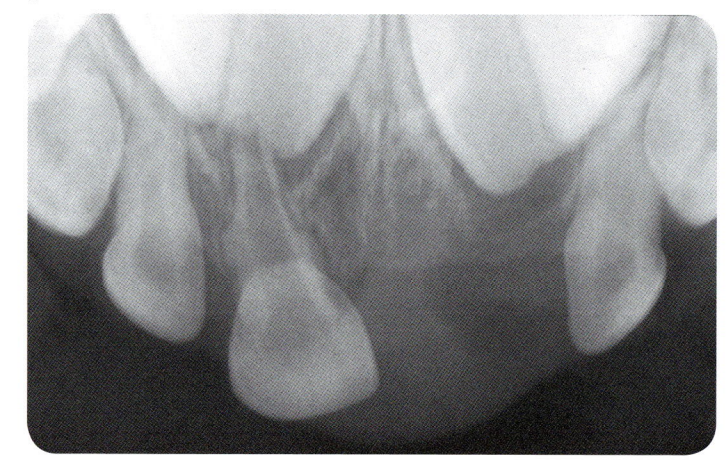

Figura 7. Paciente com 3 anos e 8 meses de idade, houve remoção do hábito de sucção de chupeta. Observa-se início de correção da mordida aberta anterior.

Figura 8. Instalação de aparelho mantenedor de espaço estético funcional removível quando a criança estava com 3 anos e 8 meses de idade. O dente 61 do aparelho foi posicionado mais para incisal do que o dente 51, porque o paciente ainda apresentava mordida aberta anterior e desta maneira poderia agir como impedidor de língua, auxiliando no fechamento da mordida aberta.

Figura 9. Radiografia oclusal modificada com filme periapical adulto após 2 anos e 9 meses do trauma. Imagem radiográfica mostrando reabsorção em teto de igreja (reabsorção radicular externa sem presença de infecção, observar formação óssea ao redor da raiz) do dente 51 e expansão do folículo do germe do dente 11. Foi indicado acompanhamento clínico e radiográfico.

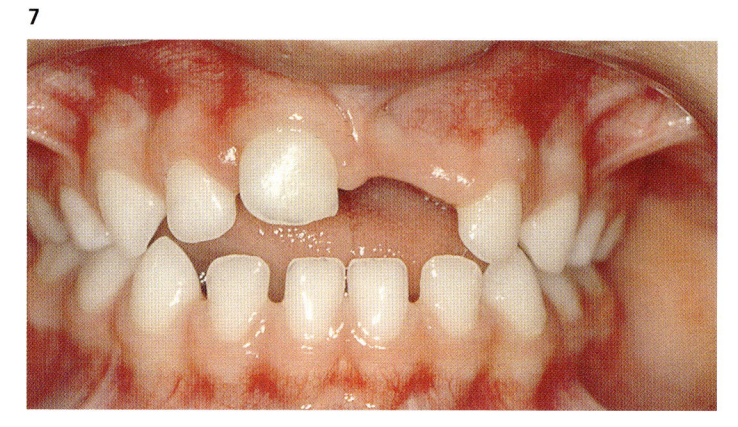

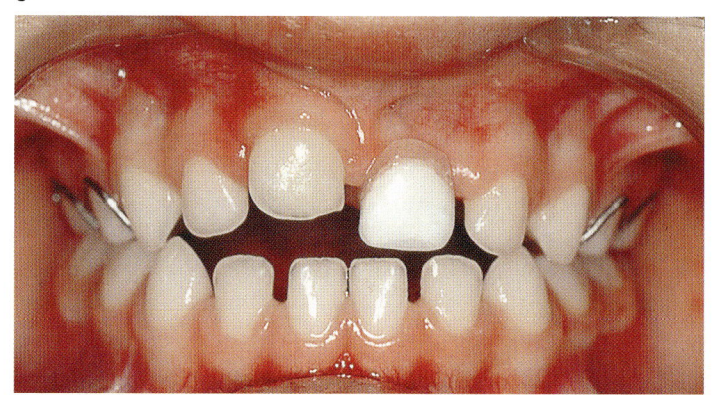

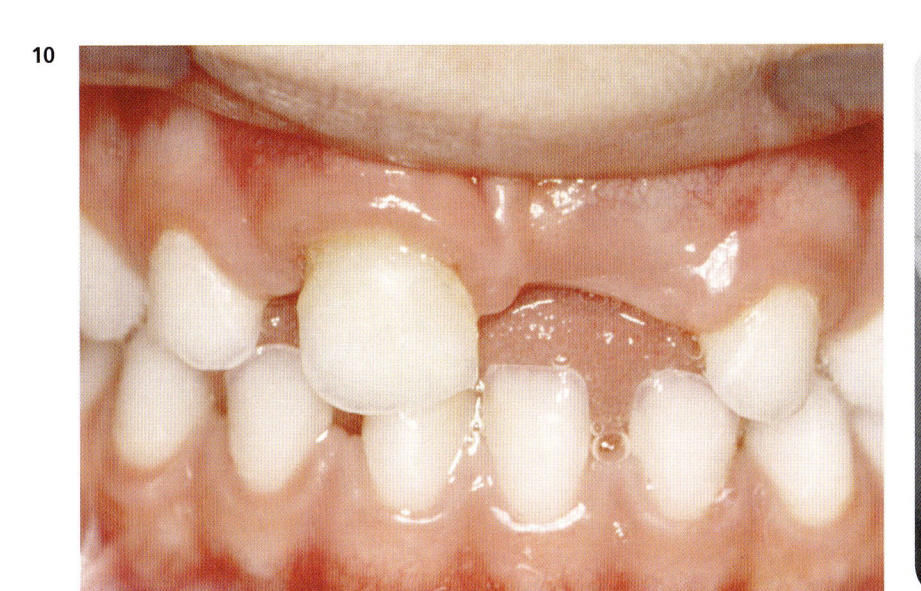

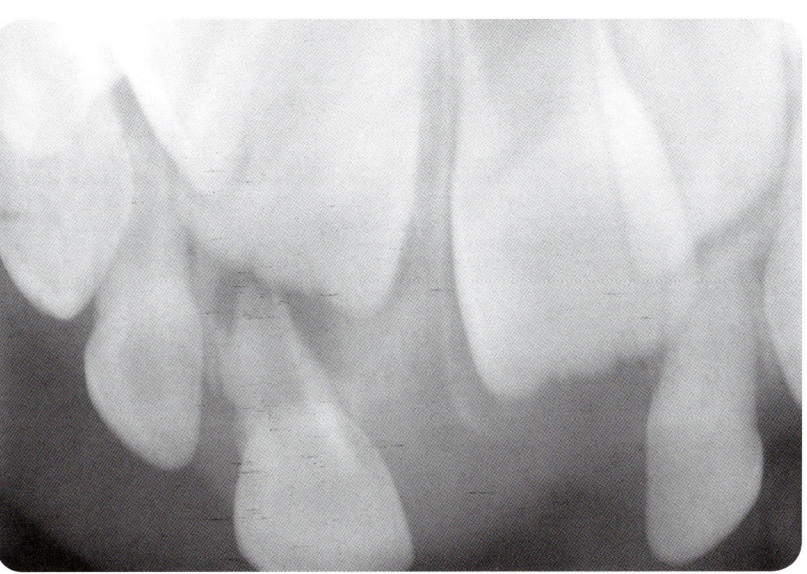

Figura 10. Controle clínico após 3 anos do trauma: houve correção da mordida aberta anterior. Observa-se no dente 51 retração gengival e grande mobilidade.

Figura 11. Radiografia periapical após 3 anos do trauma. Imagem radiográfica mostrando reabsorção radicular externa inflamatória e lesão periapical no dente 51. Devido à reabsorção extensa e grande mobilidade, optou-se pela realização da exodontia.

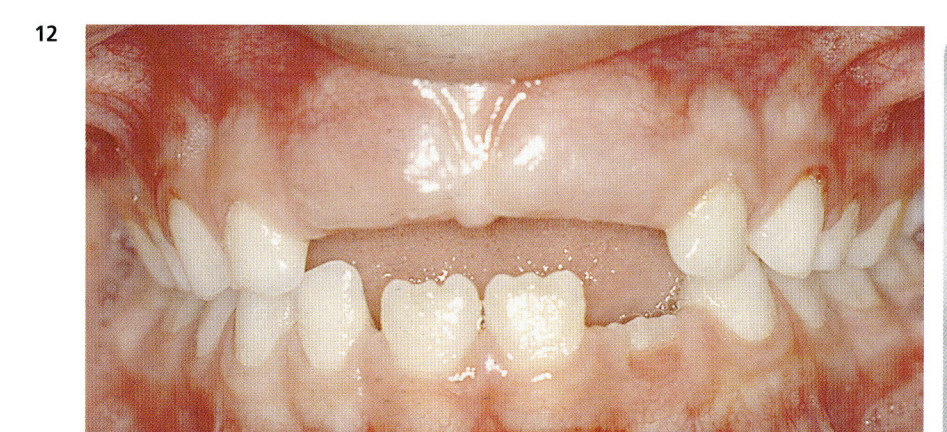

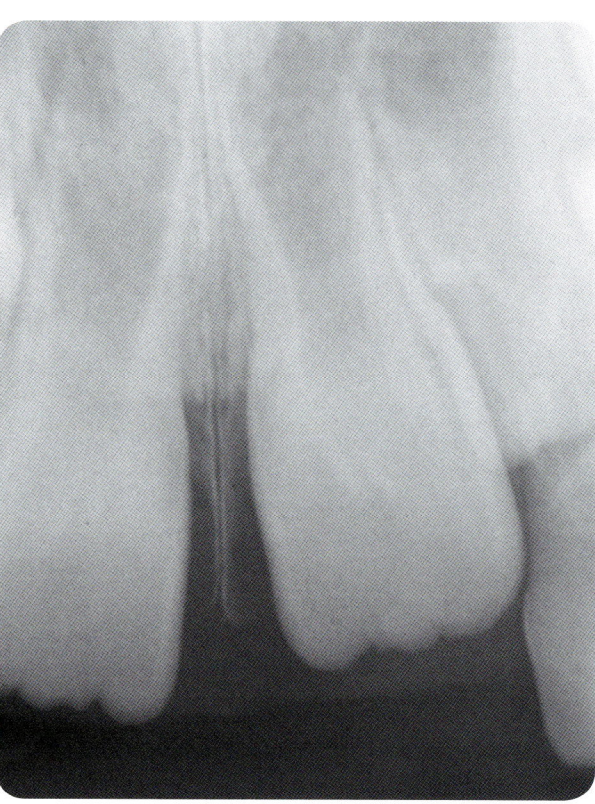

Figura 12. Controle clínico após 4 anos do trauma. Observar início da dentição mista com troca dos incisivos inferiores.

Figura 13. Radiografia periapical após 4 anos do trauma. Imagem radiográfica mostrando os dentes 11 e 21 sem alterações evidentes.

CASO CLÍNICO 6
Traumatismo nos Dentes Decíduos: Acompanhamento Clínico e Radiográfico das Sequelas

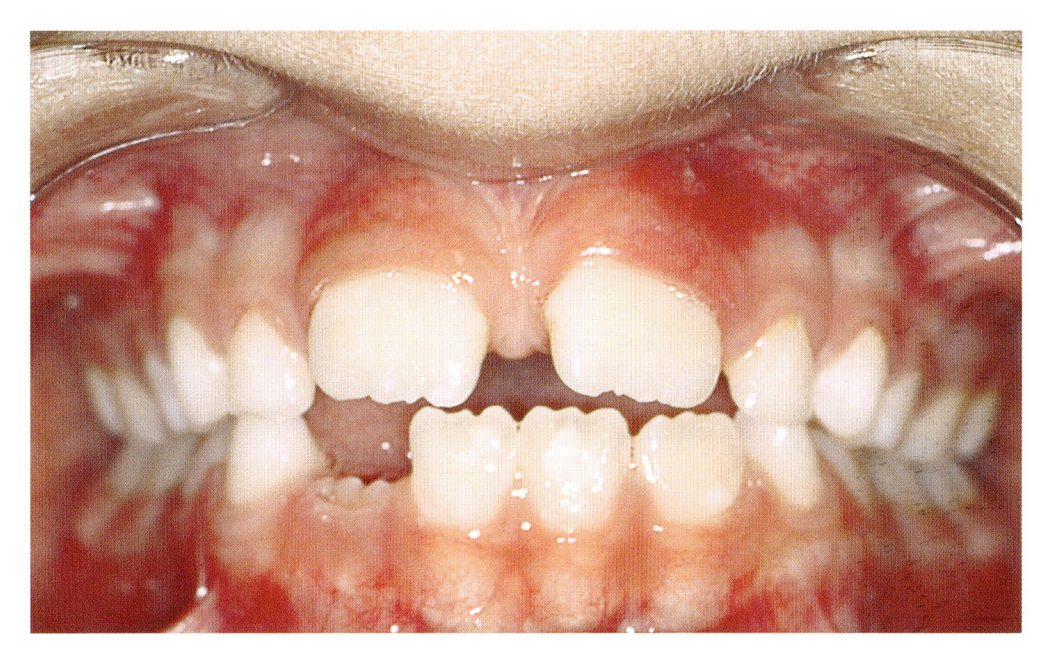

Figura 14. Controle clínico do paciente com 7 anos e 2 meses de idade. Observar erupção dos dentes 11 e 21, sem malformacões.

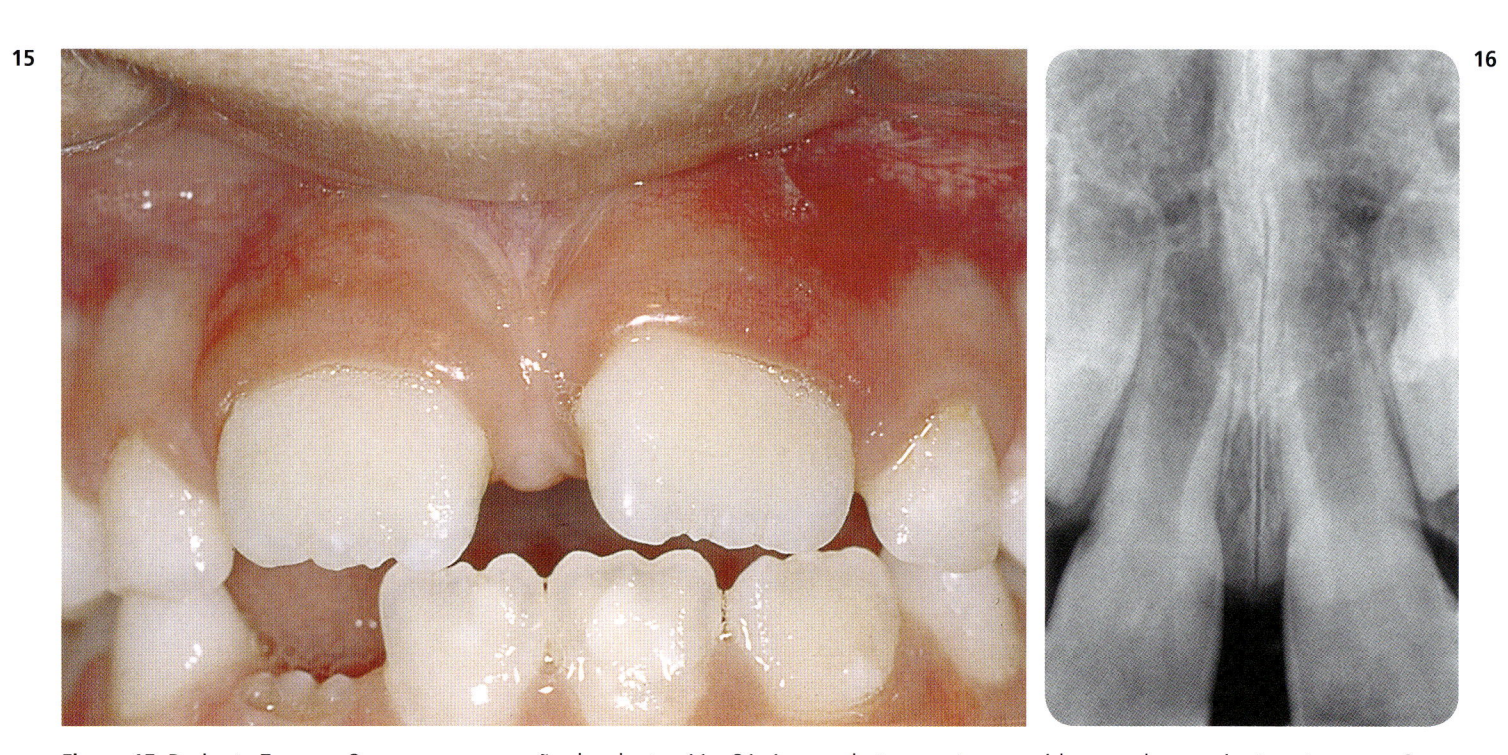

Figura 15. Paciente 7 anos e 2 meses com erupção dos dentes 11 e 21. Apesar do trauma ter ocorrido quando o paciente estava com 2 anos e 8 meses e de ter sido bastante severo (intrusão do 51 e perda do 61), observa-se que os incisivos centrais superiores permanentes não apresentaram repercussões em sua formação.

Figura 16. Paciente 7 anos e 2 meses: radiografia periapical mostrando formação radicular normal dos incisivos centrais permanentes.

AGRADECIMENTOS

A todos os colaboradores e estagiários, dentistas e alunos de graduação, que participam ou participaram do atendimento dos pacientes do Centro de Pesquisa e Atendimento de Traumatismo em Dentes Decíduos da Disciplina de Odontopediatria da FOUSP (Faculdade de Odontologia da Universidade de São Paulo).

REFERÊNCIAS

Andreasen JO, Andreasen FM. Texto e atlas colorido de traumatismo dental. 3ª ed. Tradução Gabriela Soares, Cristiano Boschetto e Ilson José Soares. Porto Alegre: Artmed Editora, 2001. p.770.

Andreasen JO, Ravn JJ. The effect of traumatic injuries to primary teeth on their permanent sucessors. II. A clinical an radiographic follow-up study of 213 teeth. Scand J Dent Res 1971; 77: 284-294.

Bonecker MJS, Wanderley MT, Bonini GAVC, Oliveira LB. Lesões traumáticas em dentes decíduos e permanentes jovens. Programa de Atualização em Odontologia Preventiva e Saúde Coletiva (PRO-ODONTO/Prevenção) 2007;2:75-139.

Bonini G, Wanderley MT, Rodrigues CRMD. Intrusão em dentes decíduos traumatizados: prevalência e repercussões. [resumo Pc199]. Braz Oral Research 2006a; 20(suplem): 292.

Guedes-Pinto AC, Wanderley MT, Cadioli IC, Mello-Moura ACV. Abordagem integral do traumatismo na dentição decídua. In: (Coord.) Baldacci Filho R, Macedo MCS. 25º CIOSP – Atualização Clínica em Odontologia. Artes Médicas: São Paulo, 2007; cap 17, p.413-35.

Wanderley MT, Butini LO. Lesões Traumáticas na dentição decídua. In: Guedes-Pinto AC, Bonecker M, Rodrigues CRMD. Fundamentos de Odontologia: Odontopediatria. São Paulo: Santos, 2009. Cap. 17. p.301-27.

Wanderley MT, Guedes CC, Bussadori SK. Traumatismo em dentes decíduos. In: Fernandes KPS, Puertas KV, Wanderley MT, Guedes CC, Bussadori SK. Traumatismo Dentoalveolar - Passo a passo permanentes e decíduos. São Paulo: Livraria Santos Editora, 2009. p.159-214.

Wanderley MT, Guedes-Pinto AC. Traumatismo em dentes decíduos e suas repercussões para as dentições. In: Guedes-Pinto AC, Issáo M. Manual de Odontopediatria. 11ª ed. São Paulo: Santos, 2006; p.267-285.

Wanderley MT, Mello-Moura ACV, Moura-Neto C, Bonini GAVC, Cadioli IC, Prokopowitsch I. Lesões traumáticas em dentes decíduos e permanentes. In: Guedes-Pinto AC. Odontopediatria. 8ª ed. São Paulo: Santos, 2009. p.712-64.

Wanderley MT, Trindade CP, Corrêa MSNP. Reabilitação Protética em Odontopediatria. In: Corrêa MSNP. Odontopediatria na Primeira Infância. 2ª ed. São Paulo: Santos, 2005. p. 607-28.

Wanderley MT, Verrastro AP. Reabilitação e Prótese em Odontopediatria. In: Guedes-Pinto AC, Bonecker M, Rodrigues CRMD. Fundamentos de Odontologia: Odontopediatria. São Paulo: Santos, 2009. Cap. 17. p.329-55.

CASO CLÍNICO 7

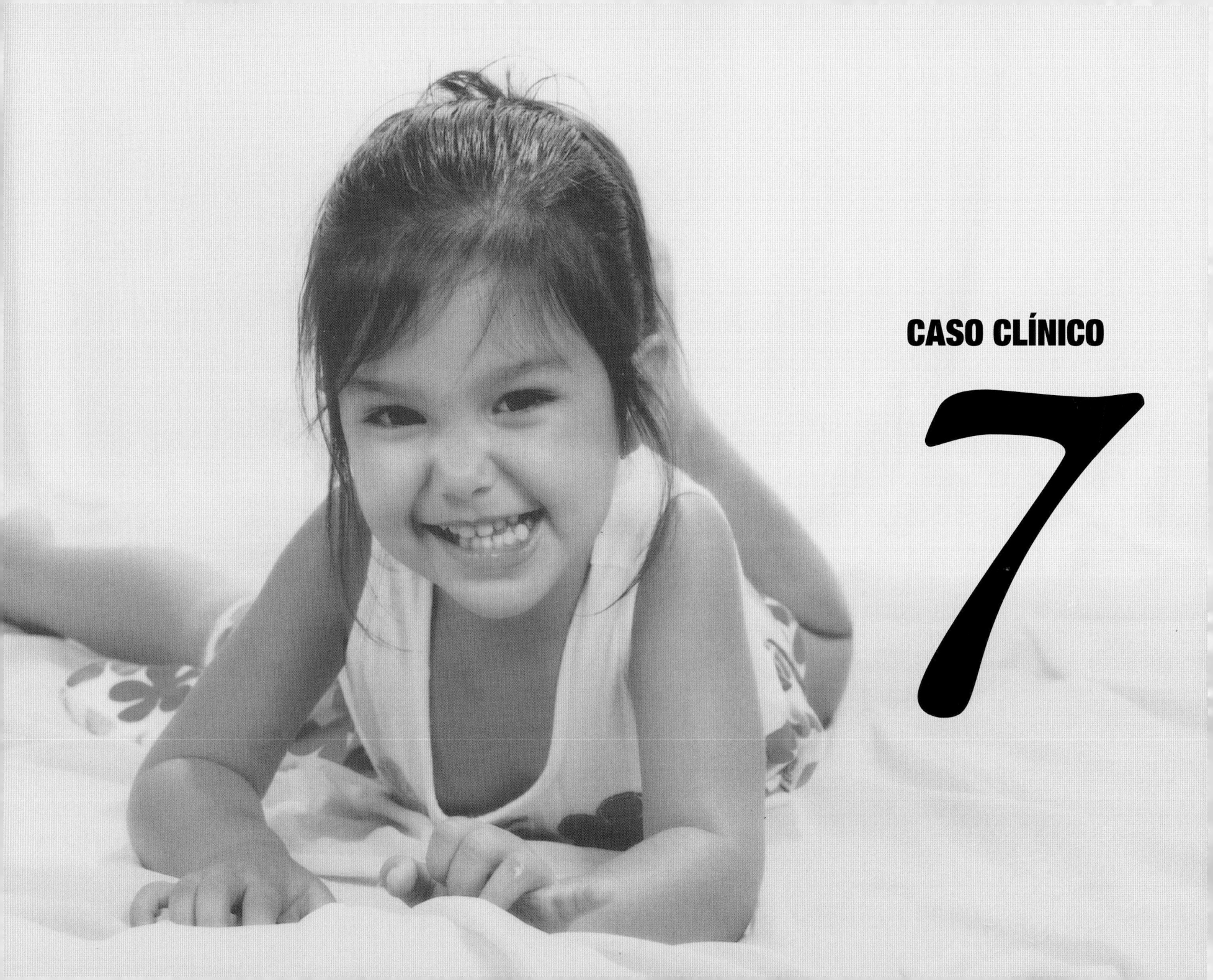

Traumatismo nos Dentes Decíduos
Dilaceração Coronária em Dente Permanente após Traumatismo nos Dentes Decíduos

Isabela Capparelli Cadioli
Mestre e Doutoranda em Odontopediatria da Faculdade de Odontologia da Universidade de São Paulo (FOUSP)
Colaboradora do Centro de Pesquisa e Atendimento de Traumatismo em Dentes Decíduos da Disciplina de Odontopediatria da FOUSP

Anna Carolina Volpi Mello-Moura
Mestre e Doutoranda em Odontopediatria da Faculdade de Odontologia da Universidade de São Paulo (FOUSP)
Colaboradora do Centro de Pesquisa e Atendimento de Traumatismo em Dentes Decíduos da Disciplina de Odontopediatria da FOUSP

Janaina Merli Aldrigui
Mestranda em Odontopediatria da Faculdade de Odontologia da Universidade de São Paulo (FOUSP)
Colaboradora do Centro de Pesquisa e Atendimento de Traumatismo em Dentes Decíduos da Disciplina de Odontopediatria da FOUSP

Marcia Turolla Wanderley
Professora Doutora de Odontopediatria da Faculdade de Odontologia da Universidade de São Paulo (FOUSP)
Coordenadora do Centro de Pesquisa e Atendimento de Traumatismo em Dentes Decíduos da Disciplina de Odontopediatria da FOUSP

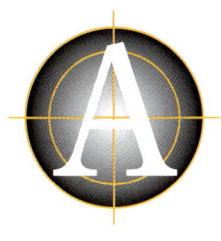

A prevalência de distúrbios do desenvolvimento em dentes permanentes após trauma nos dentes decíduos varia de 12 a 69%. Esses distúrbios ocorrem devido à proximidade entre o ápice do dente decíduo e o germe do sucessor permanente em desenvolvimento. Outros fatores também são relacionados às malformações: a idade da criança na época do trauma (malformações são mais frequentes em crianças mais jovens), estágio de desenvolvimento dental (mancha e hipoplasia do esmalte ocorrem em maior frequência em germes em formação da coroa) e tipo de trauma (intrusão e luxação extrusiva estão mais associados a mancha e hipoplasia do esmalte).

Segundo Andreasen e Andreasen (2001), a dilaceração coronária é uma repercussão para o dente permanente que ocorre em 3% dos casos onde há traumatismo na dentição decídua e é definida como um desvio abrupto do longo eixo da coroa. Esse desvio origina-se de um deslocamento traumático não-axial do tecido duro dental já formado em relação ao tecido mole dental em desenvolvimento.

O caso clínico a seguir descreve alterações na formação dos dentes permanentes após trauma nos dentes decíduos e a integração entre Odontopediatria, Laser e Dentística. Ressaltando a importância de ação conjunta entre esses profissionais.

Paciente do gênero feminino, quando estava com um ano e seis meses de idade escorregou do colo do responsável e caiu no chão, batendo a boca. A criança estava com a chupeta na boca, houve laceração do palato duro, intrusão do dente 61 e luxação lateral do dente 51. Os pais procuraram atendimento em um hospital, onde foi realizada a sutura do palato duro e reposicionamento do dente intruído (61). Após 2 semanas do trauma o dente 61 caiu.

A criança procurou o Centro de Pesquisa e Atendimento de Trauma em Dentes Decíduos da Disciplina de Odontopediatria da FOUSP aos seis anos e nove meses de idade, onde foi realizado o exame clínico e radiográfico.

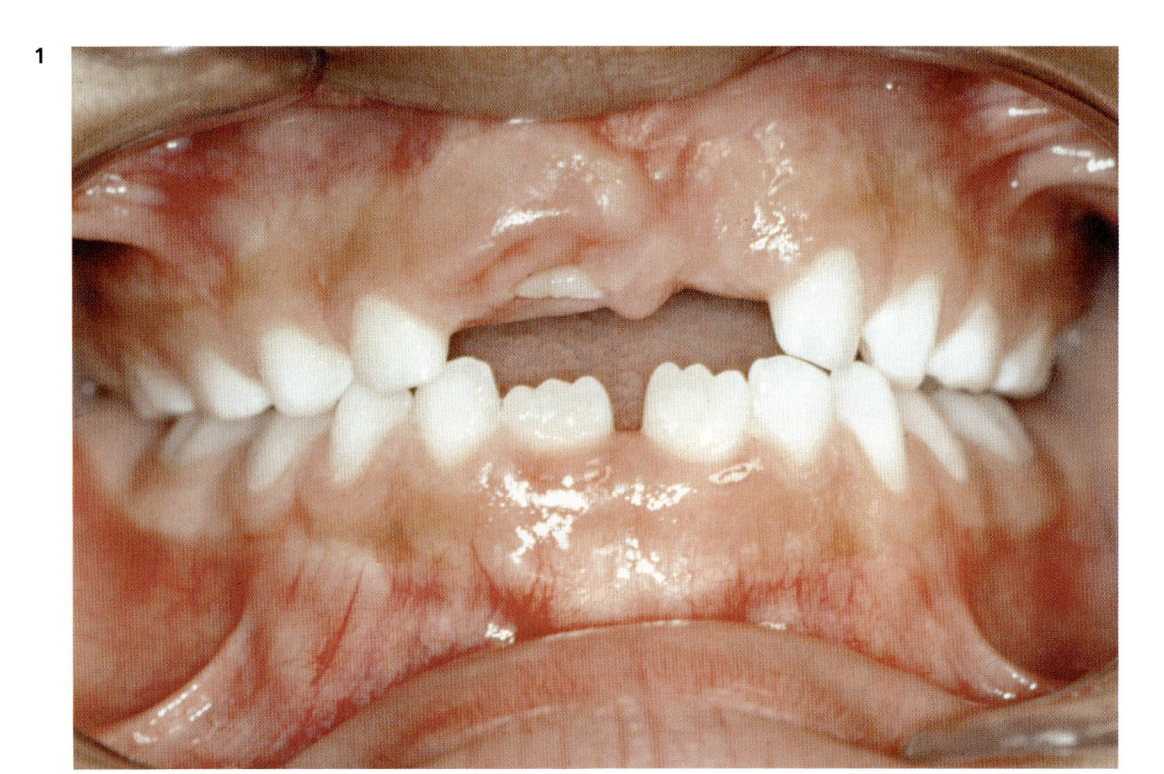

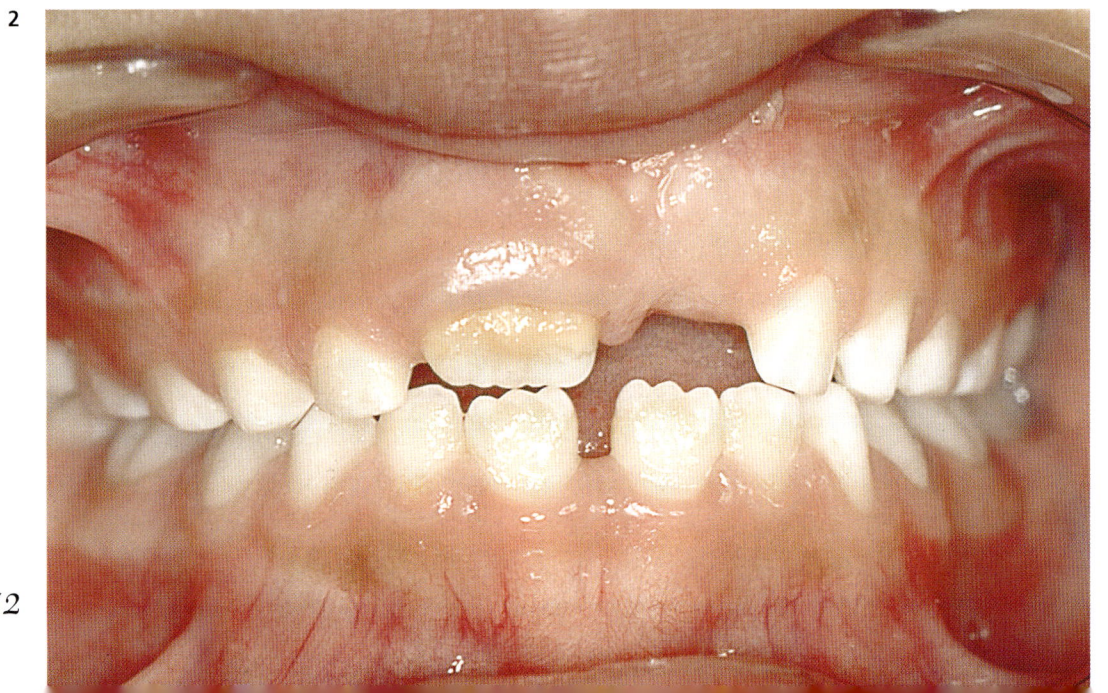

Figura 1. Aspecto clínico do paciente com 6 anos e 9 meses. Observar dente 11 irrompendo e ausência do dente 21, paciente em dentição mista. Histórico: paciente com 1 ano e 6 meses de idade teve intrusão do dente 61 e luxação lateral do dente 51.

Figura 2. Controle clínico após 5 meses do primeiro atendimento no Centro de Pesquisa e Atendimento de Trauma em Dentes Decíduos da Disciplina de Odontopediatria da FOUSP. Observar mancha amarelo-acastanhada e hipoplasia de esmalte no dente 11. Foi realizada a exodontia do dente 62 para facilitar a erupção do dente 21.

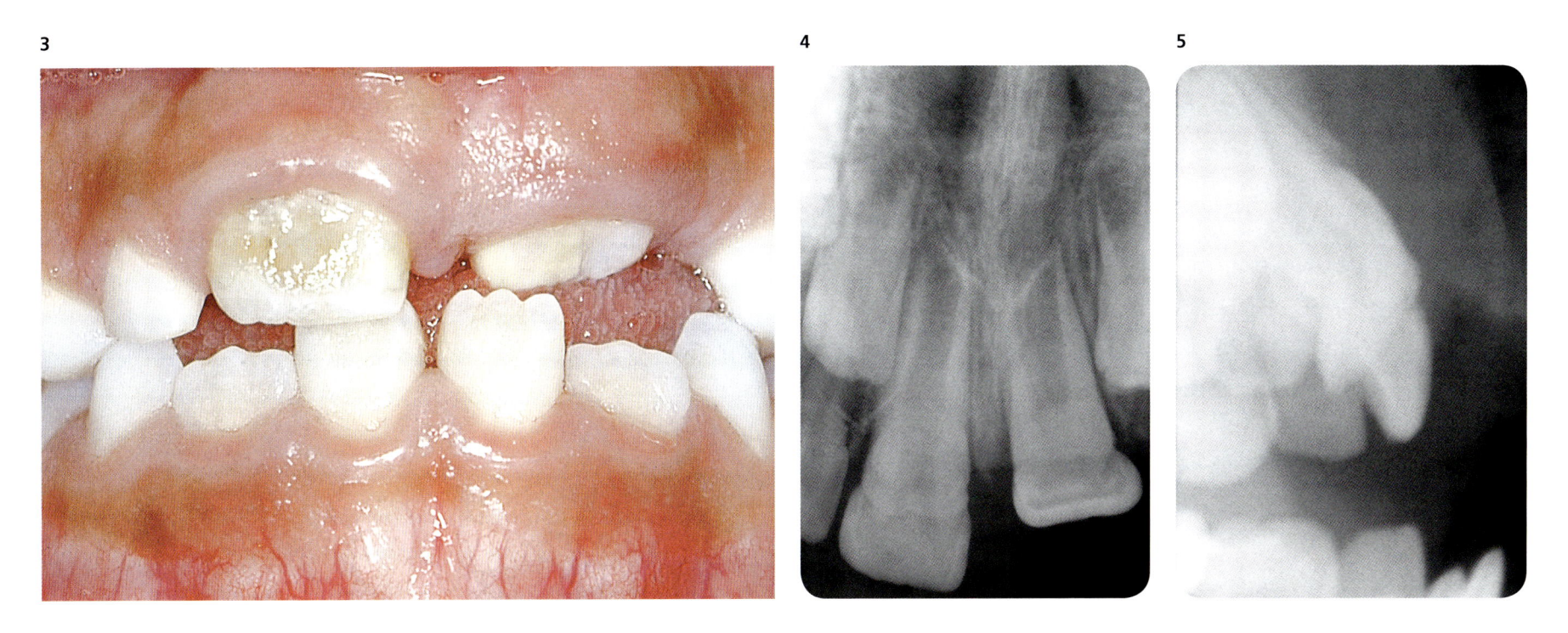

Figura 3. Controle clínico da paciente com 7 anos e 11 meses de idade. Observar 2/3 da coroa do dente 11 e mancha amarelo-acastanhada e hipoplasia de esmalte. Observar a borda incisal do dente 21 também com mancha amarelada e está irrompendo cruzado.

Figura 4. Radiografia periapical. Imagem radiográfica mostrando malformação coronária do dente 11 e dilaceração coronária do dente 21. Observar que a raiz do dente 21 está posicionada corretamente.

Figura 5. Radiografia lateral modificada com filme periapical adulto. Observar dilaceração coronária com angulação entre a coroa e a raiz, fazendo com que a coroa do dente 21 fique posicionada por palatino e a raiz esteja na posição correta.

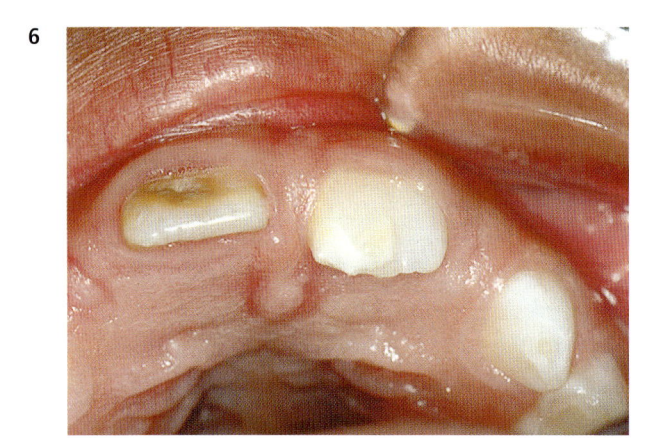

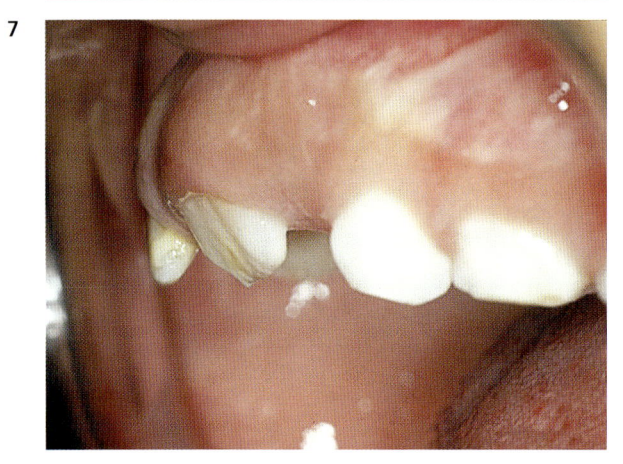

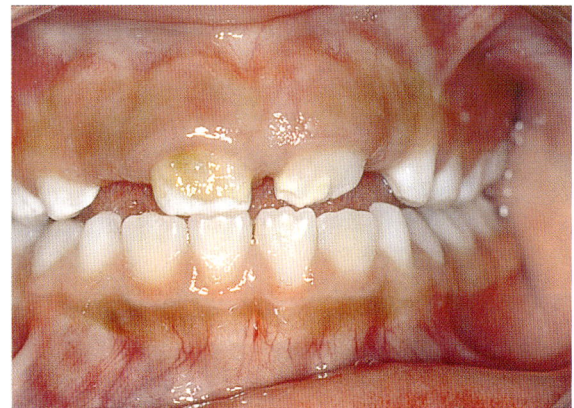

Figura 6. Controle clínico do paciente com 8 anos e 9 meses de idade: observar hipoplasia de esmalte do dente 11 com depressão e perda de estrutura no centro da face vestibular. O dente 21 está palatinizado e perdeu estrutura de esmalte no ângulo mesial.

Figura 7. Observar posição palatinizada do dente 21 devido a dilaceração coronária.

Figura 8. Paciente com 8 anos e 11 meses. Foi realizado aumento da dimensão vertical com resina composta na oclusal dos dentes decíduos posteriores (54, 55, 64 e 65) dando espaço para que o dente 21 erupcione. Além disso, foi feito desgaste incisal do dente 21 para auxiliar na sua erupção e evitar o trauma oclusal. O desgaste foi pequeno, de forma a tirá-lo de oclusão, foi realizado sem anestesia e depois foi realizado aplicação de verniz de flúor. Observar perda de estrutura de esmalte no ângulo incisal do dente 21 devido ao trauma oclusal.

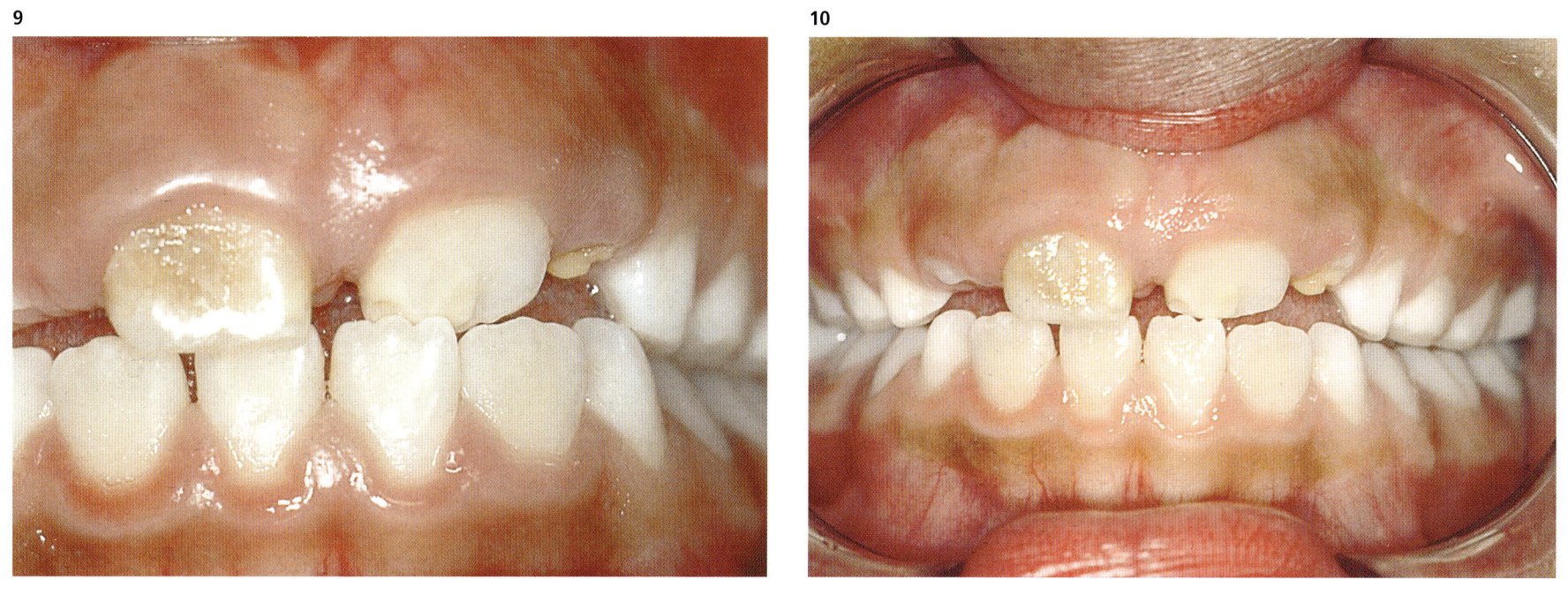

CASO CLÍNICO 7
Traumatismo nos Dentes Decíduos: Dilaceração Coronária em Dente Permanente após Traumatismo nos Dentes Decíduos

Figura 9. Paciente com 9 anos e 1 mês. Observar que o dente 21 conseguiu erupcionar mais, no entanto ficou cruzado devido a posição da coroa que palatinizada. O dente 22 esta irrompendo com alteração estrutural na coroa. Nessa consulta foi realizado novo aumento da dimensão vertical com resina nos dentes posteriores e desgaste incisal no dente 21.

Figura 10. Após 1 mês foi realizado novamente o desgaste incisal do dente 21 e aplicação de verniz de flúor.

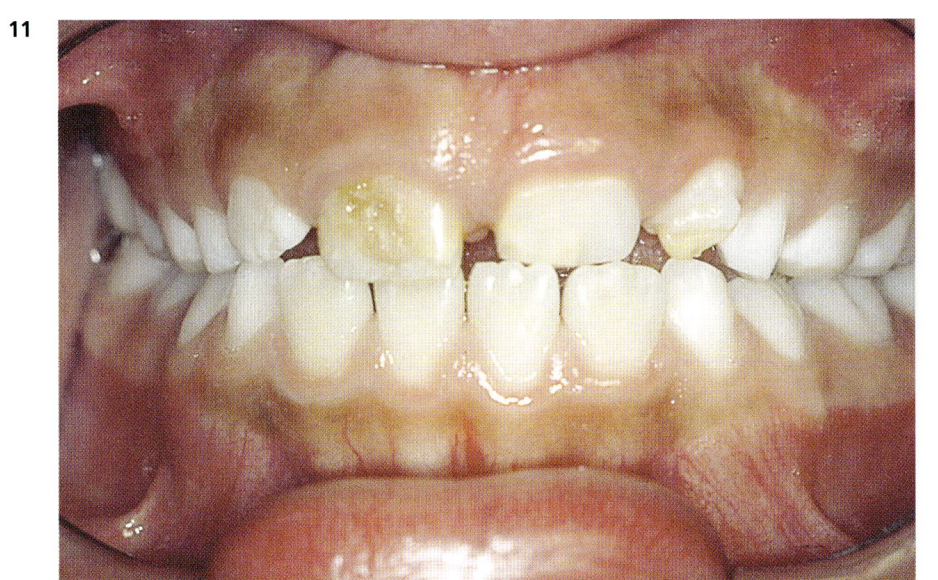

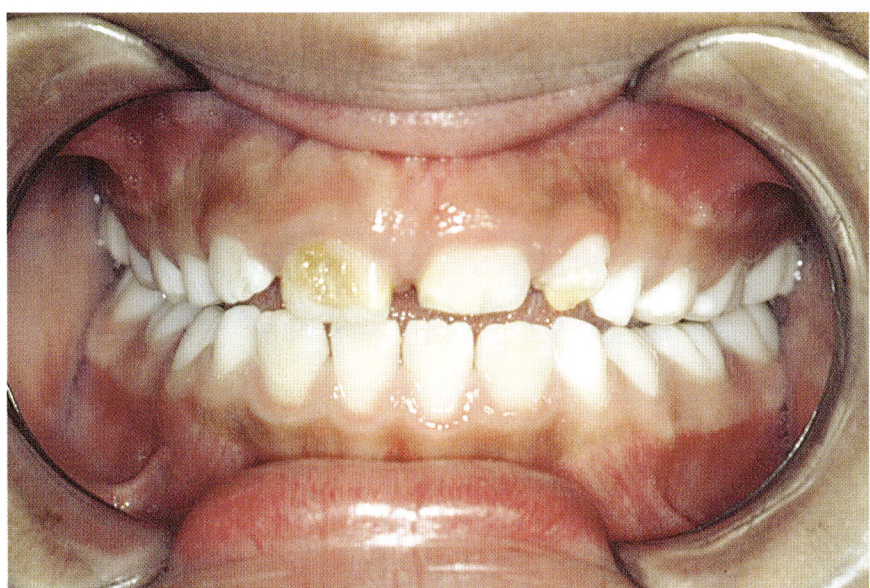

Figura 11. Paciente com 9 anos e 8 meses: observar dente 21 cruzado. O dente 22 irrompeu com hipoplasia de esmalte e mancha amarelada na região incisal.

Figura 12. Paciente com 9 anos e 8 meses: após novo aumento da dimensão vertical com resina composta na oclusal dos dentes posteriores (55, 54, 64 e 65) e desgaste incisal do dente 21, tirando-o de oclusão.

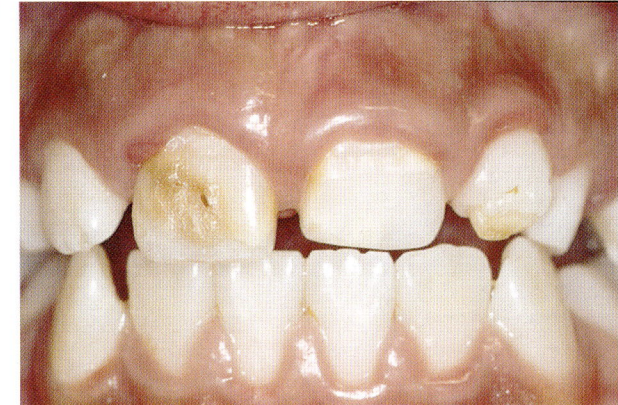

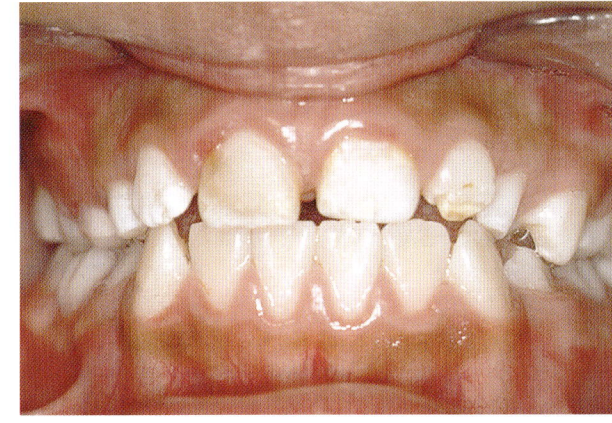

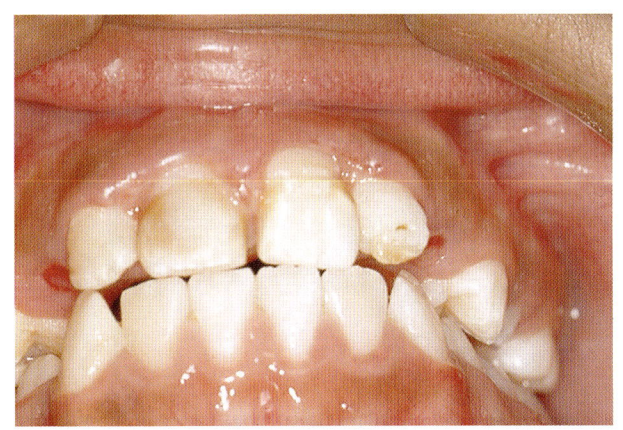

Figura 13. Paciente com 11 anos e 5 meses de idade. Observa-se mordida em topo do dente 21. Na região da hipoplasia do dente 11 ocorreu desmineralização, foi realizada restauração provisória de cimento de ionômero de vidro.

Figura 14. Paciente com 11 anos e 8 meses de idade. Dente 12 com mancha branca na incisal e hipoplasia, dente 11 com restauração provisória, dente 21 em topo com hipoplasia de esmalte e mancha brando amarelada na região incisal. Foi indicado realizar gengivoplastia para a restauração definitiva, pois foi observado que a hipoplasia se estendia abaixo da gengiva devido a fase de erupção dos dentes.

Figura 15. Cicatrização 5 dias após gengivoplastia com laser. Observar exposição da região cervical para restauração.

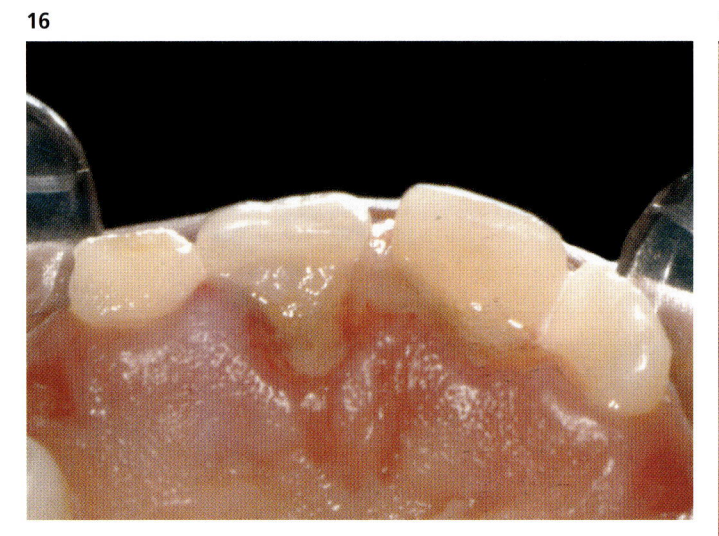

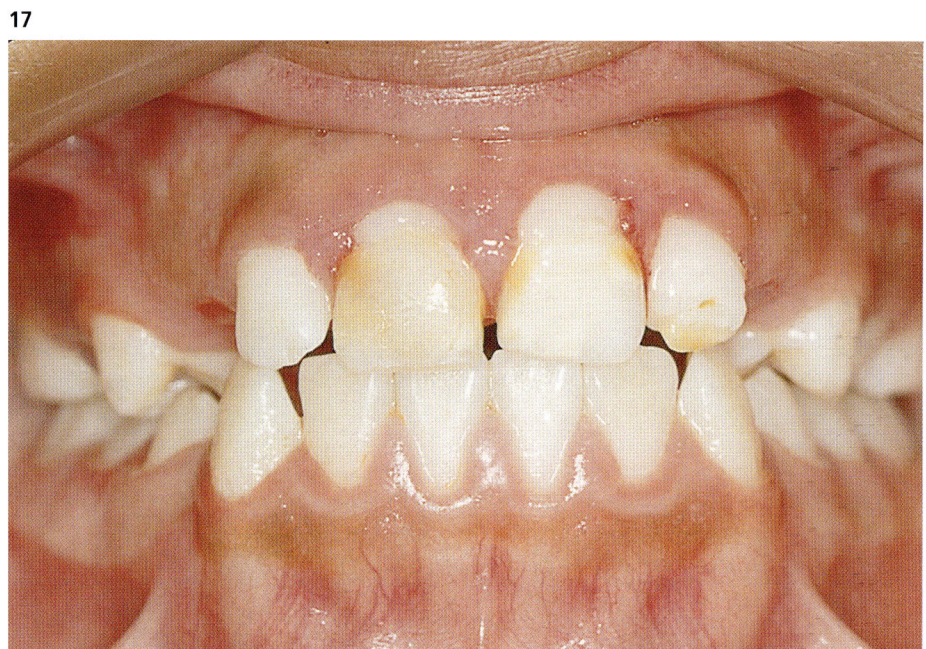

Figura 16. Vista da região palatina 5 dias após gengivoplastia. Observar malformação palatina na coroa do dente 21.

Figura 17. Cicatrização após 18 dias da gengivoplastia com laser.

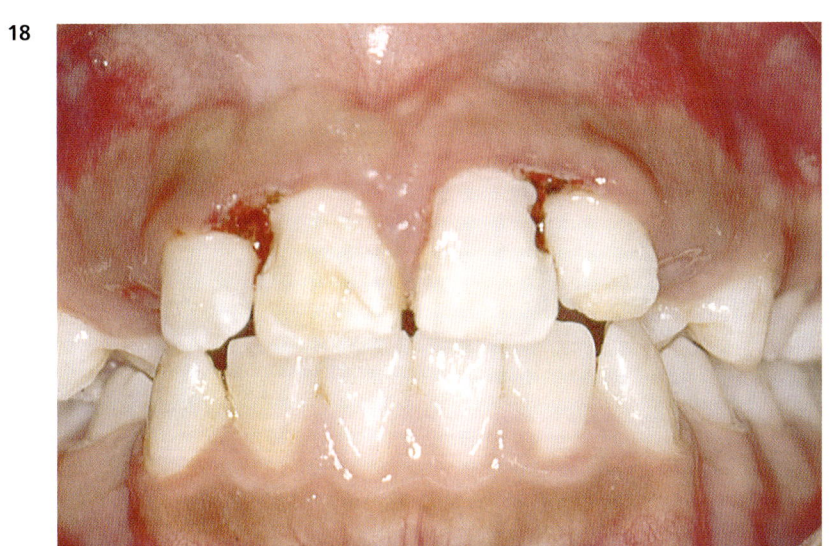

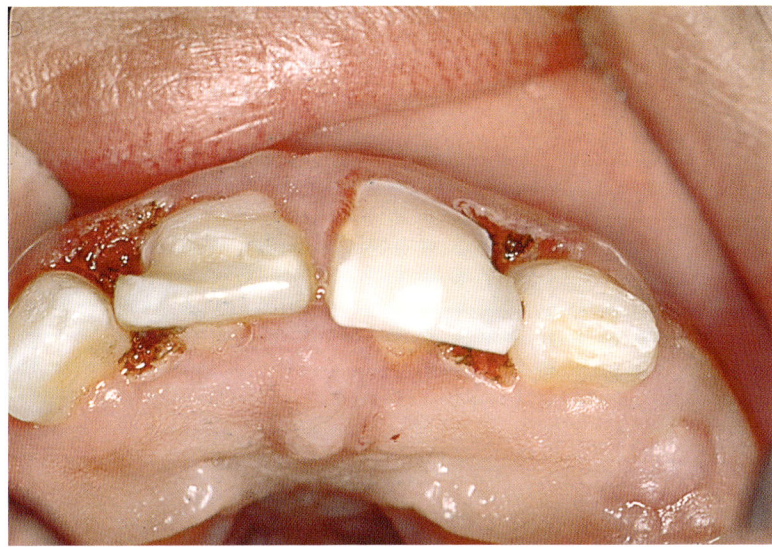

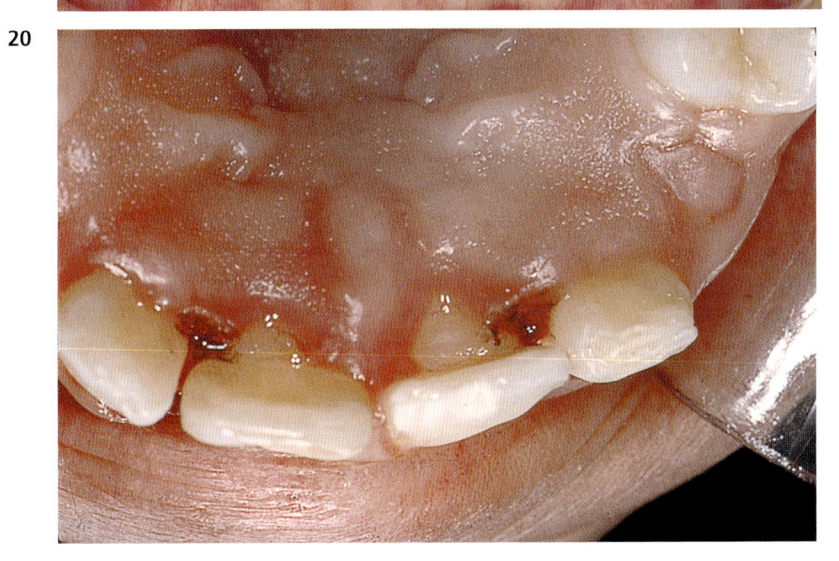

Figura 18. Preparo dos dentes 11, 21 e 22 para restauração estética. Foi preciso realizar nova gengivoplastia na região distal dos dentes 11 e 21.

Figura 19. Vista incisal do preparo dos dentes 11, 21 e 22 para restauração estética.

Figura 20. Vista palatina do preparo dos dentes 11, 21 e 22 para restauração estética.

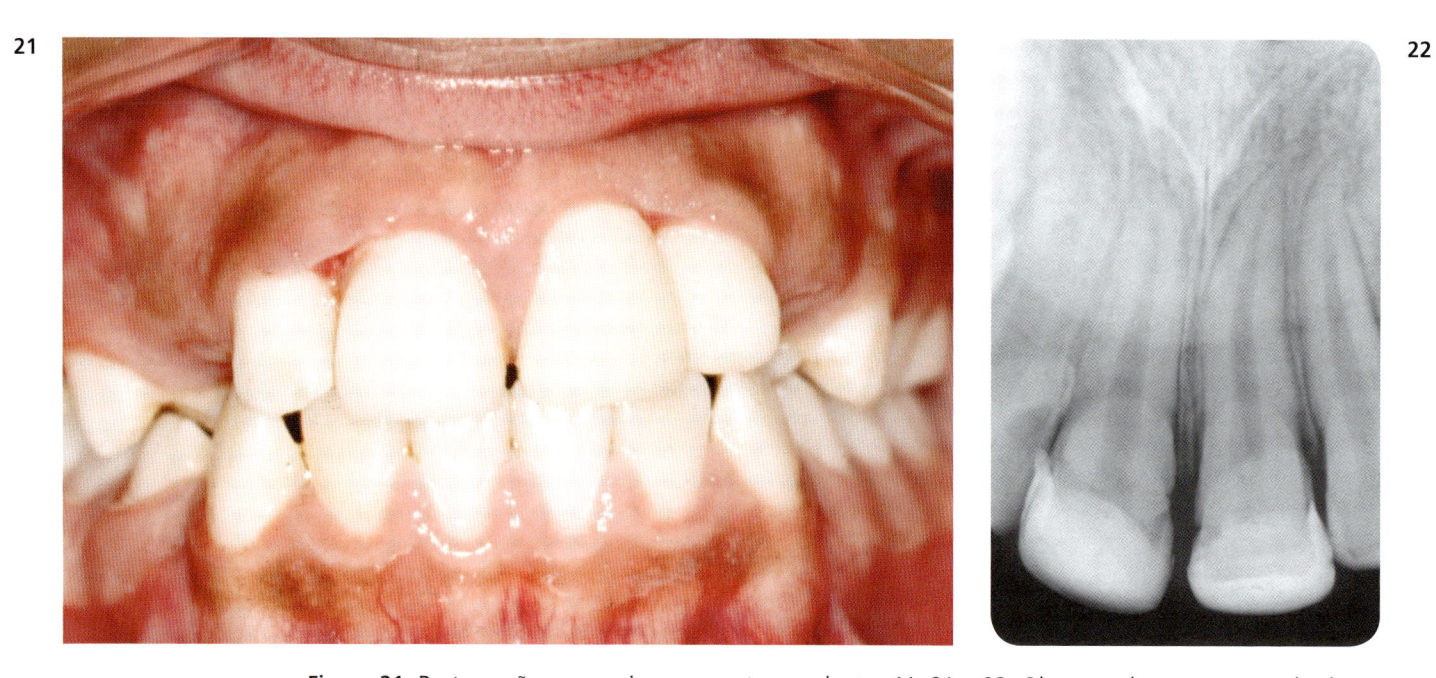

Figura 21. Restauração com resina composta nos dentes 11, 21 e 22. Observar descruzamento do dente 21 e restabelecimento da estética, fator estético importante para a paciente que estava com 12 anos e 4 meses de idade.

Figura 22. Radiografia periapical após as restaurações de resina composta: observar formação radicular normal dos incisivos permanentes.

AGRADECIMENTOS

A todos os colaboradores e estagiários, dentistas e alunos de graduação, que participam ou participaram do atendimento dos pacientes do Centro de Pesquisa e Atendimento de Traumatismo em Dentes Decíduos da Disciplina de Odontopediatria da FOUSP (Faculdade de Odontologia da Universidade de São Paulo). Agradecimento especial ao LELO-FOUSP (Laboratório Especial de Laser em odontologia), a Profa. Dra. Marcela Marquezan e a Especialista em Dentística Dra. Priscilla Maria Volpi Mello.

REFERÊNCIAS

Andreasen JO, Andreasen FM. Texto e atlas colorido de traumatismo dental. 3ª ed. Tradução Gabriela Soares, Cristiano Boschetto e Ilson José Soares. Porto Alegre: Artmed Editora, 2001. p.770.

Andreasen JO, Ravn JJ. The effect of traumatic injuries to primary teeth on their permanent sucessors. II. A clinical an radiographic follow-up study of 213 teeth. Scand J Dent Res 1971; 77: 284-294.

Bonecker MJS, Wanderley MT, Bonini GAVC, Oliveira LB. Lesões traumáticas em dentes decíduos e permanentes jovens. Programa de Atualização em Odontologia Preventiva e Saúde Coletiva (PRO-ODONTO/Prevenção) 2007;2:75-139.

Bonini G, Wanderley MT, Rodrigues CRMD. Intrusão em dentes decíduos traumatizados: prevalência e repercussões. [resumo Pc199]. Braz Oral Research 2006a; 20(suplem): 292.

Guedes-Pinto AC, Wanderley MT, Cadioli IC, Mello-Moura ACV. Abordagem integral do traumatismo na dentição decídua. In: (Coord.) Baldacci Filho R, Macedo MCS. 25º CIOSP – Atualização Clínica em Odontologia. Artes Médicas: São Paulo, 2007; cap 17, p.413-35.

Wanderley MT, Butini LO. Lesões Traumáticas na dentição decídua. In: Guedes-Pinto AC, Bonecker M, Rodrigues CRMD. Fundamentos de Odontologia: Odontopediatria. São Paulo: Santos, 2009. Cap. 17. p.301-27.

Wanderley MT, Guedes CC, Bussadori SK. Traumatismo em dentes decíduos. In: Fernandes KPS, Puertas KV, Wanderley MT, Guedes CC, Bussadori SK. Traumatismo Dentoalveolar - Passo a passo permanentes e decíduos. São Paulo: Livraria Santos Editora, 2009. p.159-214.

Wanderley MT, Guedes-Pinto AC. Traumatismo em dentes decíduos e suas repercussões para as dentições. In: Guedes-Pinto AC, Issáo M. Manual de Odontopediatria. 11ª ed. São Paulo: Santos, 2006; p.267-285.

Wanderley MT, Mello-Moura ACV, Moura-Neto C, Bonini GAVC, Cadioli IC, Prokopowitsch I. Lesões traumáticas em dentes decíduos e permanentes. In: Guedes-Pinto AC. Odontopediatria. 8ª ed. São Paulo: Santos, 2009. p.712-64.

Wanderley MT, Trindade CP, Corrêa MSNP. Reabilitação Protética em Odontopediatria. In: Corrêa MSNP. Odontopediatria na Primeira Infância. 2ª ed. São Paulo: Santos, 2005. p. 607-28.

Wanderley MT, Verrastro AP. Reabilitação e Prótese em Odontopediatria. In: Guedes-Pinto AC, Bonecker M, Rodrigues CRMD. Fundamentos de Odontologia: Odontopediatria. São Paulo: Santos, 2009. Cap. 17. p.329-55.

CASO CLÍNICO

8

Ana Paula Martins Gomes
Professora Adjunta da Disciplina de Endodontia da Faculdade de
Odontologia de São José dos Campos – UNESP

Eduardo Galera da Silva
Professor Doutor da Disciplina de Clínica Integrada da Faculdade de
Odontologia de São José dos Campos – UNESP

Traumatismo Dentário e Ação Interdisciplinar

Avulsão de Dente com Ápice Completo

As lesões traumáticas na dentição permanente podem ser consideradas como um dos maiores desafios da Odontologia atualmente. Suas causas são bem conhecidas, mas os protocolos de tratamento e prognóstico dos casos ainda representam um campo aberto a novos estudos. Obviamente, diante dos inúmeros problemas que norteiam o assunto, nossa atenção deveria se voltar para os programas de prevenção dos traumatismos dentários, mas nem sempre isto é possível.

O traumatismo dentário é uma ocorrência que, além da Dentística e Endodontia, pode envolver outras especialidades odontológicas como a Cirurgia, Periodontia, Ortodontia e Prótese, sendo que, na maioria das vezes o clínico geral é quem realiza os primeiros procedimentos. A complexidade de fatores que envolvem o prognóstico, planejamento e execução dos tratamentos resulta numa grande variedade de opções para a resolução clínica dos casos e longos períodos de acompanhamento. Devido a isto, faz-se necessária uma documentação precisa e orientação do paciente, conscientizando-o das implicações e prognóstico do caso (Araujo & Valera, 1999).

Tratando-se de um assunto complexo e que exige constante atualização, o profissional deve manter-se atento às novas técnicas e materiais utilizados para o tratamento das lesões traumáticas. O objetivo deste capítulo é contribuir para a orientação dos profissionais que atuam em clínica geral, descrevendo alguns procedimentos interdisciplinares utilizados na resolução de um caso clínico de avulsão dental.

Considerações sobre avulsão dental

Dentre os vários tipos de traumatismo dentário, um dos mais graves, sem dúvida, é a avulsão dental. A avulsão se caracteriza pelo completo deslocamento do dente do interior de seu alvéolo, sendo predominante no sexo masculino, na faixa etária entre 7 e 10 anos. É uma injúria complexa que afeta múltiplos tecidos, necessitando de um tratamento rápido e interdisciplinar para sua resolução.

Após a avulsão, o resultado final de um reimplante é quase inteiramente dependente do período e da manipulação extra-oral. A abordagem inicial do paciente tem papel decisivo no sucesso ou insucesso do tratamento da avulsão. Este fato confere uma grande responsabilidade ao profissional que realiza este atendimento.

A primeira atitude a se pensar em dentes avulsionados é que devem ser reimplantados imediatamente ou tão rapidamente quanto possível. Esta filosofia baseia-se na vitalidade das células do ligamento periodontal que decresce à medida que aumenta o tempo extra-alveolar. Na impossibilidade do reimplante, o dente, imediatamente após o acidente, deverá ser colocado em meio líquido para ser transportado até o dentista, que deverá reimplantá-lo tão breve quanto possível (Melo, 1998). Os seguintes meios de armazenamento podem ser utilizados para o transporte dos dentes avulsionados: solução salina fisiológica, meios de cultura tecidual (Solução salina balanceada de Hank e Viaspan), leite e saliva.

Como sequelas após a avulsão e reimplante poderão ser observadas anquilose e reabsorção radicular (inflamatória ou substitutiva). A anquilose é uma condição de fusão entre o osso e a superfície do cemento radicular, com o desaparecimento do espaço periodontal. A reabsorção radicular inflamatória é um processo progressivo e com frequência está associado a um dente reimplantado. O exame radiográfico mostra a presença de áreas radiolúcidas, tanto no dente como no osso adjacente, com aspecto arredondado ou em "forma de tigela". Na reabsorção substitutiva, o processo de reabsorção avança na dentina, que vai sendo substituída por osso. Não há um tratamento específico para as reabsorções substitutivas, sendo a prevenção do desenvolvimento do processo de suma importância. Devido a isto, todos os dentes avulsionados devem ser acompanhados por um longo período (no mínimo 5 anos) para avaliação da presença ou não de anquilose ou reabsorção radicular (inflamatória ou substitutiva).

Reimplante Imediato e Ação Interdisciplinar: Endodontia, Dentística, Cirurgia, Periodontia e Ortodontia

Paciente do sexo feminino, com 18 anos de idade, foi vítima de um acidente com motocicleta. Após o acidente, a paciente recebeu o primeiro atendimento no Hospital Municipal, onde foi constatada a avulsão dos dentes 21 e 22. Alguns voluntários retornaram ao local do acidente e localizaram apenas o dente 21. O reimplante do referido elemento foi realizado 2 horas após o acidente, caracterizando um reimplante mediato com condição de armazenamento desfavorável do dente (período extra-alveolar em meio seco maior que 60 minutos). No Pronto Atendimento do Hospital foi realizada a contenção do dente 21 com cimento cirúrgico.

Decorridos 10 dias, a paciente procurou atendimento na Disciplina de Clínica Integrada da Faculdade de Odontologia de São José dos Campos – UNESP. Para a resolução do caso, foi necessário um atendimento interdisciplinar envolvendo Endodontia, Dentística, Cirurgia, Periodontia e Ortodontia.

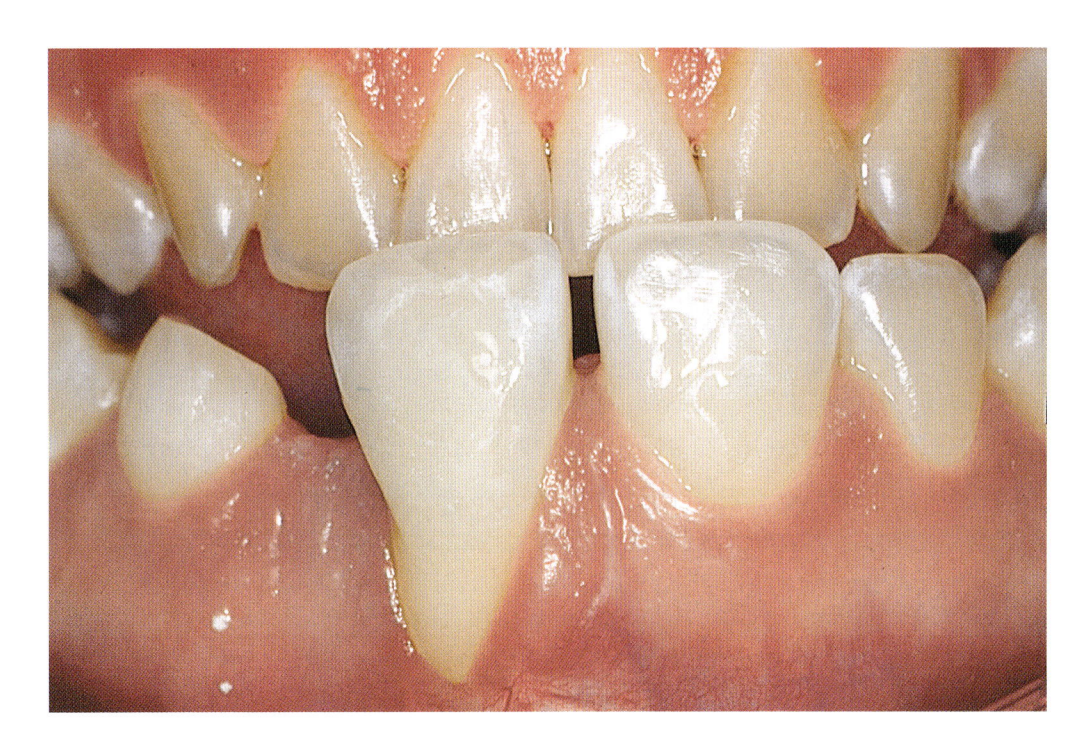

Figura 1. Aspecto clínico inicial evidenciando ligeiro deslocamento do dente 21 em relação ao dente 11 após 10 dias do reimplante. Notar o recobrimento incompleto da raiz por tecido ósseo e gengival. Foi constatada a ausência dos dentes 22 e 23 e a presença de um canino superior decíduo (63).

Protocolo Terapêutico recomendado nos casos de avulsão em dentes com ápice completo e período extra-alveolar em meio seco acima de 2 horas (Primeira sessão de atendimento): remoção do ligamento periodontal com curetas, imersão do dente em uma solução de fluoreto de sódio a 2,4% acidulada durante 20 minutos e enxague com solução salina fisiológica. O alvéolo deverá estar livre do coágulo para que se possa adaptar perfeitamente a raiz em sua posição original. A remoção do coágulo deverá ser realizada utilizando abundante irrigação com solução salina fisiológica. Reimplante do dente em seu alvéolo e fixação semi-rígida com fio de nylon e resina composta por 7 a 14 dias. Administração de antibioticoterapia sistêmica por 7 dias e vacina anti-tetânica. Prescrição de bochechos com digluconato de clorexidina a 0,12% por 7 a 14 dias (enquanto a fixação semi-rígida for mantida).

Figura 2. Exame radiográfico inicial: A radiografia inicial evidenciou a presença de um canino superior incluso (23) e a permanência de um dente decíduo (63). Observar o deslocamento do dente 21 em relação ao seu alvéolo.

Contenção: Como o dente 21 ainda apresentava mobilidade, foi realizada uma fixação semi-rígida com resina composta e fio de nylon por mais 7 dias. A fixação semi-rígida (que permite pequena movimentação do dente durante o período de cicatrização) deve ser mantida por períodos curtos (7 a 14 dias) nos casos de avulsão. Se houver fratura alveolar, a fixação deve ser rígida por um período de 4 a 8 semanas. Uma boa higiene oral é necessária no período de cicatrização. A paciente foi orientada a realizar a escovação com uma escova dental macia e bochechos com solução de digluconato de clorexidina a 0,12% durante uma semana.

Tratamento endodôntico: Nos casos de avulsão em dentes com ápice completo, a segunda sessão de atendimento deve ser realizada 7 a 14 dias após o reimplante e contenção. Como, neste caso, o dente havia sido reimplantado há 10 dias, logo após a realização da fixação semi-rígida, foi iniciado o tratamento endodôntico. Após anestesia e isolamento absoluto do campo operatório, foi realizada a abertura coronária, odontometria e preparo biomecânico (1 mm aquém do ápice radicular), utilizando como solução irrigadora o hipoclorito de sódio a 1%. Concluído o preparo biomecânico, o canal foi inundado com EDTA (3 minutos) para remoção da *smear layer* e irrigado com solução salina fisiológica. Foi realizado o preenchimento do canal com pasta de hidróxido de cálcio (Pasta Calen, S.S.White) e o selamento coronário com cimento temporário.

Trocas periódicas de medicação intra-canal: As trocas de medicação intra-canal (pasta de hidróxido de cálcio) devem ser realizadas a cada 60 dias por um período mínimo de 12 meses.

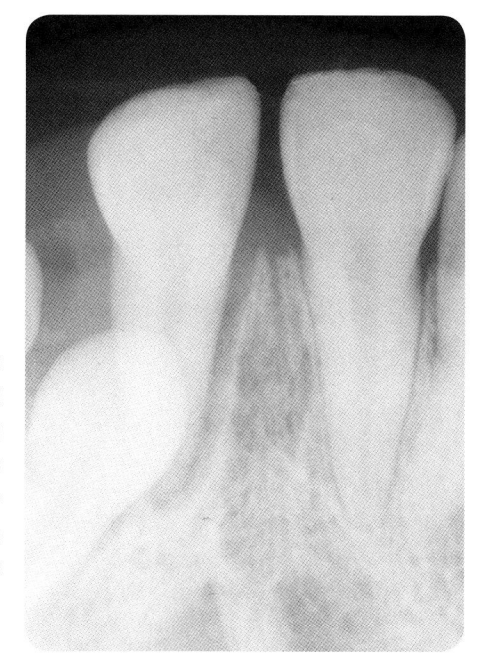

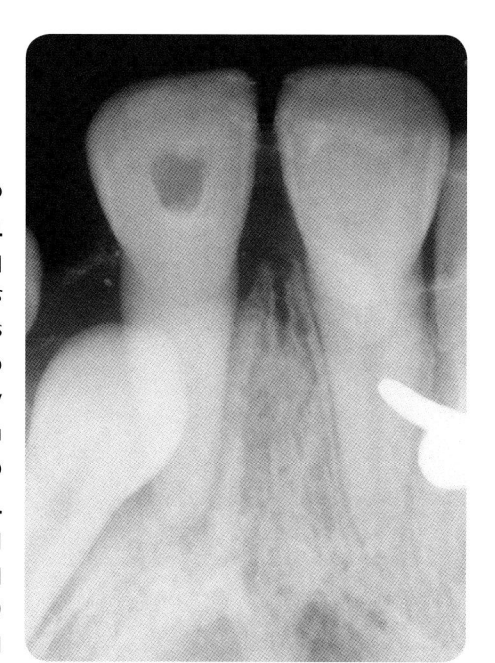

Figura 3. Radiografia evidenciando o preenchimento do canal radicular com pasta de hidróxido de cálcio (ainda sob isolamento absoluto e sem o selamento coronário provisório). Radiograficamente, o curativo com hidróxido de cálcio tem a mesma radiodensidade da dentina. Observar o aspecto mais favorável do espaço do ligamento periodontal após 30 dias do reimplante.

Figura 4. Avaliação radiográfica 3 meses após o reimplante. Observar o preenchimento do canal com medicação (pasta de hidróxido de cálcio) e a ausência da lâmina dura, sugerindo a presença de anquilose.

Avaliação clínica e radiográfica periódica: Os dentes reimplantados devem ser avaliados em intervalos regulares para avaliar a presença de anquilose ou reabsorção radicular (substitutiva ou inflamatória). É recomendável realizar um exame radiográfico após 30 dias, 3 meses e 6 meses do reimplante. Após esse período, a cada 4 ou 6 meses (dependendo da evolução do caso) deverá ser realizado um novo exame radiográfico por um período mínimo de 5 anos. No caso de um dano extenso ao ligamento periodontal (longo período de tempo extra-alveolar), pode-se esperar uma reabsorção gradual e progressiva do dente devido à remodelação inerente ao osso. Este processo é bastante ativo em crianças, nas quais a longevidade do dente traumatizado pode ser limitada a alguns anos, enquanto que, em adultos, a reabsorção por substituição é significativamente mais lenta, permitindo que o dente afetado sobreviva 10 ou 20 anos.

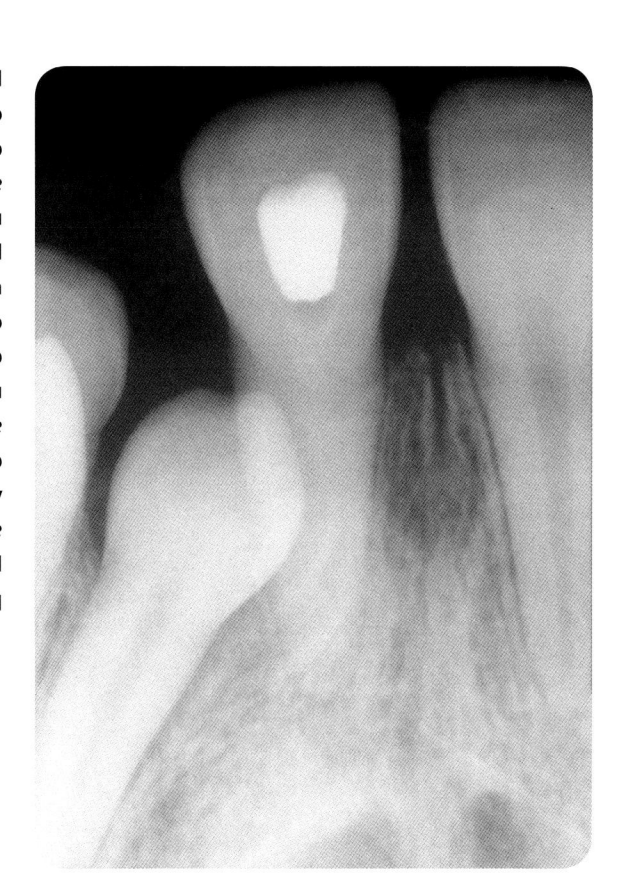

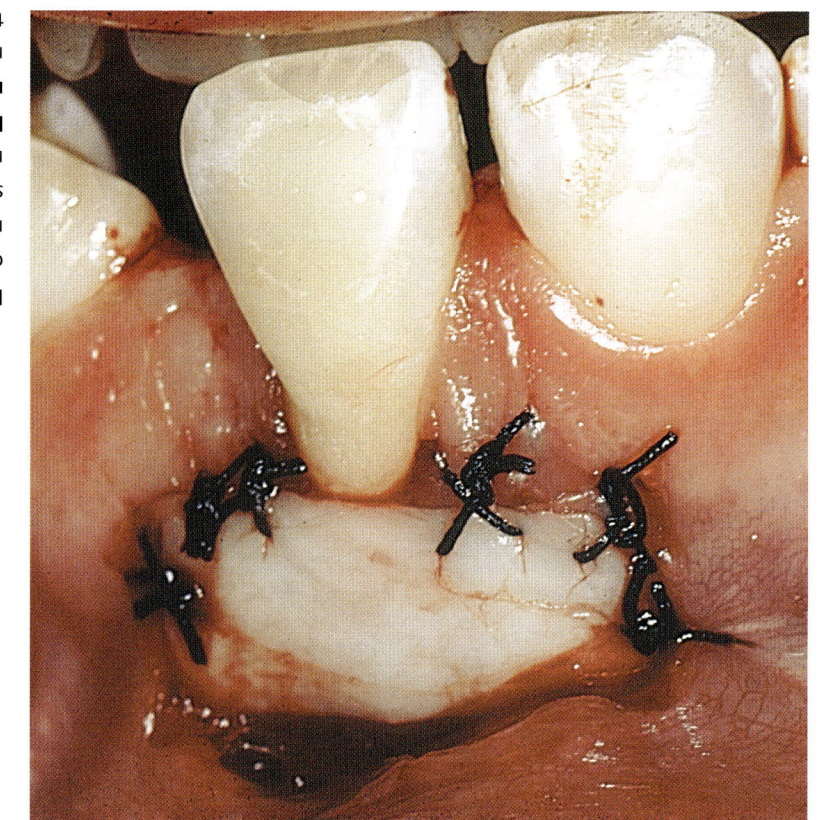

Figura 5. Para possibilitar o recobrimento da superfície radicular exposta, foram necessárias 2 cirurgias periodontais. A primeira cirurgia foi realizada após 12 meses do reimplante. Foi obtido um pequeno enxerto de tecido do palato da paciente e inserido sobre a superfície radicular do dente 21. Observar o aspecto clínico final após a primeira cirurgia periodontal e sutura do enxerto.

Protocolo recomendado para a realização do recobrimento radicular (Tratamento periodontal): Anestesia da área doadora para obtenção do enxerto. Preferencialmente, o local de eleição da área doadora vai do final das rugosidades palatinas até a mesial de segundos molares. A extremidade coronal do enxerto deverá distar cerca de 3 a 4 mm da margem gengival para permitir uma quantidade adequada de tecido remanescente, minimizando o risco de necrose deste, o que poderia acarretar recessão gengival. A área doadora deve então ser demarcada nas dimensões necessárias e o enxerto removido. O tecido deverá ter cerca de 1 mm a 1,5 mm de espessura. Deve-se realizar compressão com gaze umedecida em soro fisiológico durante 3 a 5 minutos sobre a área doadora. Se persistir hemorragia após esse período, pode ser realizada sutura no local. Esta área doadora deve ser protegida com cimento cirúrgico ou placa acrílica previamente confeccionada. O enxerto deve então ser levado ao leito receptor e suturado. A sutura deve ser realizada em periósteo ou mucosa ceratinizada, garantindo a imobilidade do enxerto. Toda essa área receptora deverá ser protegida com cimento cirúrgico por 7 a 10 dias. Uma das limitações estéticas da técnica de recobrimento radicular com enxerto gengival livre é que, em geral, a coloração da mucosa formada é mais esbranquiçada.

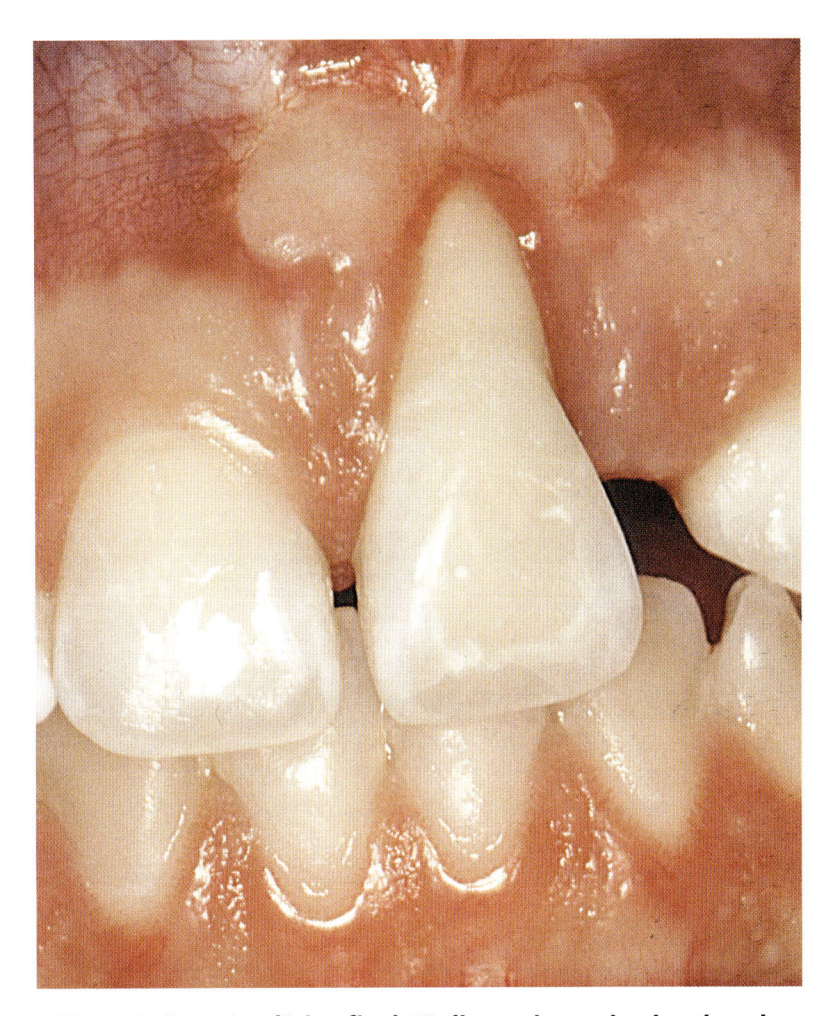

Figura 6. Aspecto clínico final 60 dias após a primeira cirurgia periodontal: O resultado final estético foi considerado insatisfatório 60 dias após a primeira cirurgia periodontal. Optou-se pela realização de uma segunda cirurgia periodontal para obtenção de um recobrimento radicular mais adequado. Observar a presença de uma área de mucosa ceratinizada com coloração esbranquiçada na região apical da raiz do dente 21.

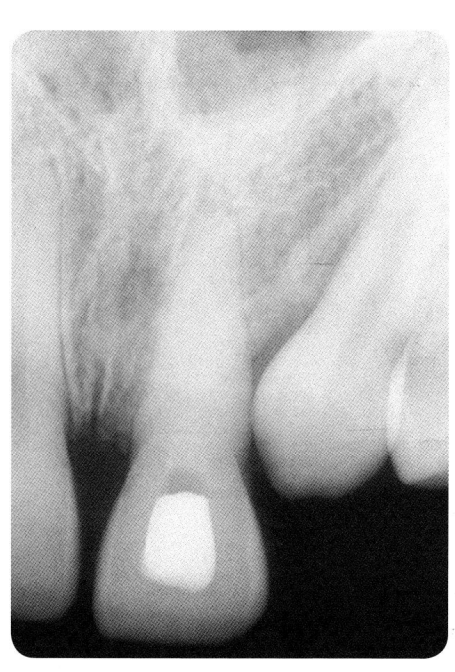

Figura 7. Avaliação radiográfica 20 meses após o reimplante. Observar o preenchimento do canal com medicação (pasta de hidróxido de cálcio) e a ausência da lâmina dura, sugerindo a presença de anquilose. Observar a exfoliação do dente decíduo (63).

Diagnóstico clínico e radiográfico da anquilose e reabsorção por substituição: Clinicamente, a anquilose é caracterizada pela falta de mobilidade do dente afetado, podendo ser diagnosticada 4 a 6 semanas após o reimplante. A observação de um som alto à percussão no dente anquilosado difere do som obtido quando se faz percussão nos dentes vizinhos. As características radiográficas de um dente anquilosado ou acometido de reabsorção por substituição são a obliteração do espaço periodontal por osso e um contorno radicular irregular.

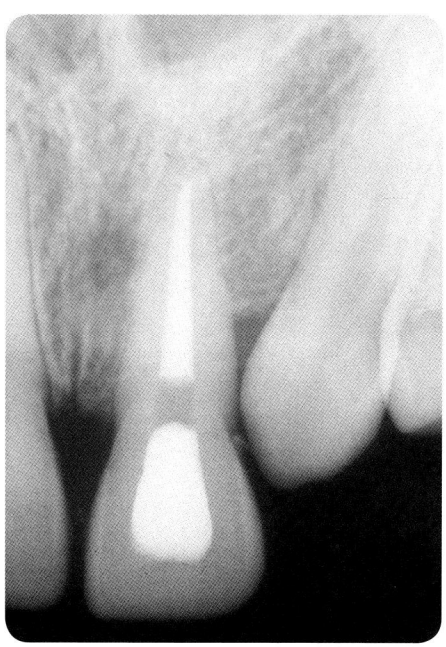

Figura 8. Obturação do canal radicular após 2 anos do reimplante e medicação intra-canal com hidróxido de cálcio. O acompanhamento radiográfico durante esse período (2 anos) não evidenciou progressão do processo de anquilose. Observar a modificação na posição do canino superior em relação ao início do tratamento. O canal radicular foi obturado com cones de guta-percha e cimento (Sealapex, Kerr/Sybron) pela técnica da condensação lateral ativa.

Obturação do canal radicular: A obturação do canal com cones de guta-percha e cimento obturador pode ser realizada após 12 a 24 meses do início do tratamento, se, ao exame radiográfico, não for observada descontinuidade da lâmina dura ou reabsorção radicular.

Tratamento restaurador: Na sessão seguinte, uma semana após a obturação do canal radicular, foi realizada a restauração do dente 21 com adesivo dentinário e resina composta para selamento da abertura coronária. Nos casos onde existe fratura coronária associada, é importante restaurar o dente antes da obturação final do canal radicular, pois o tratamento pode se estender por meses ou até anos, e o paciente deve ser reintegrado às suas atividades sociais e profissionais.

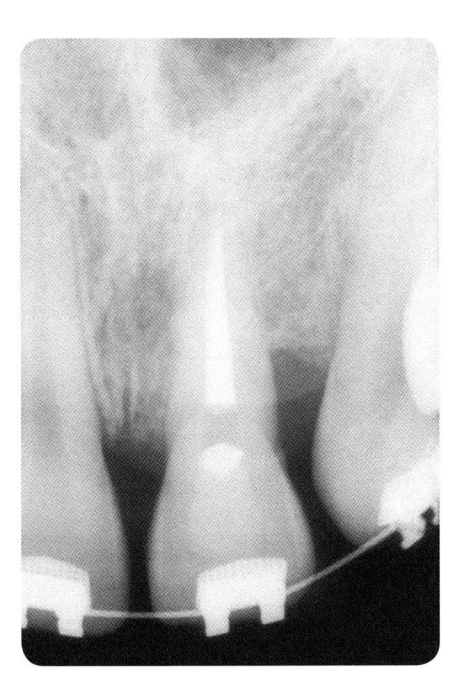

Figura 9. Seguindo-se ao tratamento interdisciplinar, foi iniciado o planejamento ortodôntico do caso. Para que o aparelho fixo fosse instalado, foi necessária a exposição cirúrgica da coroa clínica do dente 23 (que não erupcionou totalmente). A imagem radiográfica mostra uma das fases do posicionamento do canino superior, dirigida ortodonticamente. O contorno radiográfico da raiz (dente 21) sugere que não houve progressão do processo de anquilose. A movimentação ortodôntica foi iniciada 30 meses após a avulsão e reimplante.

Movimentação ortodôntica: A movimentação ortodôntica do dente traumatizado pode ser realizada seguindo algumas observações: nos casos de concussão e subluxação, esperar 4 a 6 meses antes do início da movimentação, nas luxações extrusivas, laterais, intrusivas, e avulsões, esperar 1 ano. Em traumas severos, associados a fraturas alveolares e/ou radiculares, esperar 2 anos. A polpa e o periodonto devem apresentar sinais de normalidade antes do início da movimentação.

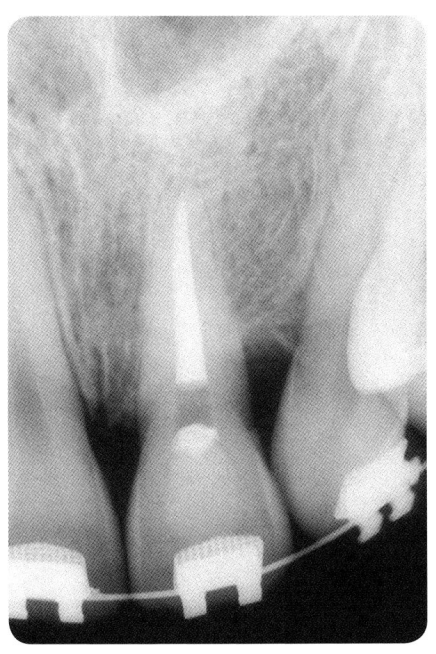

Figura 10. A imagem radiográfica mostra o posicionamento do canino superior 4 anos após o reimplante e tratamento interdisciplinar. Devido à anquilose, não há possibilidade de movimentação ortodôntica do dente 21. A movimentação ortodôntica, neste caso, tem como objetivo o posicionamento do canino superior (23) no local do incisivo lateral superior avulsionado e perdido (22). A avaliação radiográfica periódica do caso (a cada 4 meses) sugere que não houve progressão do processo de anquilose.

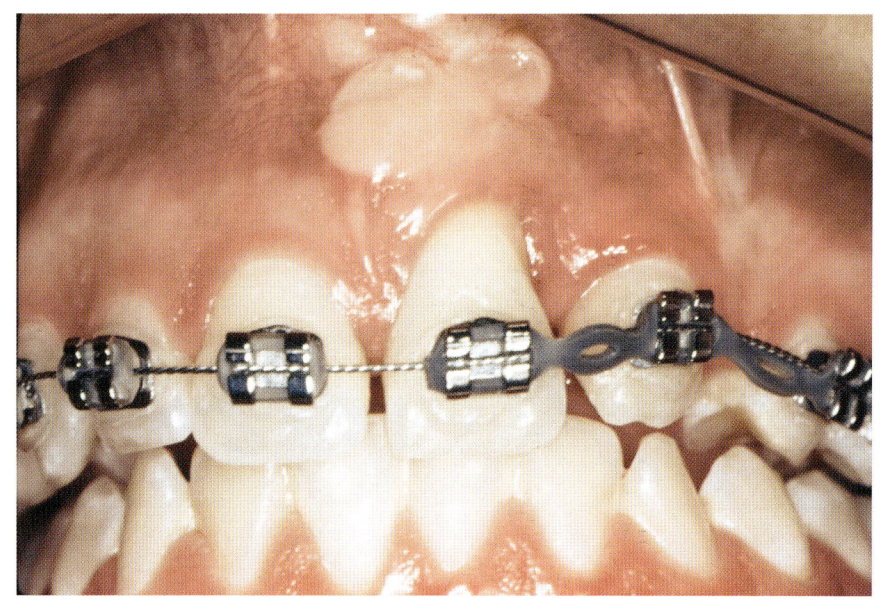

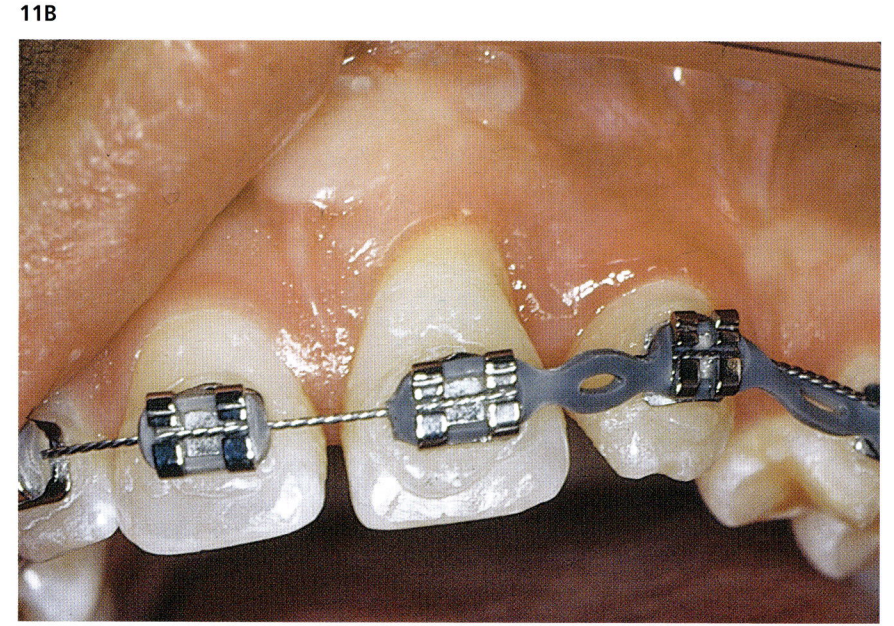

Figuras 11A-B
Aspecto clínico atual: A segunda cirurgia periodontal possibilitou um recobrimento satisfatório da raiz e a movimentação ortodôntica está posicionando o canino superior (23) no local do incisivo lateral avulsionado (22). Em fase final de movimentação ortodôntica, o aspecto clínico do caso é bastante satisfatório. O acompanhamento clínico e radiográfico foi realizado a cada 4 meses até o período atual de 4 anos (pós-avulsão e reimplante).
Tratamento restaurador final: O planejamento final do caso contempla a realização de uma restauração estética no canino superior (23) com a finalidade de transformação de sua anatomia coronária em incisivo lateral superior.

REFERÊNCIAS

Andreasen JO, Andreasen FM. Fundamentos do traumatismo dental. 2ª ed. Porto Alegre: Artmed Editora; 2001.

Araújo MAM, Valera MC. Tratamento clínico dos traumatismos dentários. 1ª ed. São Paulo: Artes Médicas; 1999.

Grisi MFM, Souza SLS, Grisi DC. Estética em Periodontia. In: Feller C, Gorab R. Atualização na Clínica Odontológica. Volume 2, 1ª ed. São Paulo: Artes Médicas; 2000. 295-324.

Gulinelli JL, Panzarini SR, Fattah CM, Poi WR, Sonoda CK, Negri MR, Saito CT. Effect of root surface treatment with propolis and fluoride in delayed tooth replantation in rats. Dent Traumatol. 2008:24(6):651-7.

Huang B, Marcenes W, Croucher R, Hector M. Activities related to the occurrence of traumatic dental injuries in 15 to 18 years-olds. Dent Traumatol. 2009;25(1):64-8.

JOE Editorial Board. Traumatic injuries: an online study guide. J Endod. 2008;34(5 Suppl):e93-102.

Kahler B, Heithersay GS. An evidence-based appraisal of splinting luxated, avulsed and root fractured teeth. Dent Traumatol. 2008;24(1):2-10.

Kargul B, Welbury R. An audit of the time to initial treatment in avulsion injuries. Dent Traumatol. 2009;25(1):123-5.

McIntyre JD, Lee JY, Trope M, Vann WF Jr. Management of avulsed permanent incisors: a comprehensive update. Pediatr Dent. 2007;29(1):56-63.

Melo LL. Traumatismo alvéolo-dentário. 1a ed. São Paulo: Artes Médicas; 1998.

Melo LL, Melo SCS, Sydney GB. Movimentação ortodôntica do dente traumatizado – uma visão endodôntica. In: Cardoso RJA, Gonçalves EAN. Endodontia – Trauma. Volume 2, 1ª ed. São Paulo: Artes Médicas; 2002. 445-64.

Panzarini SR, Gulinelli JL, Poi WR, Sonoda CK, Pedrini D, Brandini DA. Treatment of root surface in delayed tooth replantation: a review of literature. Dent Traumatol. 2008;24(3):277-82.

Ram D, Cohenca N. Therapeutic protocols for avulsed permanent teeth: review and clinical update. Pediatr Dent. 2004;26(3):251-5.

Sahin S, Saygun NI, Kaya Y, Ozdemir A. Treatment of complex dentoalveolar injury – avulsion and loss of periodontal tissue: a case report. Dent Traumatol. 2008;24(5):581-4.

Stewart CJ, Elledge RO, Kinirons MJ, Welbury RR. Factors affecting the timing of pulp extirpation in a sample of 66 replanted avulsed teeth in children and adolescents. Dent Traumatol. 2008;24(6):625-7.

Tzigkounakis V, Merglová V, Hecová H, Netolický J. Retrospective clinical study of 90 avulsed permanent teeth in 58 children. Dent Traumatol. 2008;24(6):598-602.

CASO CLÍNICO 9

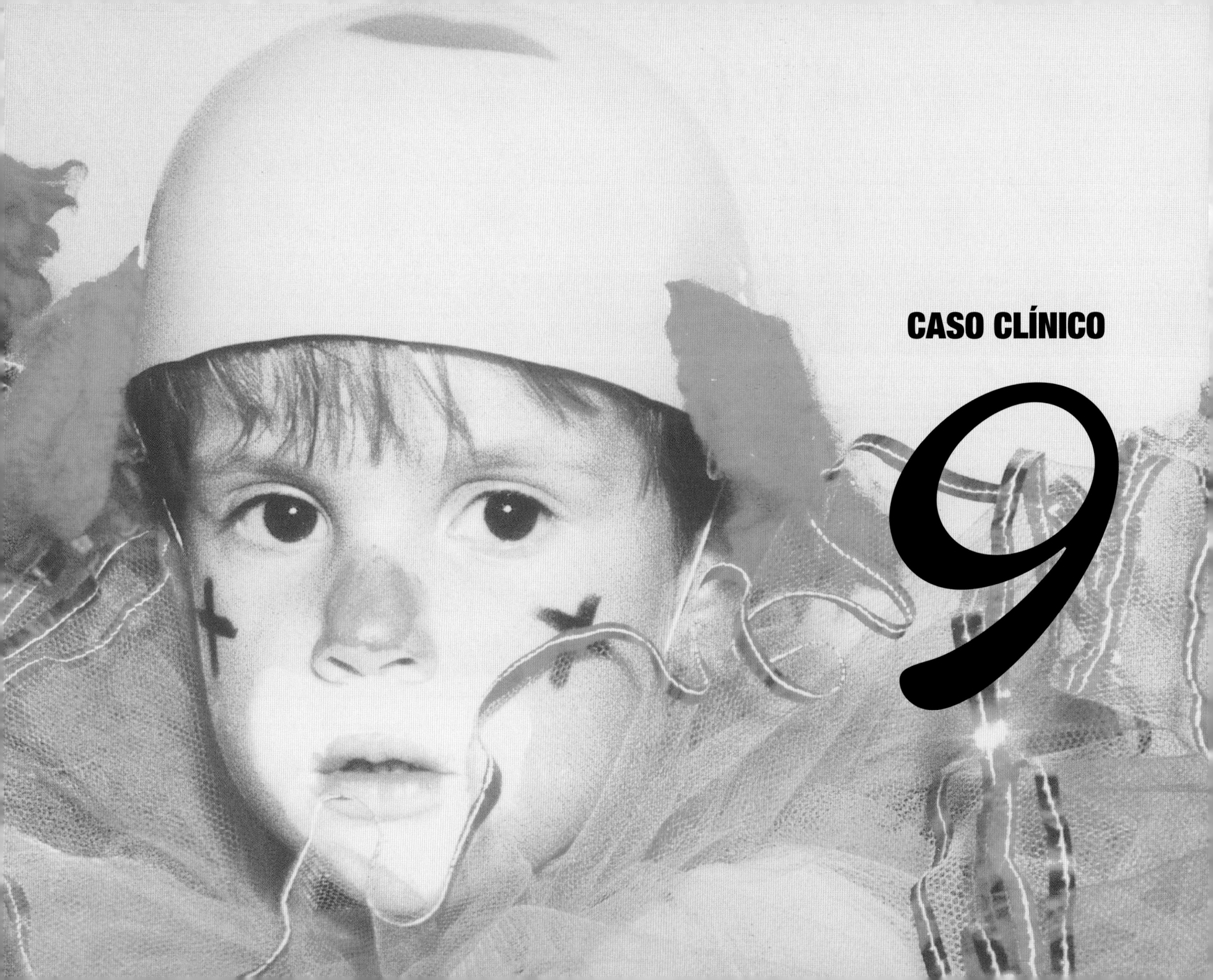

Janaina Merli Aldrigui
Mestranda em Odontopediatria da Faculdade de Odontologia
da Universidade de São Paulo (FOUSP)
Colaboradora do Centro de Pesquisa e Atendimento de Traumatismo em Dentes
Decíduos da Disciplina de Odontopediatria da FOUSP

Isabela Capparelli Cadioli
Mestre e Doutoranda em Odontopediatria da Faculdade de Odontologia
da Universidade de São Paulo (FOUSP)
Colaboradora do Centro de Pesquisa e Atendimento de Traumatismo em Dentes
Decíduos da Disciplina de Odontopediatria da FOUSP

Anna Carolina Volpi Mello-Moura
Mestre e Doutoranda em Odontopediatria da Faculdade de Odontologia
da Universidade de São Paulo (FOUSP)
Colaboradora do Centro de Pesquisa e Atendimento de Traumatismo em Dentes
Decíduos da Disciplina de Odontopediatria da FOUSP

Marcia Turolla Wanderley
Professora Doutora de Odontopediatria da Faculdade de Odontologia
da Universidade de São Paulo (FOUSP)
Coordenadora do Centro de Pesquisa e Atendimento de Traumatismo em Dentes
Decíduos da Disciplina de Odontopediatria da FOUSP

Traumatismo nos Dentes Decíduos

Lesões em Incisivos Inferiores com Sequelas para os Sucessores Permanentes

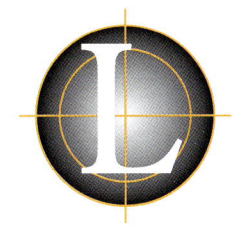

Lesões traumáticas em incisivos decíduos inferiores são eventos raros de ocorrer. Em sua grande maioria os traumas na dentição decídua ocorrem na região superior anterior, sendo os incisivos centrais os dentes mais afetados. Paciente com um ano e dois meses compareceu ao Centro de Pesquisa e Atendimento de Traumatismo em Dentes Decíduos da Disciplina de Odontopediatria da FOUSP, com relato de queda com andador da escada, ocorrida no mesmo dia, apresentando abrasão na superfície cutânea ao redor da boca e queixo e luxação dos dentes 71 e 81 com grande deslocamento da coroa dos dentes para vestibular e raízes para palatina. A resiliência do osso alveolar nessa idade, a intensidade do trauma e a queda com a chupeta na boca podem ser as explicações para tamanho deslocamento dental. A única alternativa para tratamento foi a exodontia dos dois dentes. Em relação à abrasão da superfície cutânea ao redor da boca e queixo, o tratamento indicado foi a limpeza da área com água e sabão.

A criança possuía o hábito de sucção de chupeta de uma forma não convencional, com o escudo dentro da cavidade oral, o que pode ter causado uma cicatrização irregular do tecido ao redor da região da cirurgia, apesar da mãe ter sido orientada sobre a importância da remoção do hábito para a cicatrização. Devido à idade do paciente foi realizado um acompanhamento do espaço entre os incisivos laterais decíduos, uma vez que seria impossível a adaptação de um aparelho mantenedor de espaço estético funcional removível devido a não erupção dos molares decíduos e a falta de maturidade da criança.

Durante o acompanhamento da criança era possível observar a mordida aberta causada pelo uso da chupeta. Aos três anos e dez meses, após remoção do hábito de sucção de chupeta e pela regressão espontânea da mordida aberta, foi instalado um mantenedor de espaço estético-funcional removível, que é uma ferramenta muito importante quando há perda precoce do dente para a manutenção do espaço, além de auxiliar na fonética, na mastigação e devolver estética a criança. O mantenedor foi confeccionado com os próprios dentes extraídos do paciente, mas também podem ser utilizados dentes de resina. O paciente intercalava período de uso e não uso do aparelho, por isso, além da idade adequada para a instalação do mantenedor, a motivação da criança é peça chave no sucesso do tratamento.

As chances de sequelas para o permanente quando ocorre traumatismo nessa idade são grandes, principalmente em casos de traumas mais severos como esse tipo de luxação com o deslocamento da raiz do dente decíduo. Como provavelmente esses dentes estavam em processo de calcificação na época do trauma, o paciente retornou ao Centro de Pesquisa e Atendimento de Traumatismo em Dentes Decíduos da Disciplina de Odontopediatria da FOUSP aos sete anos, com os incisivos inferiores erupcionados, apresentando dente 31 com manchas hipoplásicas amarelas-amarronzadas e perda de estrutura de esmalte com exposição dentinária e dente 41 com mancha branca hipoplásica. Foi realizado o tratamento estético do dente 31, com microabrasão como tentativa de remover a coloração amarela-amarronzada e regularizar o esmalte e restauração com resina composta.

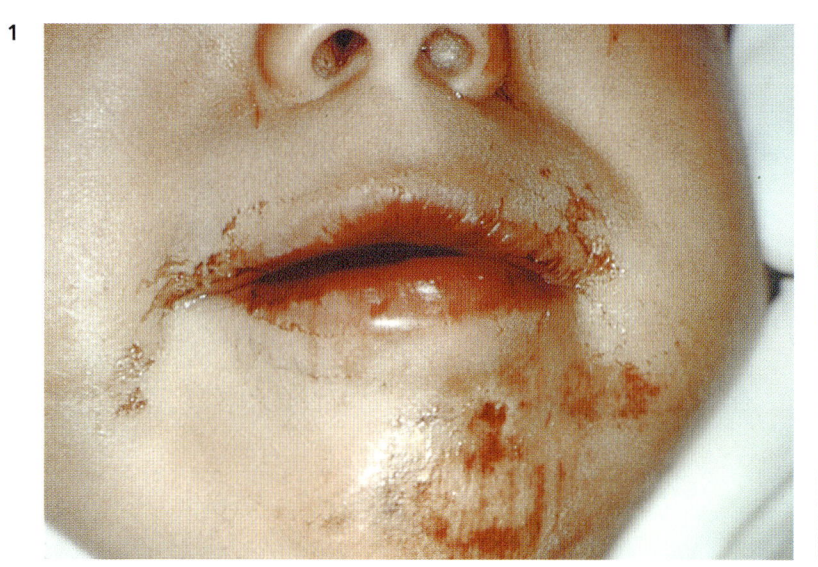

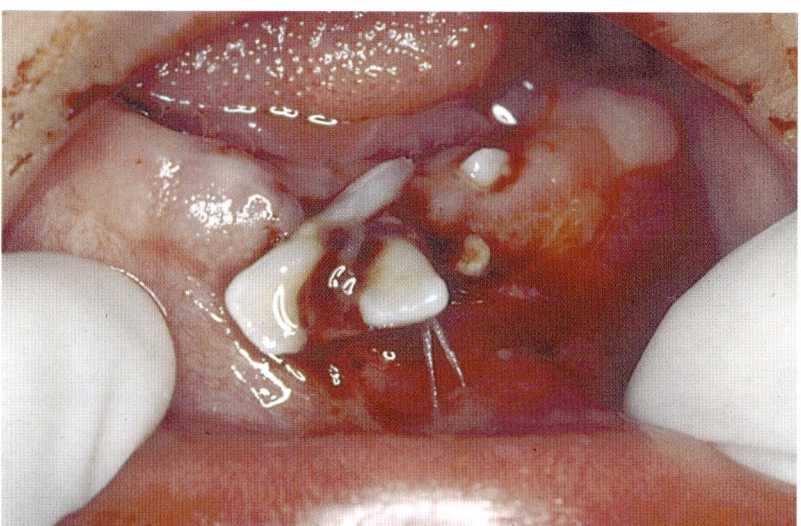

Figura 1. Paciente de um ano e dois meses compareceu ao Centro de Pesquisa e Atendimento de Traumatismo em Dentes Decíduos da FOUSP apresentando abrasão da superfície cutânea ao redor da boca e queixo devido à queda com andador de escada ocorrida no mesmo dia. A orientação para tratamento dessas lesões traumáticas na pele é a limpeza com água e sabão.

Figura 2. Aspecto inicial da região intra-oral do paciente após o trauma, apresentando luxação dos incisivos centrais decíduos inferiores (71 e 81), com grande deslocamento da coroa para vestibular e raízes para palatina, cujo tratamento imediato foi a exodontia. Notar que apesar do paciente estar com um ano e dois meses, possuía apenas os incisivos inferiores decíduos erupcionados.

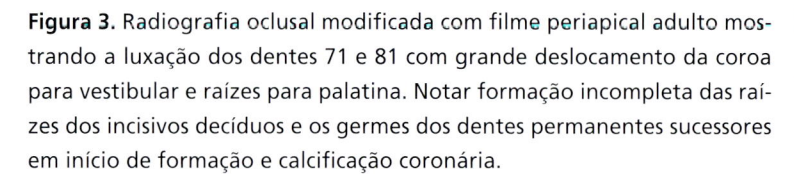

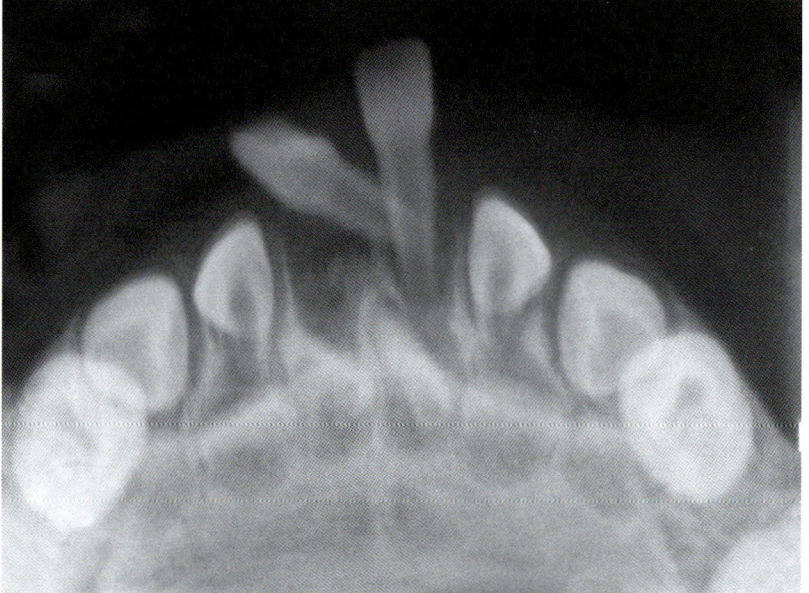

Figura 3. Radiografia oclusal modificada com filme periapical adulto mostrando a luxação dos dentes 71 e 81 com grande deslocamento da coroa para vestibular e raízes para palatina. Notar formação incompleta das raízes dos incisivos decíduos e os germes dos dentes permanentes sucessores em início de formação e calcificação coronária.

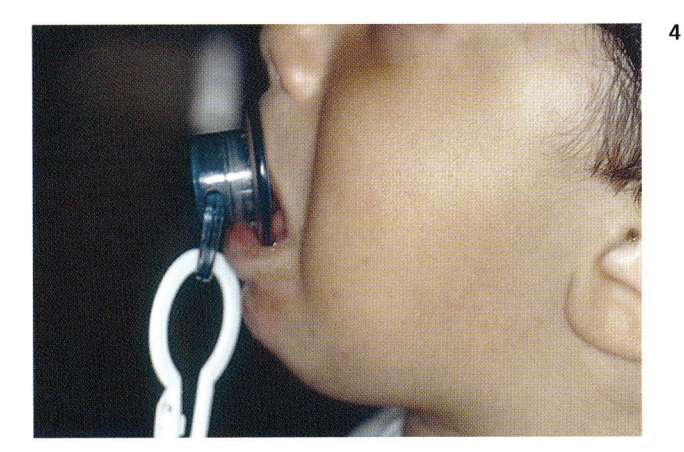

Figura 4. Fotografia do paciente com hábito de sucção de chupeta de forma não convencional, com escudo dentro da cavidade oral. Uma das causas do trauma ter ocorrido nos incisivos inferiores e com tamanha intensidade é a provável queda com andador e com a chupeta na boca.

Figura 5. Após 17 dias do trauma foi observada uma cicatrização irregular do tecido ao redor da área da exodontia que pode ser devido ao hábito de sucção de chupeta de forma não convencional. A mãe foi orientada para a remoção do hábito de sucção de chupeta, porém não conseguiu.

Figura 6. Aspecto da região ao redor da boca e queixo após 17 dias de cicatrização.

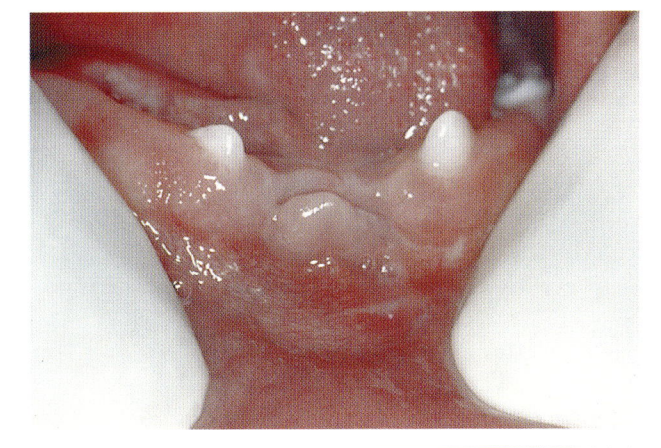

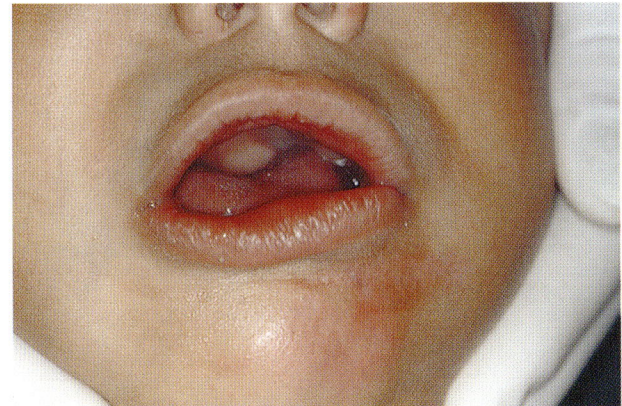

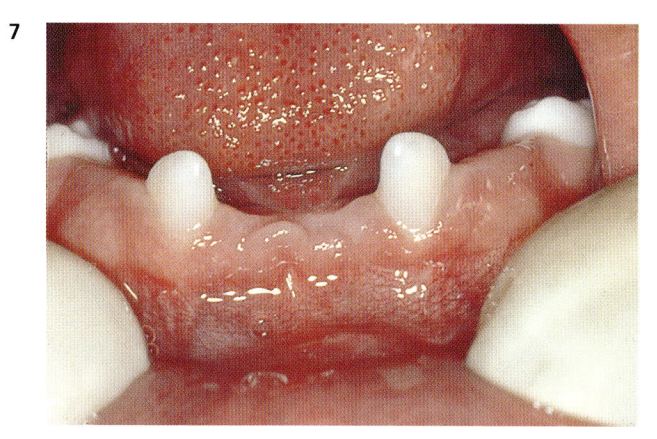

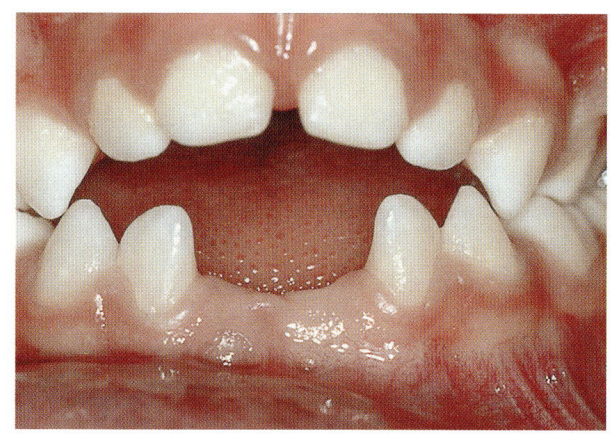

Figura 7. Aspecto clínico após três meses da exodontia dos dentes 71 e 81 traumatizados. Notar erupção dos incisivos laterais inferiores e a boa cicatrização do tecido gengival.

Figura 8. Após 10 meses do trauma e com a dentição decídua completa foi possível observar mordida aberta anterior, e devido ao hábito de sucção de chupeta, nesta situação contra-indicamos a instalação de aparelho mantenedor de espaço estético-funcional removível, além da pouca idade do paciente. Notar que apesar de ser corriqueira a orientação de higiene, o paciente apresentava um grande acúmulo de placa.

Figura 9. Regressão da mordida aberta anterior pelo abandono do hábito de sucção de chupeta após dois anos e oito meses do trauma. Notar melhora na condição de higiene do paciente.

Figura 10. Dentes extraídos do paciente que foram guardados para a confecção do aparelho mantenedor de espaço estético-funcional removível.

Figura 11. Paciente aos três anos e dez meses com mantenedor de espaço estético-funcional removível instalado devolvendo estética, auxiliando na mastigação e fonação além de manter o espaço entre os incisivos laterais decíduos.

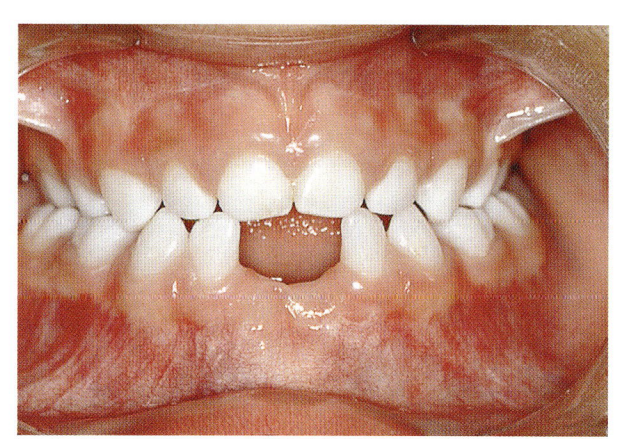

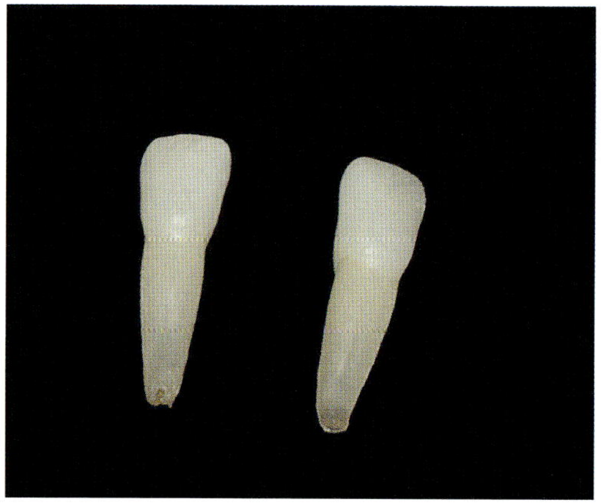

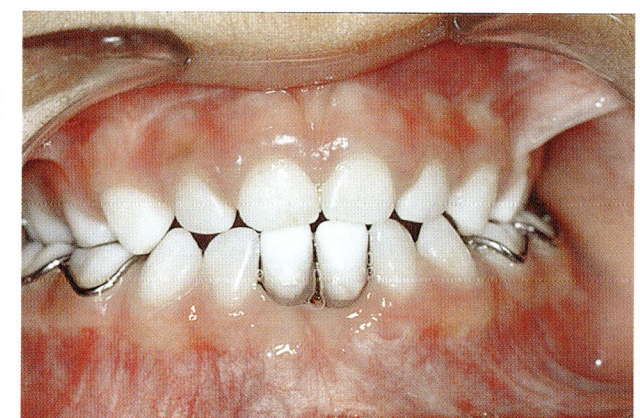

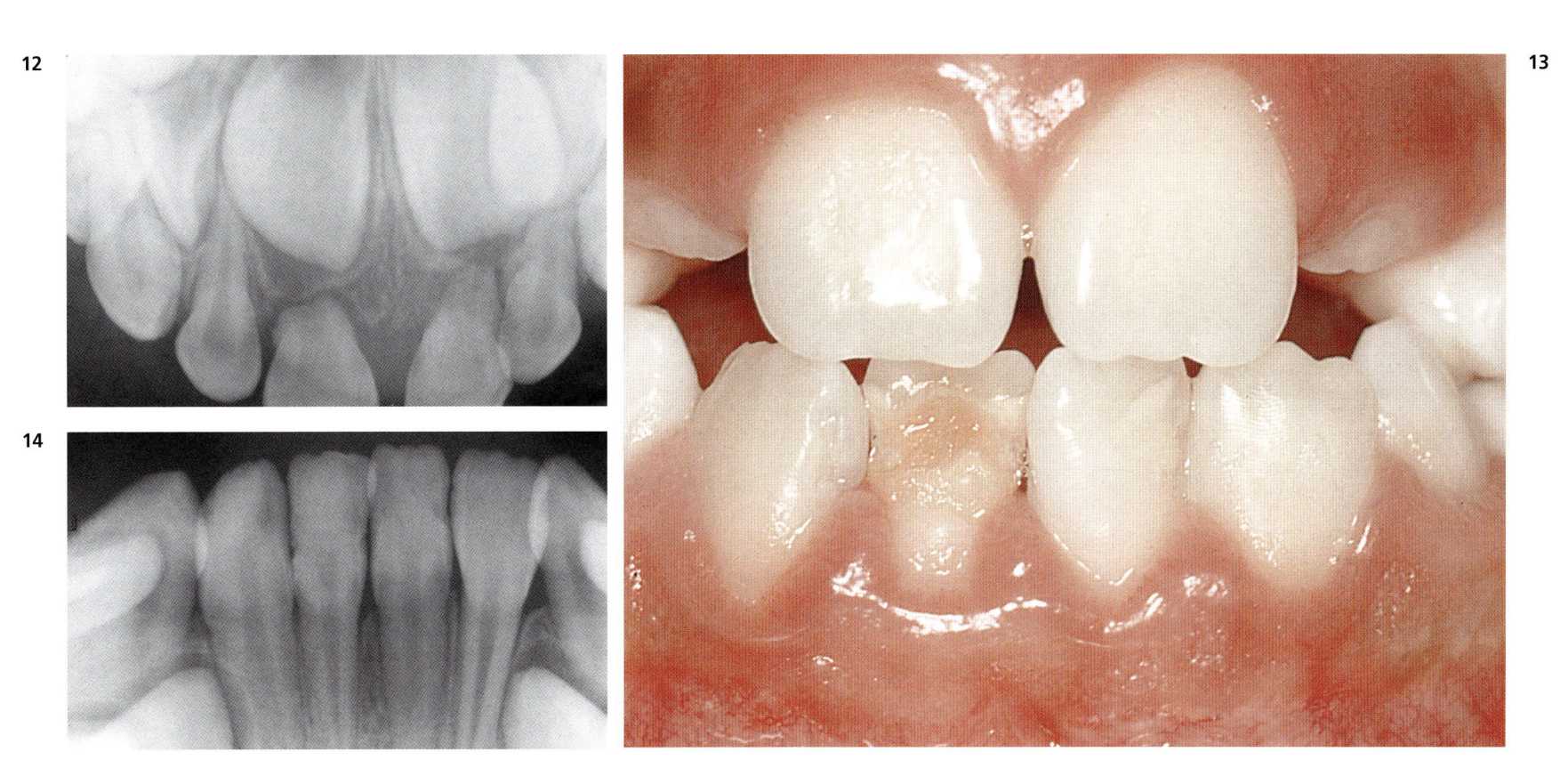

Figura 12. Radiografia oclusal modificada com filme periapical adulto da região anterior superior decídua, onde podemos observar reabsorção apical acelerada com expansão do folículo do dente permanente sucessor do dente 51 e reabsorção radicular lateral e atresia do dente 61, sequelas de traumatismo apesar de não ter relato de trauma nos dentes superiores. Muitos traumas de baixa intensidade não são considerados pelos responsáveis e em outros casos, a criança passa a maior parte do dia sem a presença dos responsáveis e traumas podem ser negligenciados.

Figura 13. Retorno do paciente no Centro de Pesquisa e Atendimento de Traumatismo em Dentes Decíduos da FOUSP aos sete anos, com os incisivos inferiores erupcionados e o dente 31 apresentando manchas hipoplásicas amarelas-amarronzadas e perda de estrutura de esmalte. Notar condição **gengival alterada pela dificuldade de higienização devido à hipoplasia**. Uma observação interessante é o aspecto rugoso da face vestibular do dente 11, situação que pode ser resultado de um traumatismo na dentição decídua, concordando com as sequelas radiográficas encontradas na radiografia oclusal modificada dos incisivos decíduos superiores.

Figura 14. Radiografia oclusal modificada com filme periapical adulto dos incisivos inferiores permanentes aos sete anos do paciente. Notar a formação completa das raízes e hipoplasias circulares nos dentes 31 e 41, resultados de defeitos de formação da coroa desses dentes.

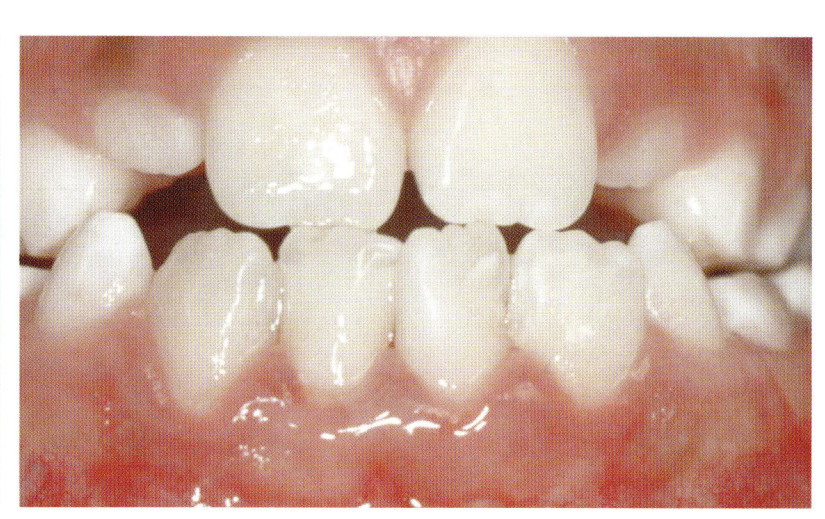

Figura 15. Realização da microabrasão com mistura de acido fosfórico 37% e pedra-pomes com o uso de baixa rotação sob isolamento absoluto na região das manchas hipoplásicas amarelas-amarronzadas do dente 31.

Figura 16. Resultado estético final após restauração com resina composta do dente 31. Notar aspecto gengival sadio do dente restaurado.

AGRADECIMENTOS

A todos os colaboradores e estagiários, dentistas e alunos de graduação, que participam ou participaram do atendimento dos pacientes do Centro de Pesquisa e Atendimento de Traumatismo em Dentes Decíduos da Disciplina de Odontopediatria da FOUSP (Faculdade de Odontologia da Universidade de São Paulo). Agradecimento especial a Especialista em Dentística, Dra. Priscilla Maria Volpi Mello.

REFERÊNCIAS

Andreasen JO, Andreasen FM. Texto e atlas colorido de traumatismo dental. 3ª ed. Tradução Gabriela Soares, Cristiano Boschetto e Ilson José Soares. Porto Alegre: Artmed Editora, 2001. p.770.

Andreasen JO, Ravn JJ. The effect of traumatic injuries to primary teeth on their permanent sucessors. II. A clinical an radiographic follow-up study of 213 teeth. Scand J Dent Res 1971; 77: 284-294.

Bonecker MJS, Wanderley MT, Bonini GAVC, Oliveira LB. Lesões traumáticas em dentes decíduos e permanentes jovens. Programa de Atualização em Odontologia Preventiva e Saúde Coletiva (PRO-ODONTO/Prevenção) 2007;2:75-139.

Bonini G, Wanderley MT, Rodrigues CRMD. Intrusão em dentes decíduos traumatizados: prevalência e repercussões. [resumo Pc199]. Braz Oral Research 2006a; 20(suplem): 292.

Guedes-Pinto AC, Wanderley MT, Cadioli IC, Mello-Moura ACV. Abordagem integral do traumatismo na dentição decídua. In: (Coord.) Baldacci Filho R, Macedo MCS. 25º CIOSP – Atualização Clínica em Odontologia. Artes Médicas: São Paulo, 2007; cap 17, p.413-35.

Wanderley MT, Butini LO. Lesões Traumáticas na dentição decídua. In: Guedes-Pinto AC, Bonecker M, Rodrigues CRMD. Fundamentos de Odontologia: Odontopediatria. São Paulo: Santos, 2009. Cap. 17. p.301-27.

Wanderley MT, Guedes CC, Bussadori SK. Traumatismo em dentes decíduos. In: Fernandes KPS, Puertas KV, Wanderley MT, Guedes CC, Bussadori SK. Traumatismo Dentoalveolar - Passo a passo permanentes e decíduos. São Paulo: Livraria Santos Editora, 2009. p.159-214.

Wanderley MT, Guedes-Pinto AC. Traumatismo em dentes decíduos e suas repercussões para as dentições. In: Guedes-Pinto AC, Issáo M. Manual de Odontopediatria. 11ª ed. São Paulo: Santos, 2006; p.267-285.

Wanderley MT, Mello-Moura ACV, Moura-Neto C, Bonini GAVC, Cadioli IC, Prokopowitsch I. Lesões traumáticas em dentes decíduos e permanentes. In: Guedes-Pinto AC. Odontopediatria. 8ª ed. São Paulo: Santos, 2009. p.712-64.

Wanderley MT, Trindade CP, Corrêa MSNP. Reabilitação Protética em Odontopediatria. In: Corrêa MSNP. Odontopediatria na Primeira Infância. 2ª ed. São Paulo: Santos, 2005. p. 607-28.

Wanderley MT, Verrastro AP. Reabilitação e Prótese em Odontopediatria. In: Guedes-Pinto AC, Bonecker M, Rodrigues CRMD. Fundamentos de Odontologia: Odontopediatria. São Paulo: Santos, 2009. Cap. 17. p.329-55.

CASO CLÍNICO 10

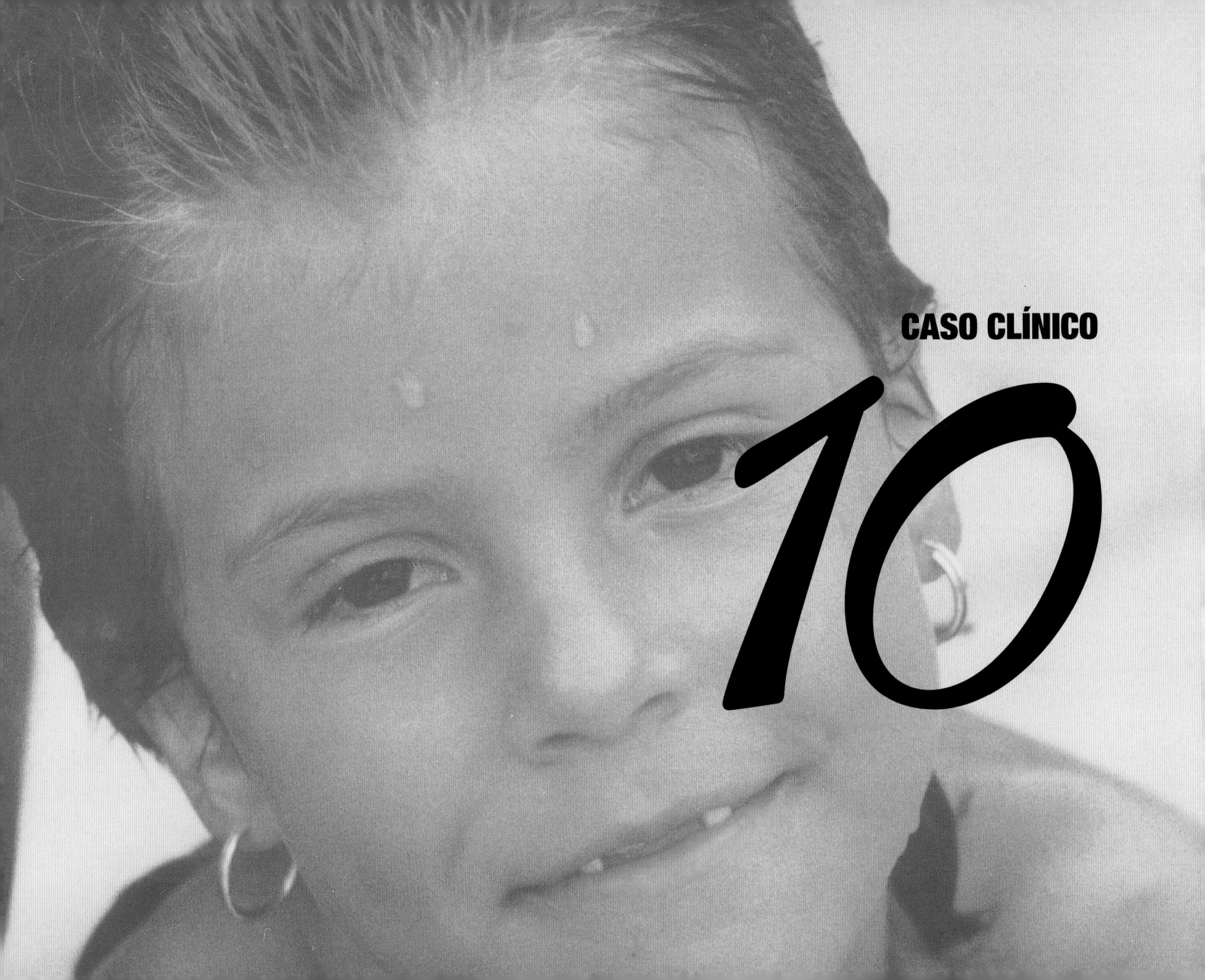

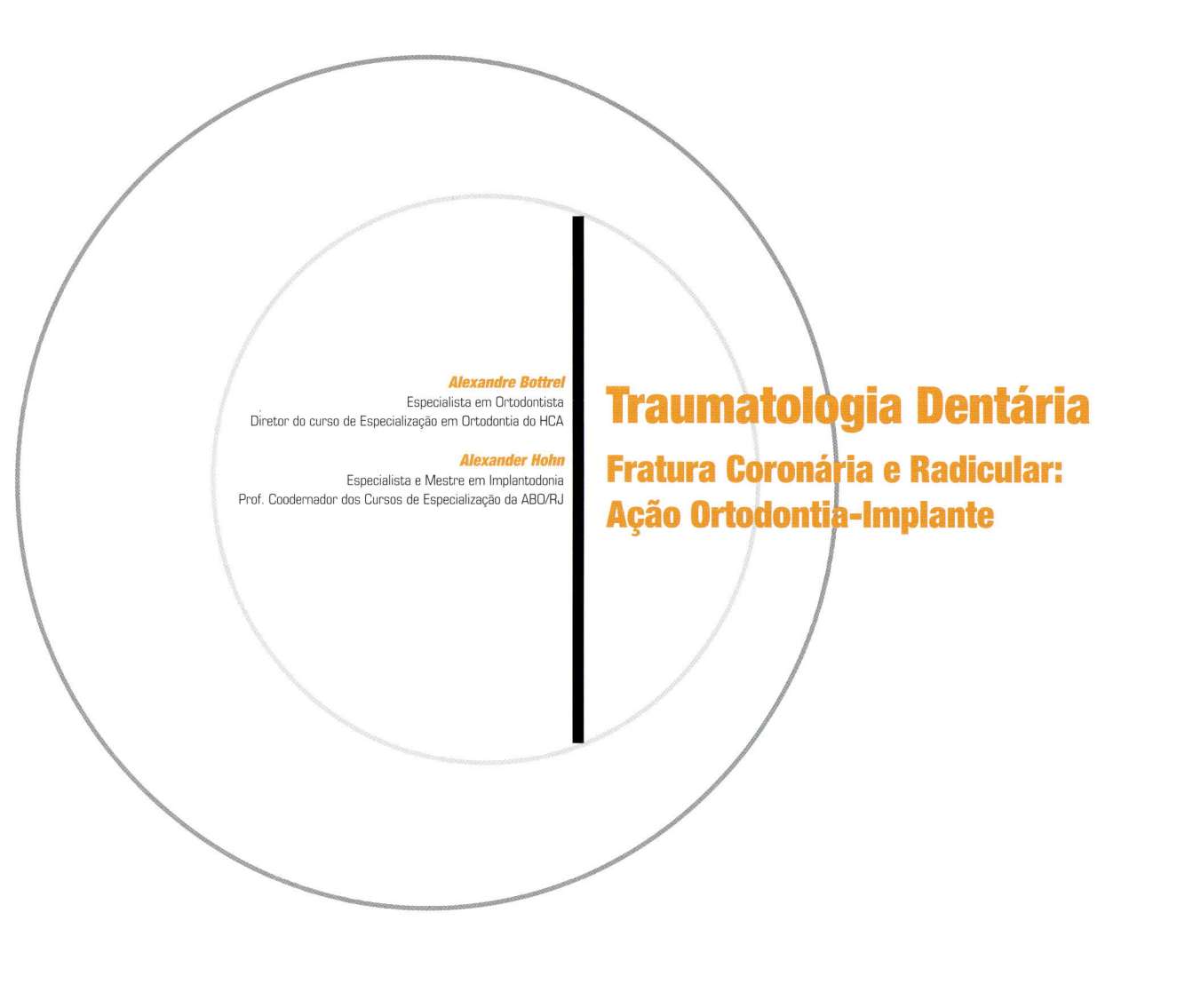

Alexandre Bottrel
Especialista em Ortodontista
Diretor do curso de Especialização em Ortodontia do HCA

Alexander Hohn
Especialista e Mestre em Implantodonia
Prof. Coodernador dos Cursos de Especialização da ABO/RJ

Traumatologia Dentária

Fratura Coronária e Radicular: Ação Ortodontia-Implante

O significativo avanço científico na odontologia durante o século vinte, vem estendendo os horizontes na terapêutica odontológica principalmente quando utilizamos implantes osseointegráveis. Aplicando os princípios da osseintegração, implantodontistas já são capazes de reposicionar elementos dentários perdidos com excelente prognóstico de estabilidade, estética e retenção. Com essa premissa, o ortodontista já pode trabalhar em conjunto com outros especialistas na busca de melhores resultados para os seus casos clínicos. Usando a filosofia de um verdadeiro time, o dentista clínico, o ortodontista e o implantodontista são capazes de desenvolver um primoroso resultado em seus pacientes, utilizando toda as possibilidades existentes em cada especialidade envolvida no tratamento. O capítulo a seguir será mostrado um perfeito sinergismo interdisciplinar entre o Ortodontista e o Implantodontista na busca do melhor resultado estético e funcional de um paciente que sofreu trauma na região dos incisivos superiores. Como poderá ser visto a seguir, esta harmonia deverá existir desde o início do plano de tratamento, até a alta total deste paciente.

Paciente D. F., com 20 anos, caucasiano, sofreu trauma na região ântero-superior onde ocorreu fratura coronária e radicular dos elementos, 21 e 22 e avulsão do 11.

Este foi atendido em unidade de Emergência Médica de Hospital da rede Municipal, sendo encaminhado logo após quinze dias para o ortodontista e em seguida para o implantodontista. Dentro da sequência de tratamento, iniciou-se com a colocação de aparatologia parcial fixa pela técnica Standard Edgewise com a aplicação de elementos suspensos para recuperar a estética do paciente. Em seguida, foi encaminhado para o implantodontista, onde realizou as extrações dos elementos envolvidos, a instalação dos implantes de acordo com guia cirúrgico realizado baseado em um planejamento orto-implante. Para recompor a perda óssea resultante do trauma foi realizado enxerto com biomaterial e PRP. Após vinte dias de realizada a cirurgia, iniciou-se a mecânica ortodôntica com a finalidade de promover o paralelismo radicular e inclinação axial necessário para que fosse atingido a melhor função e estética final para o paciente. Esta etapa do tratamento foi seguida de arco de alinhamento .16"e .18". Arco retangular .18x.25" com a finalidade de promover melhor inclinação axial da coroa dentária em relação aos implantes aplicados, o que iria melhorar a relação estética final do paciente na confecção da prótese definitiva pelo implantodontista. A sequência do tratamento é vista a seguir com um resultado estético e funcional muito agradável.

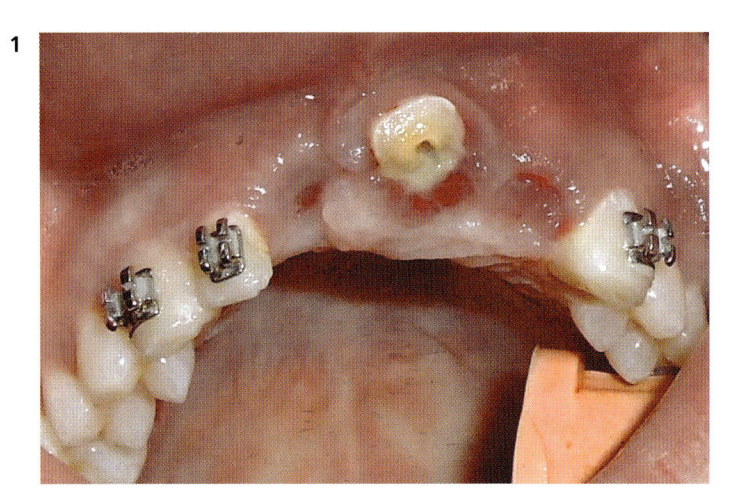

Figura 1. Foto clínica mostrando o paciente após trauma na região anterior. Avulsão do 11, fratura radicular do 21 e do 22.

Figura 2. Radiografia panorâmica inicial possibilitando uma visão geral do trauma.

Figura 3. Radiografia periapical evidenciando os detalhes das fraturas radiculares e a situação óssea da região traumatizada.

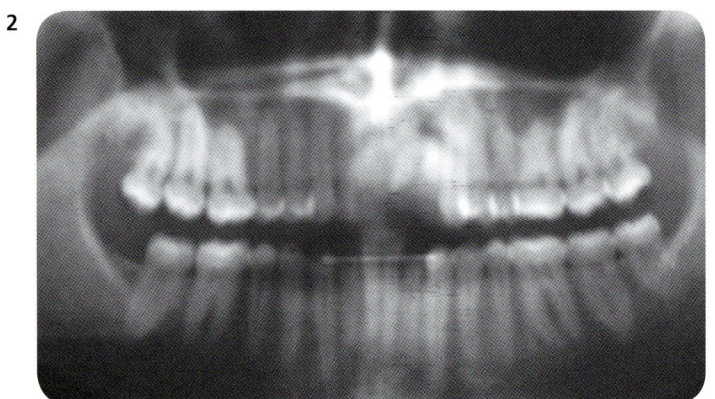

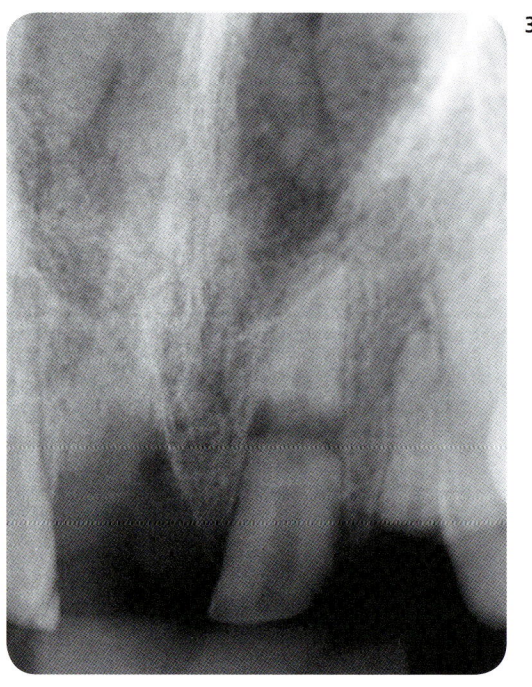

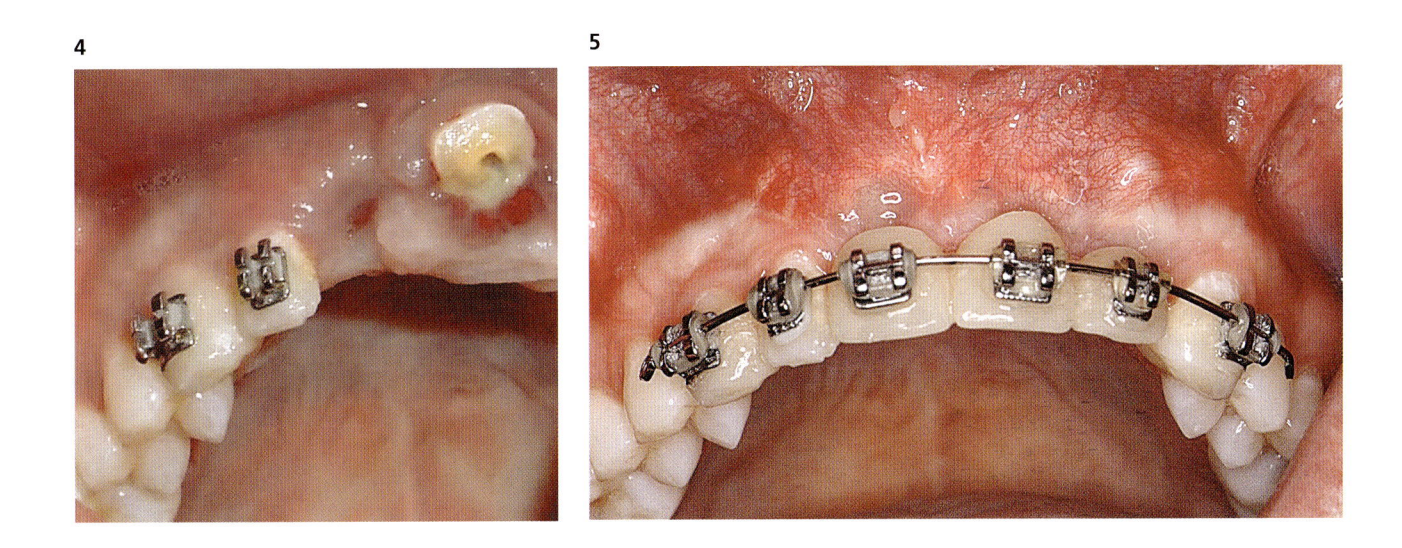

Figura 4. Em razão da necessidade de movimentações ortodônticas, decidimos por montar um provisório recuperando a estética do paciente, retido na aparatologia. É necessário a utilização de arco retangular com a finalidade de corrigir as inclinações coronos radiculares dos elementos guias.

Figura 5. Nota-se a instalação dos provisórios para recuperação da estética e função, mantidos por fixação ortodôntica.

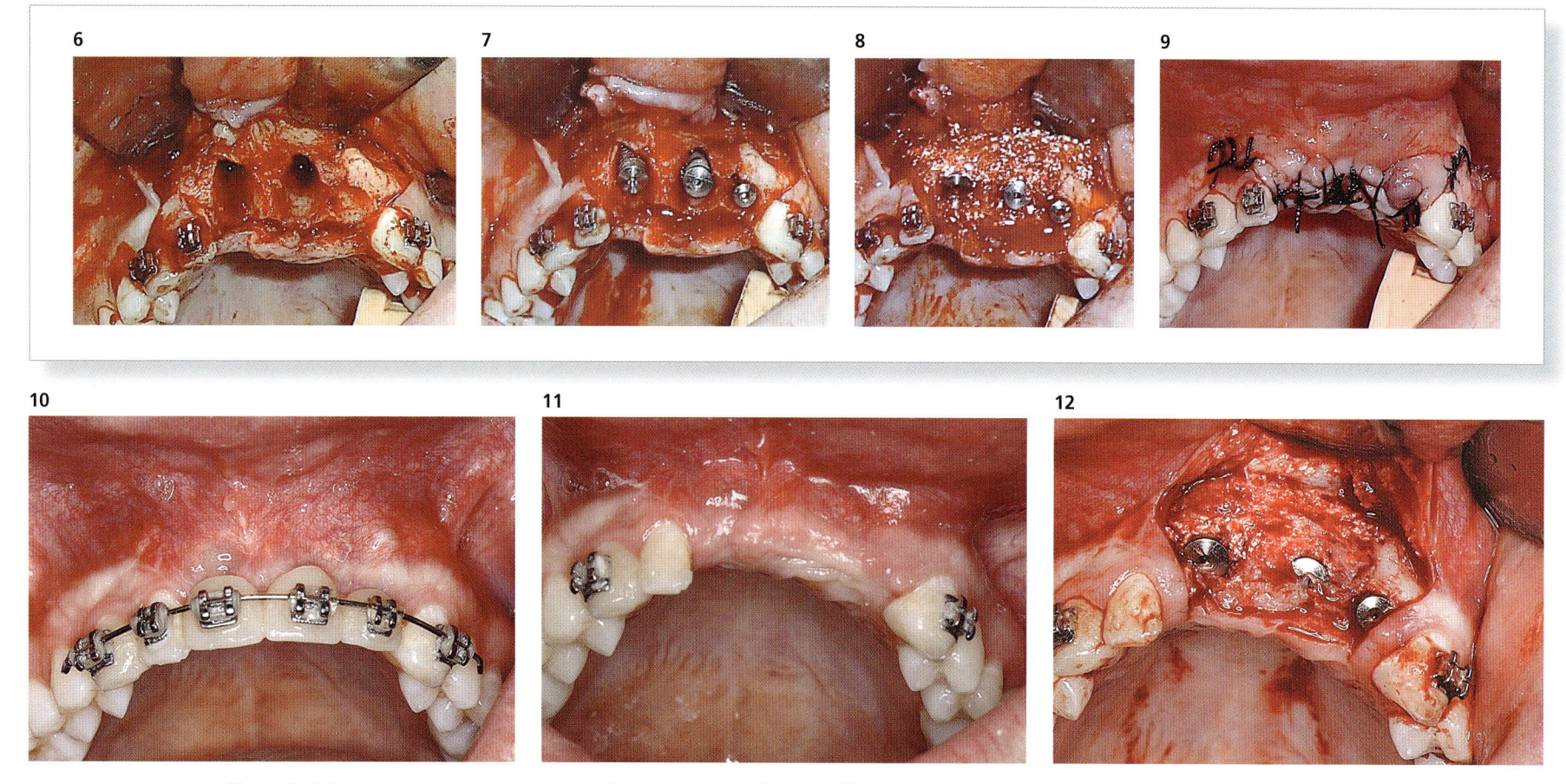

Figura 6. Foto trans-cirúrgica após as extrações dos restos radiculares. Observar as perdas ósseas nas paredes vestibulares, mostrando a necessidade de enxertia.

Figura 7. Implantes Conect 4.3 foram instalados no alvéolos dos elementos 11 e 21. No alvéolo do 22 foi instalado um implante conect 3.5. Todos foram colocados de acordo com o planejamento prévio, transferido para a cirurgia por meio de guia cirúrgico.

Figura 8. As perdas ósseas foram enxertadas co Biomaterial e PRP, diminuindo a morbidade do caso com alta previsibilidade.

Figura 9. Foto da sutura. Remoção de 7 a 10 dias.

Figura 10. Provisório instalado durante o período de osseointegração dos implantes.

Figura 11. Aspecto do rebordo alveolar no final do período de osseointegração (6 meses).

Figura 12. Reabertura com retalho palatino reposicionado apicalmente buscando maior faixa de gengiva inserida, avaliação do resultado do enxerto.

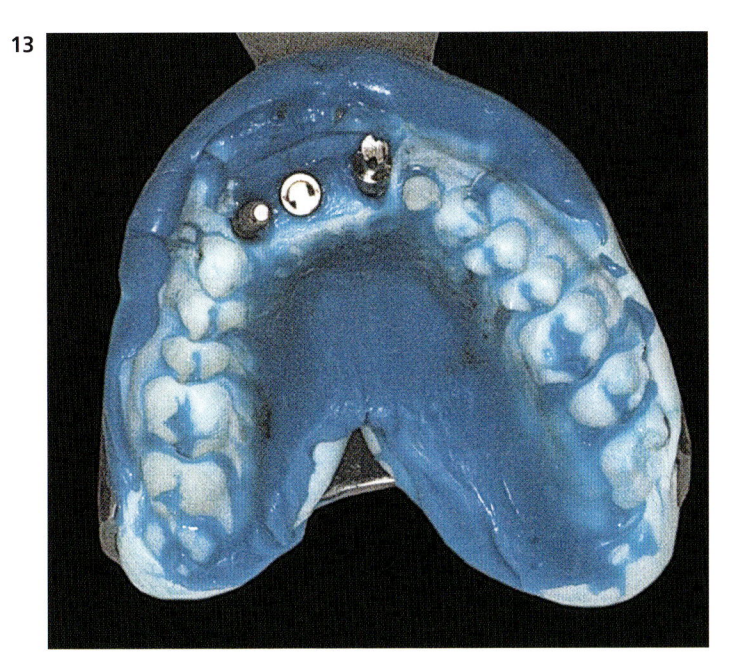

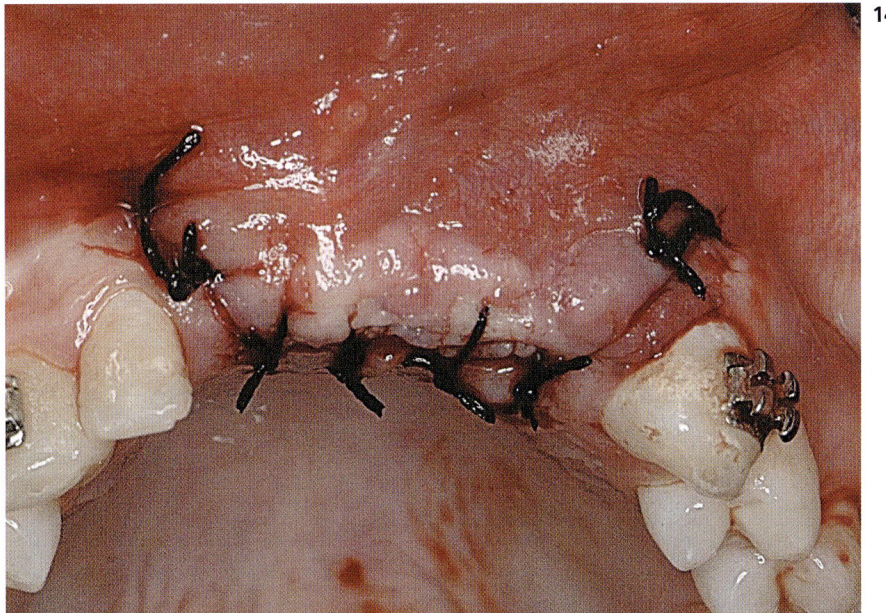

CASO CLÍNICO 10
Traumatologia Dentária: Fratura Coronária e Radicular – Ação Ortodontia-Implante

Figura 13. Moldagem trans-cirúrgica para confecção de provisório.

Figura 14. Sutura com reposicionamento levemente para apical, cicatrizadores de pequena altura possibilitando a colocação do provisório antigo.

Figura 15. Provisório instalado. Fase de trabalho gengival.

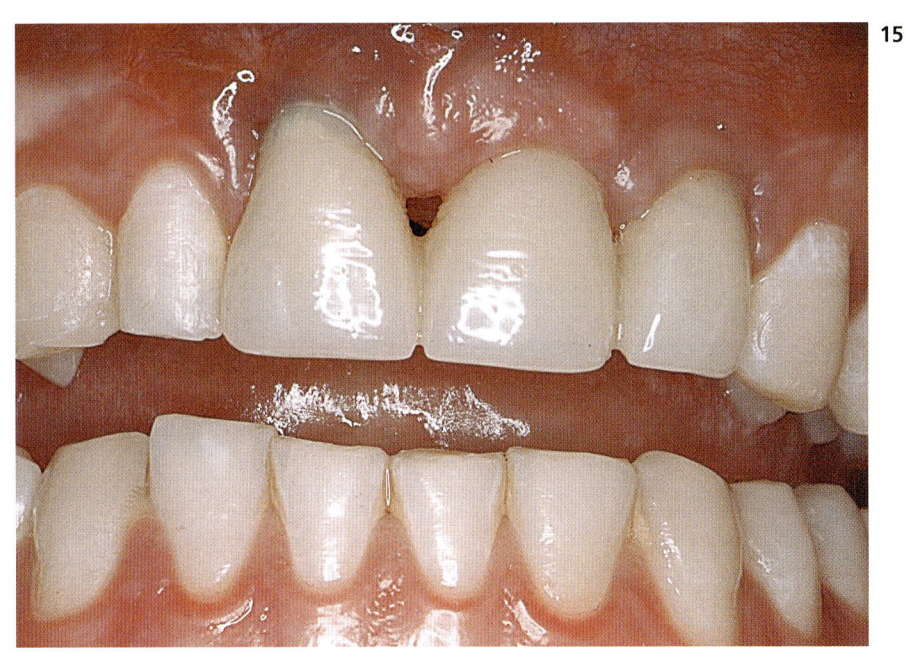

153

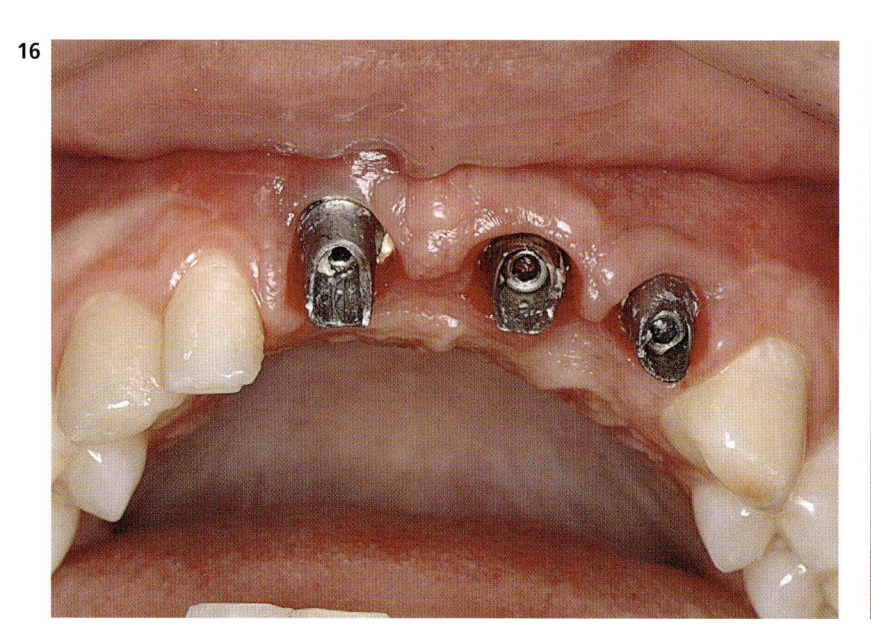

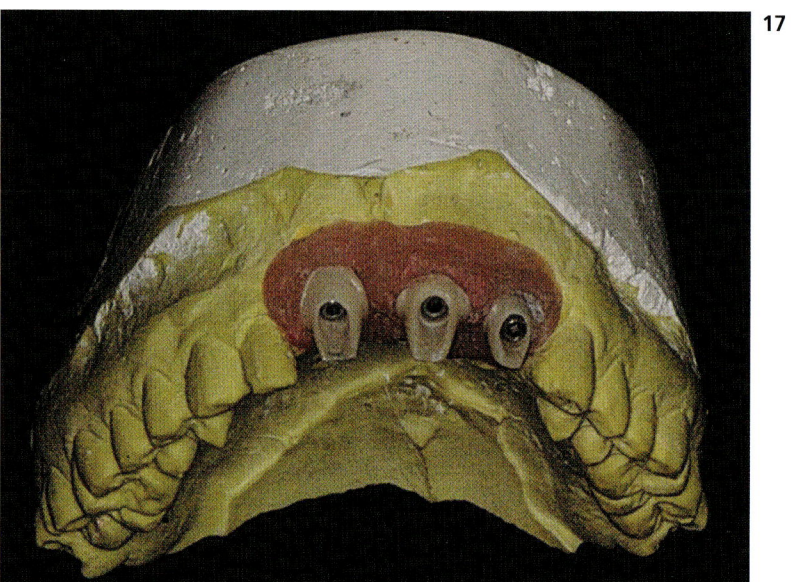

Figura 16. Pilares provisórios em posição. Observar o perfil de emergência se formando.

Figura 17. Modelo com os pilares protéticos personalizados definitivos em posição.

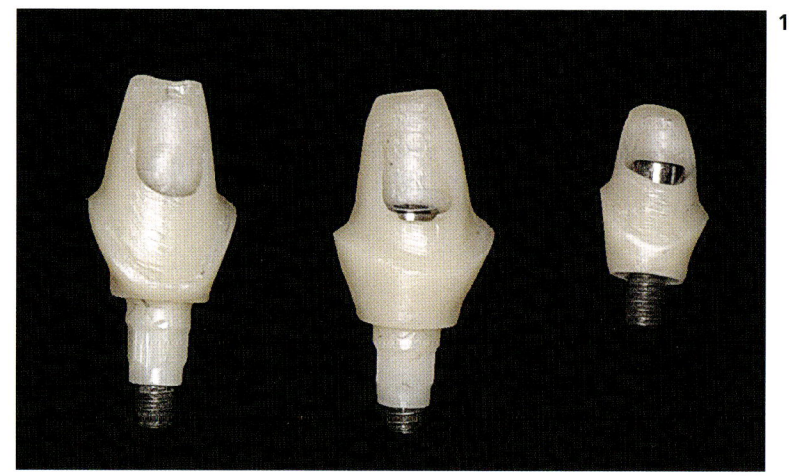

Figura 18. Pilares metal free, inclusive o hexágono interno.

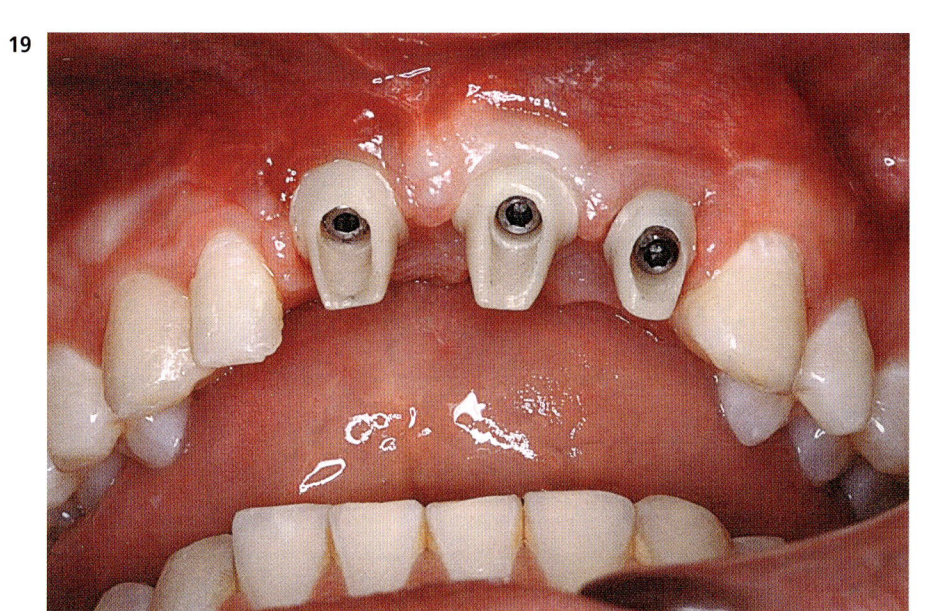

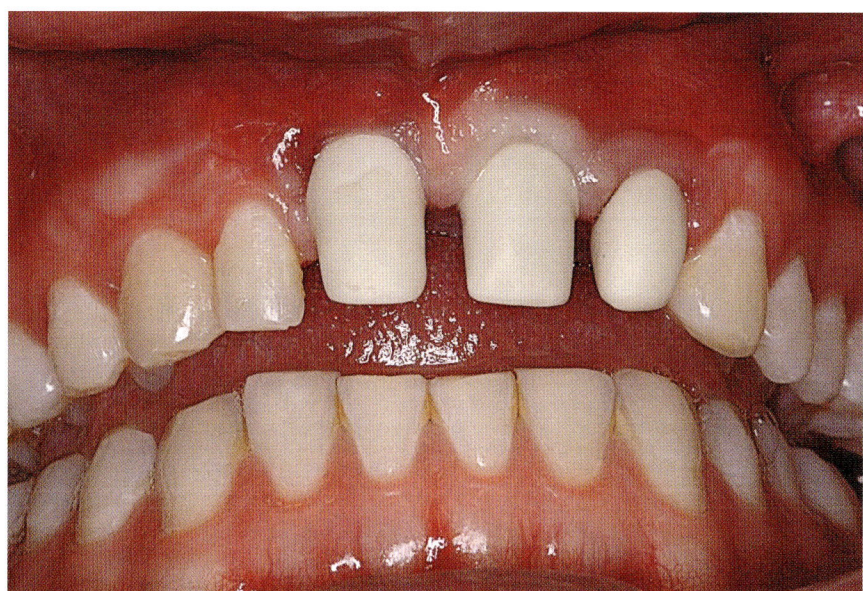

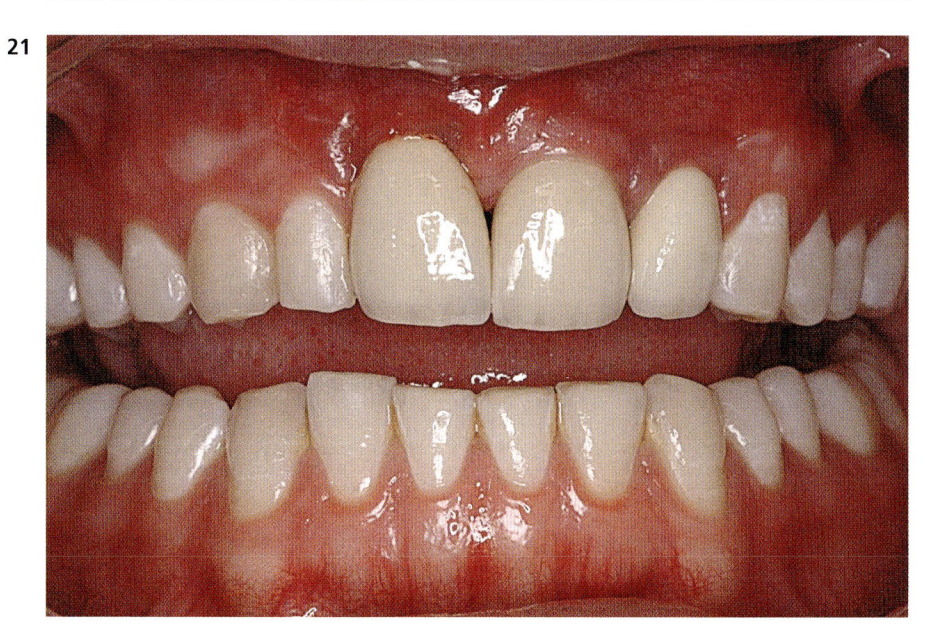

CASO CLÍNICO 10
Traumatologia Dentária: Fratura Coronária e Radicular – Ação Ortodontia-Implante

Figura 19. Pilares definitivos sendo provados. Observar a boa adaptação em relação ao perfil de emergência.

Figura 20. Prova dos casquetes também metal free.

Figura 21. Trabalho protético final cimentado. Pequeno espaço entre os centrais buscando um melhor posicionamento gengival, que pode levar até dois anos para acontecer.

155

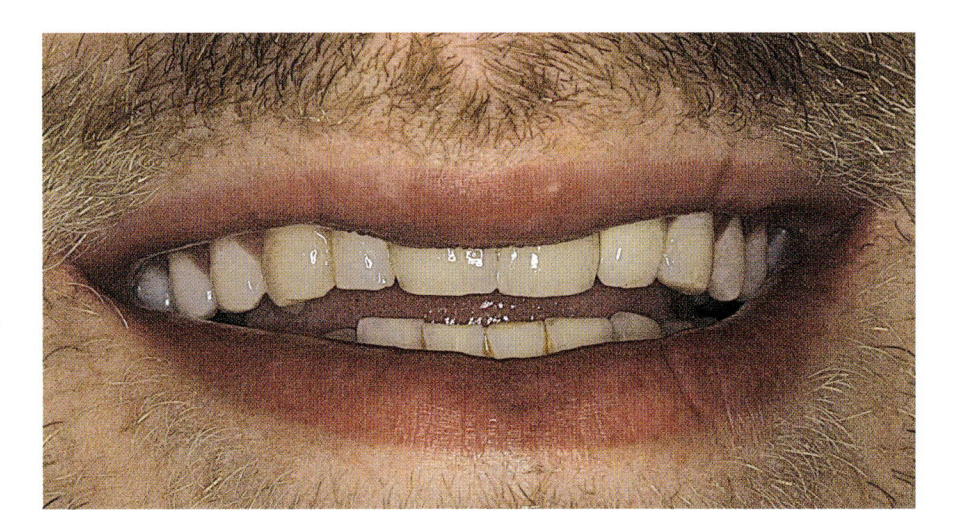

Figura 22. Aspecto final do trabalho com o paciente em sorriso.

Figura 23. Radiografia panorâmica após o encerramento da caso. Observar a boa adaptação das coroas e o bom suporte ósseo.

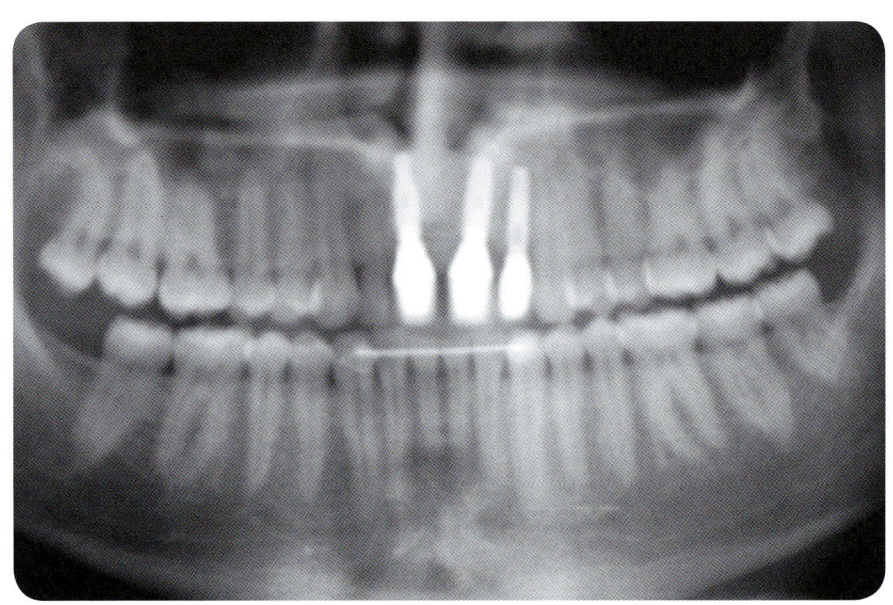

REFERÊNCIAS

Artzi Z, Nemcovsky CE & Tal H. Efficacy of Porous Bovine. Bone Mineral in Various Types of Osseous Deficiencies: Clinical Observations and Literature Review. Int J Periodontics Restorative Dent. 2001;21:395-405.

Froum SJ, Wallace SS, Tarnow DP et al. Effect of Platelet-Rich plasma on bone growth and osseointegration in human maxillary sinus grafts: three bilateral case reports. Int J Periodontics Restorative Dent. 2002; 22 (1), 45-53.

Graber TM, Eliades TK. Risk Management in Orthodontics. 1st edition. Quintessence 2004. China.

Hijucchi KW. Orthodontic applications of Osseintegrated Implants. 1st edition. Quintessence 2000. Hong Kong.

Jong Suk Lee, Kin JK. Applications of orthodontic mini – implnats. 1st edition. Quintessence 2007. Canada.

Rumpel E, Wolf E, Kauschke E et al. The biodegradation of hydroxyapatite bone graft substitutes in vivo. Folia Morphol (Warsz). 2006;65(1):43-8.

CASO CLÍNICO 11

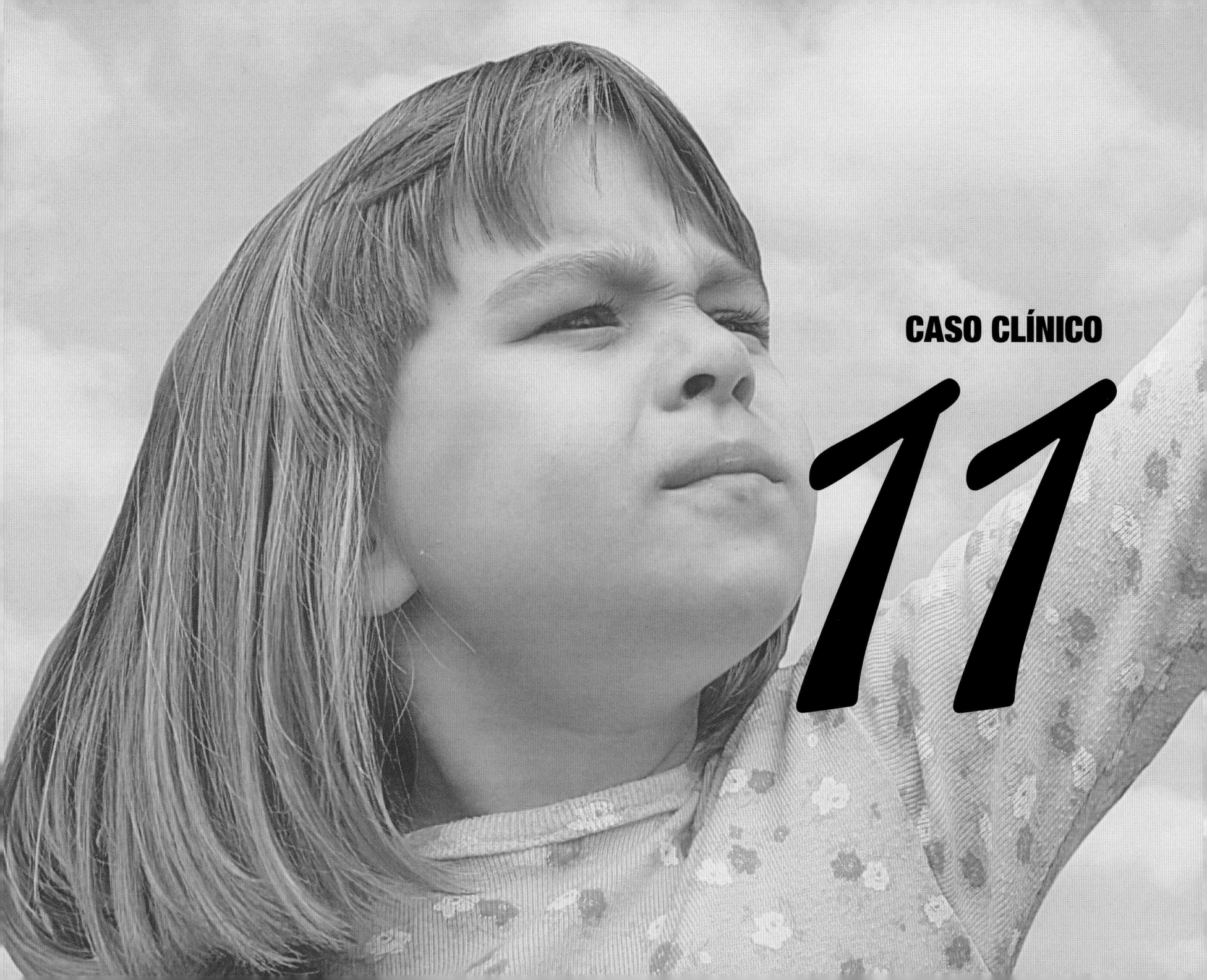

Janaina Merli Aldrigui
Mestranda em Odontopediatria da Faculdade de Odontologia
da Universidade de São Paulo (FOUSP)
Colaboradora do Centro de Pesquisa e Atendimento de Traumatismo em Dentes
Decíduos da Disciplina de Odontopediatria da FOUSP

Anna Carolina Volpi Mello-Moura
Mestre e Doutoranda em Odontopediatria da Faculdade de Odontologia
da Universidade de São Paulo (FOUSP)
Colaboradora do Centro de Pesquisa e Atendimento de Traumatismo em Dentes
Decíduos da Disciplina de Odontopediatria da FOUSP

Isabela Capparelli Cadioli
Mestre e Doutoranda em Odontopediatria da Faculdade de Odontologia
da Universidade de São Paulo (FOUSP)
Colaboradora do Centro de Pesquisa e Atendimento de Traumatismo em Dentes
Decíduos da Disciplina de Odontopediatria da FOUSP

Marcia Turolla Wanderley
Professora Doutora de Odontopediatria da Faculdade de Odontologia
da Universidade de São Paulo (FOUSP)
Coordenadora do Centro de Pesquisa e Atendimento de Traumatismo em Dentes
Decíduos da Disciplina de Odontopediatria da FOUSP

Traumatismo nos Dentes Decíduos

Fratura Coronoradicular em Incisivo Superior

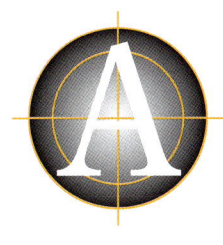

A principal causa do traumatismo dental na dentição decídua é a queda da própria altura quando a criança está andando, correndo ou brincando pela ausência de coordenação motora suficiente para evitá-las. Paciente de dois anos e seis meses compareceu ao Centro de Pesquisa e Atendimento de Traumatismo em Dentes Decíduos da Disciplina de Odontopediatria da FOUSP após dois meses de um traumatismo dental ocorrido numa queda enquanto corria. Muitos pais e responsáveis por crianças não são orientados quanto à importância de se procurar um odontopediatra imediatamente após o trauma. Em muitos casos o prognóstico fica prejudicado com a demora em procurar atendimento devido ao agravamento da situação do traumatismo, como infecção ou cicatrização inadequada.

Durante o exame clínico da paciente foi observado fratura coronoradicular do dente 61 com exposição pulpar e a presença de fístula. O tratamento mais conservador nesses casos é a remoção do fragmento coronário e análise da profundidade da linha da fratura. Se necessário pode ser feito uma gengivectomia para expor essa área. No caso apresentado não foi necessário a gengivectomia, apenas realizou-se a endodontia e em uma segunda sessão a colagem do fragmento com resina composta.

Após um ano, houve a queda do fragmento, e então a necessidade de gengivectomia que foi realizada com bisturi elétrico, manobra que diminui o sangramento e possibilita a execução da restauração na mesma sessão. Essa nova restauração foi realizada apenas com resina composta. Após três anos e dois meses do tratamento endodôntico do dente 61 a paciente relatava dor durante a mastigação e à palpação. No exame radiográfico foi possível observar apenas uma expansão do folículo do dente 21, mas pelo relato de sensibilidade da paciente foi indicado o retratamento do canal do dente 61. A sensibilidade foi resolvida e o acompanhamento clínico e radiográfico realizado. Aos seis anos e cinco meses de idade foi observada retenção prolongada dos dentes 51 e 61. O tratamento realizado foi a exodontia dos dois elementos.

Com nove anos e um mês de idade o paciente se apresentou com os quatro incisivos superiores erupcionados sem apresentar sequelas decorrentes do trauma na dentição decídua, porém um trauma na dentição permanente foi observado através de uma fratura de esmalte na incisal do dente 11.

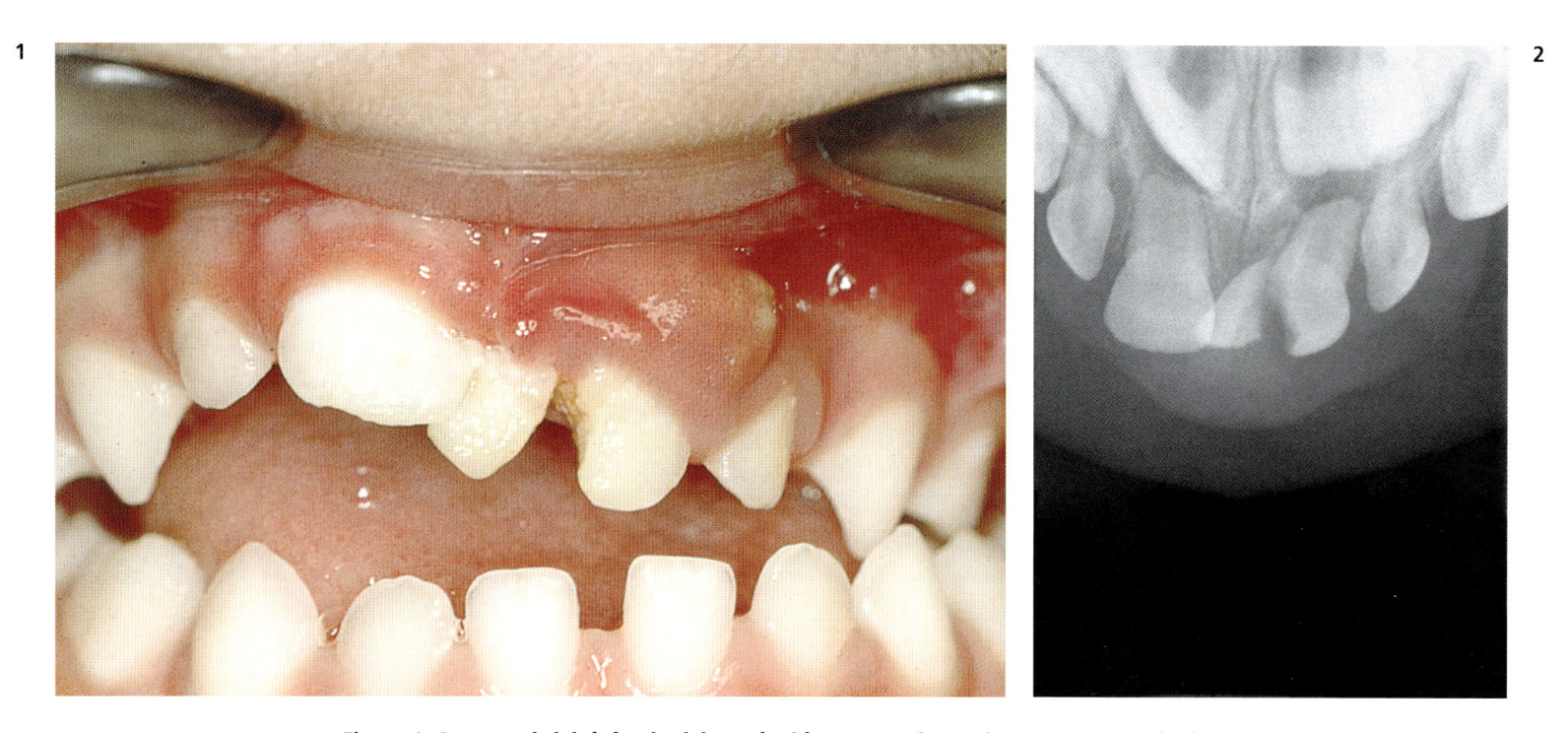

Figura 1. Aspecto inicial dos incisivos decíduos superiores de uma paciente de dois anos e seis meses, que compareceu ao Centro de Pesquisa e Atendimento de Traumatismo em Dentes Decíduos da Disciplina de Odontopediatria da FOUSP após dois meses de um traumatismo dental ocorrido durante uma queda enquanto a paciente corria com fratura coronorradicular do dente 61 com exposição pulpar. Notar a presença de abscesso, fístula e placa acumulada nos incisivos decíduos superiores pela dificuldade de higienização devido ao trauma.

Figura 2. Radiografia periapical inicial dos incisivos decíduos superiores: dente 61 com fratura coronorradicular e lesão apical. Observar o deslocamento do fragmento mesial.

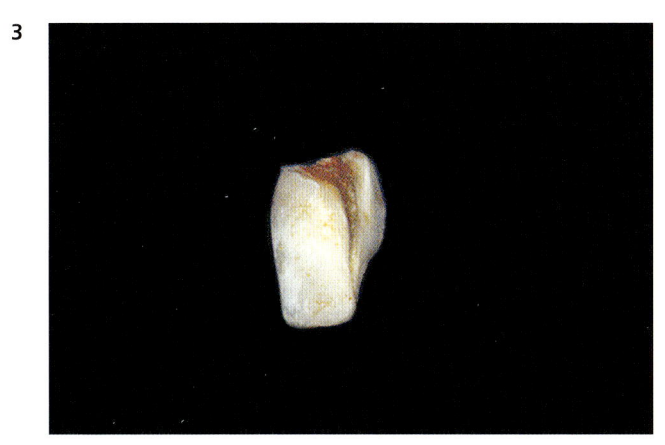

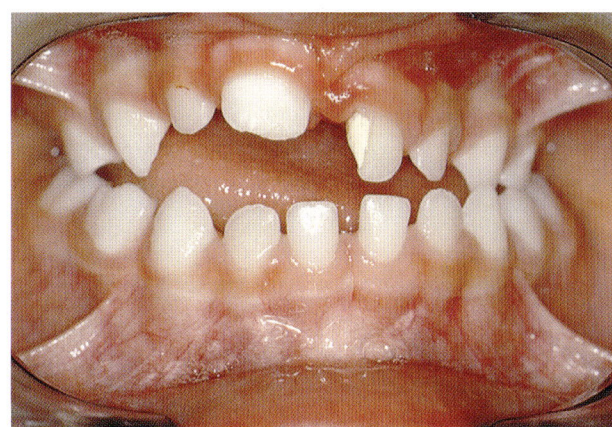

Figura 3. Fragmento coronário mesial retirado para a realização da endodontia e que será utilizado para a restauração do dente na próxima sessão.

Figura 4. Dente 61 após 1 mês da remoção do fragmento mesial, tratamento endodôntico com Pasta Guedes-Pinto e restauração provisória com IRM. Observar a regressão do abscesso e da fístula e a melhora na higiene dos incisivos superiores em relação a consulta inicial. Outro aspecto importante de se destacar é a presença de mordida aberta unilateral pelo hábito de sucção de chupeta.

Figura 5. Dente 61 após remoção total do material restaurador provisório. Notar fratura de esmalte do dente 51, apesar de não ter sido relatado trauma nesse elemento.

Figura 6. Dente 61 após colagem do fragmento mesial com resina composta (Z100 A2) e confecção de canaleta vestibular para disfarçar linha da fratura.

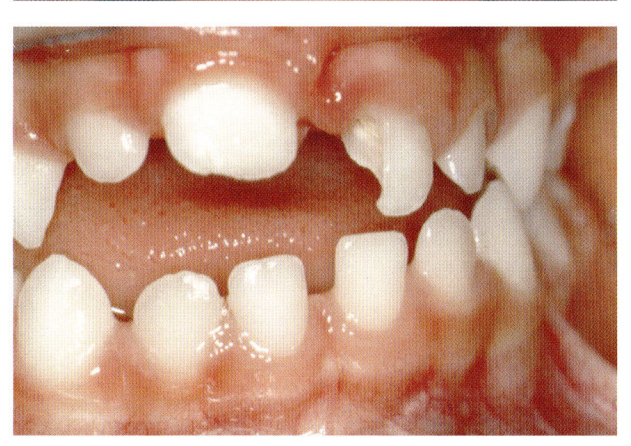

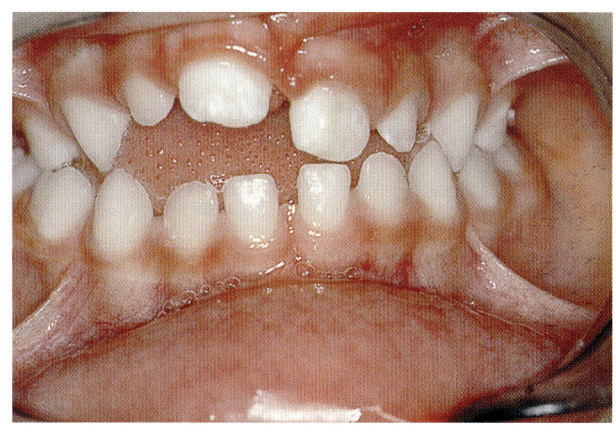

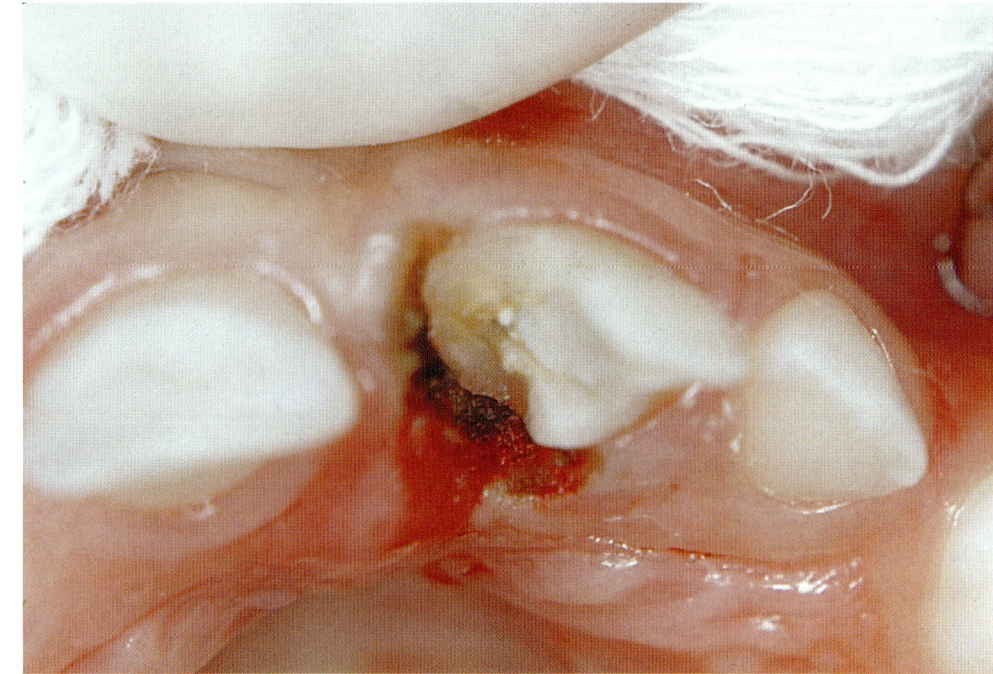

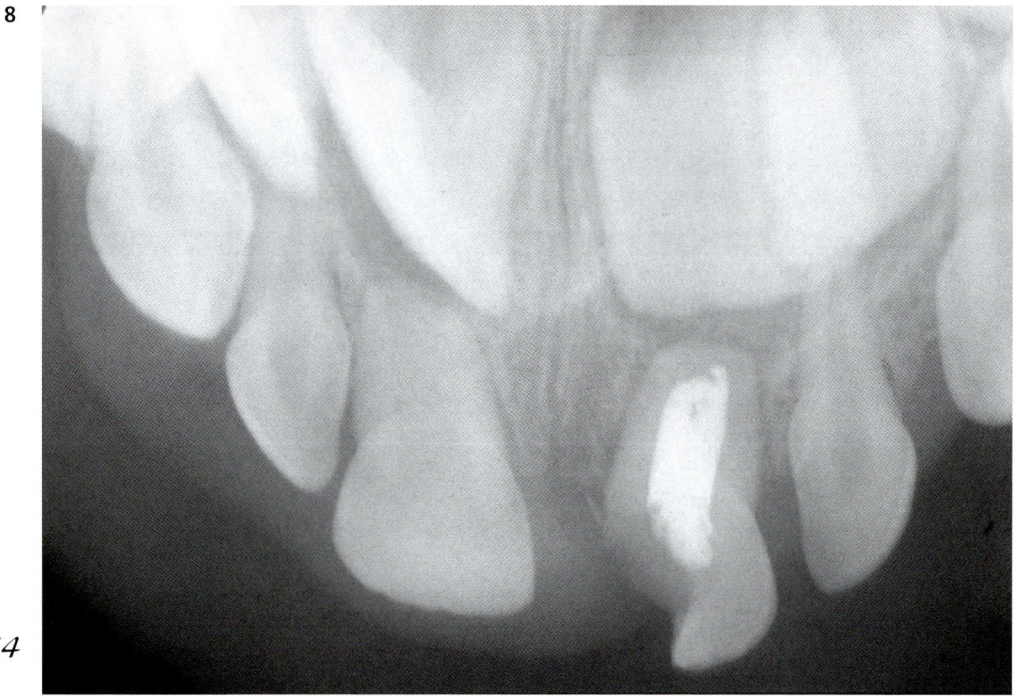

Figura 7. Após um ano do tratamento inicial ocorreu a queda do fragmento, e para uma nova restauração foi necessário uma gengivectomia para expor a área da fratura por palatina, que foi realizada com bisturi elétrico.

Figura 8. Radiografia oclusal modificada com filme periapical adulto realizada após a queda do fragmento. Observar tratamento endodôntico satisfatório e ausência de lesão periapical.

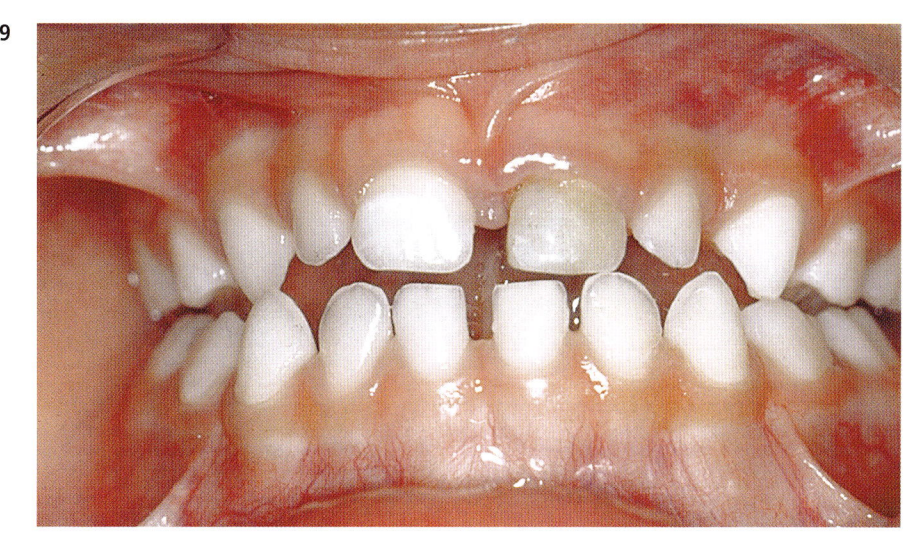

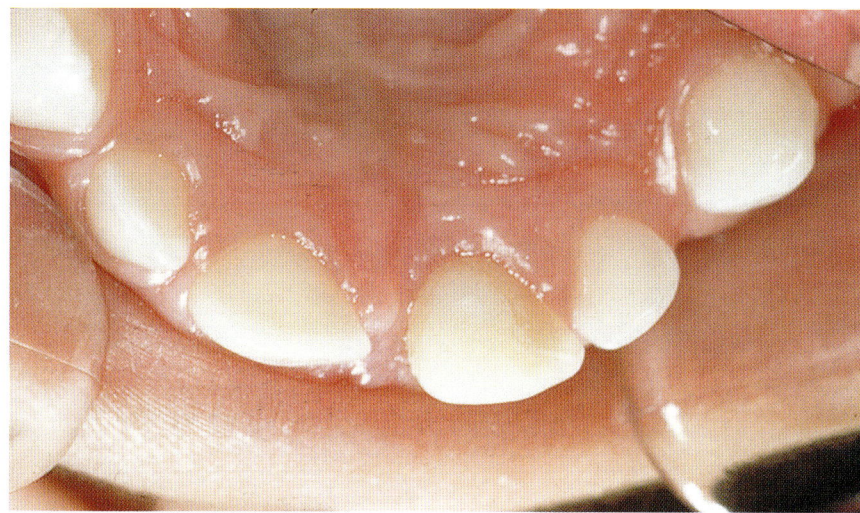

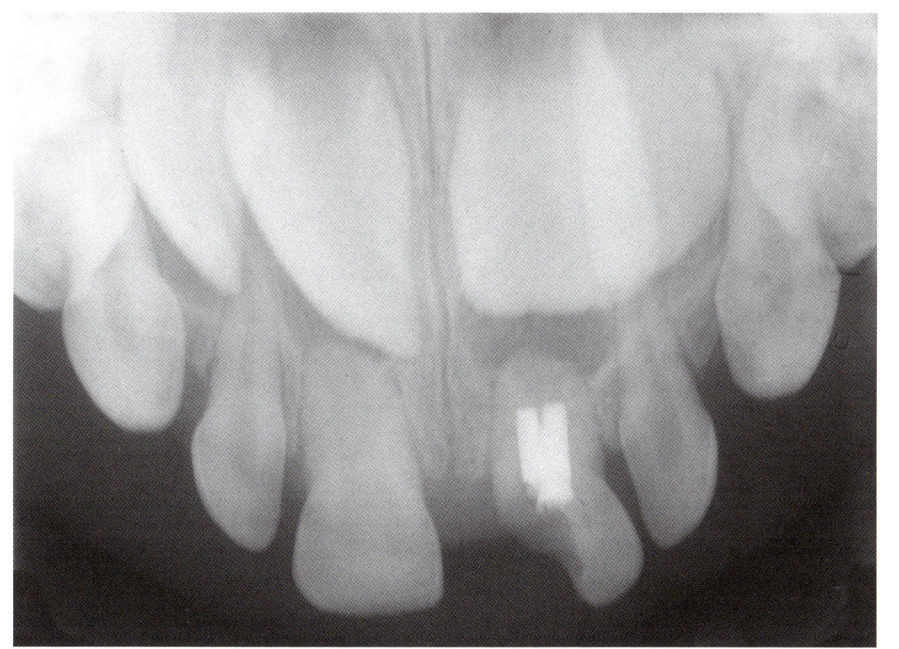

CASO CLÍNICO 11
Traumatismo nos Dentes Decíduos: Fratura Coronoradicular em Incisivo Superior

Figura 9. Aspecto clínico após uma semana do dente 61 restaurado com resina composta na mesma sessão da gengivectomia devido ao uso do bisturi elétrico que evita o sangramento. Notar o fechamento espontâneo da mordida aberta devido ao abandono do hábito de sucção de chupeta.

Figura 10. Condição saudável da gengiva palatina após quatro meses da gengivectomia e restauração com resina composta.

Figura 11. Radiografia oclusal modificada com filme periapical adulto após três anos e dois meses do primeiro tratamento endodôntico. Paciente relatando sensibilidade a mastigação e palpação, e apesar do tratamento estar satisfatório foi realizado o retratamento endodôntico. Notar expansão do folículo do dente 21.

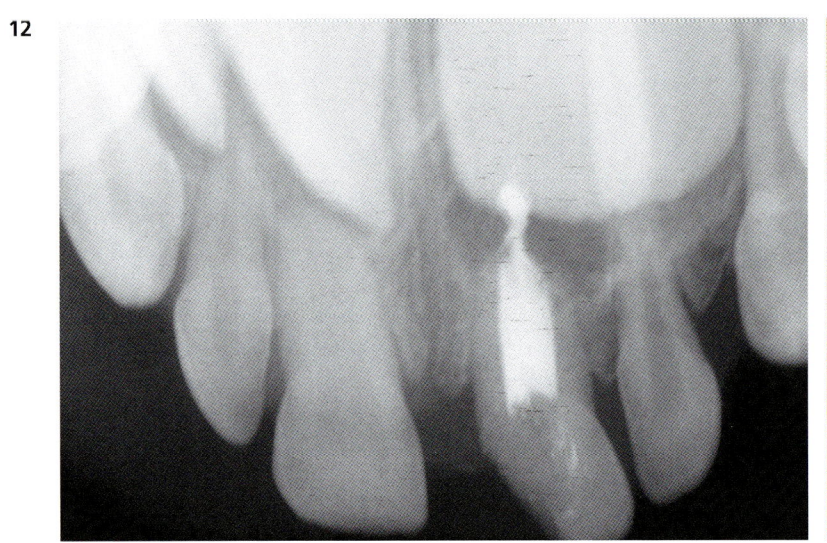

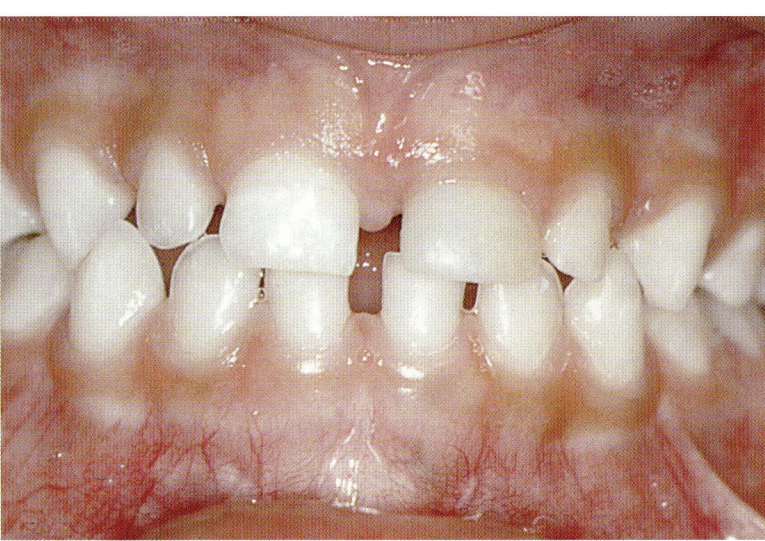

Figura 12. Radiografia oclusal modificada com filme periapical adulto após o retratamento do canal do dente 61. Notar extravasamento da pasta Guedes-Pinto onde existia uma lesão óssea que estaria sendo mascarada pela expansão do folículo e a provável causa de sensibilidade da paciente.

Figura 13. Nova restauração de resina composta após retratamento endodôntico.

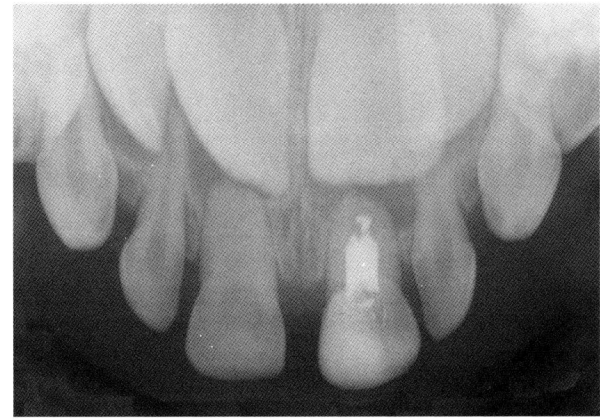

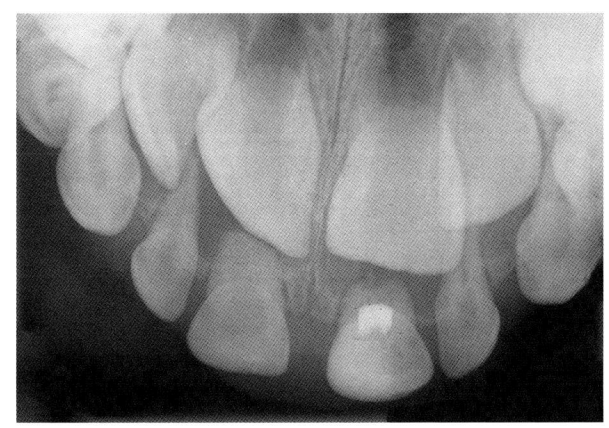

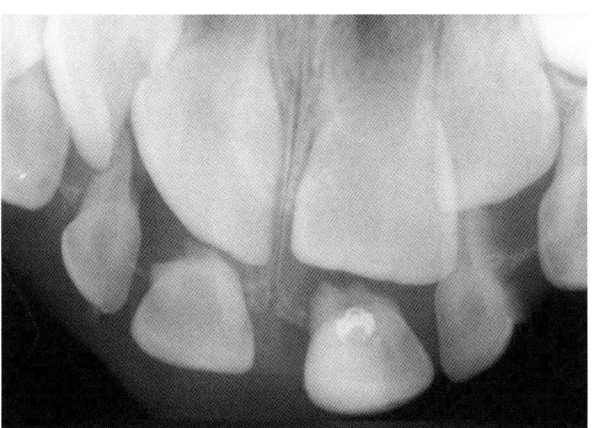

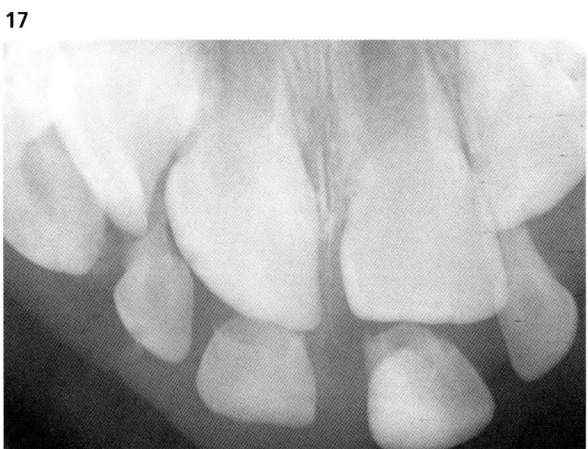

CASO CLÍNICO 11
Traumatismo nos Dentes Decíduos: Fratura Coronoradicular em Incisivo Superior

Figura 14. Radiografia oclusal modificada com filme periapical adulto após quatro meses do retratamento endodôntico. Notar reabsorção da Pasta Guedes-Pinto que havia extravasado.

Figura 15. Radiografia oclusal modificada com filme periapical adulto após 13 meses de acompanhamento do retratamento endodôntico. Notar reabsorção da raiz do dente 61 e da Pasta Guedes-Pinto no interior do canal.

Figura 16. Radiografia oclusal modificada com filme periapical adulto durante o acompanhamento do retratamento do canal do dente 61 após 17 meses.

Figura 17. Radiografia oclusal modificada com filme periapical adulto do paciente com seis anos e cinco meses e retenção prolongada dos dentes 51 e 61. O tratamento realizado foi a exodontia dos dois elementos.

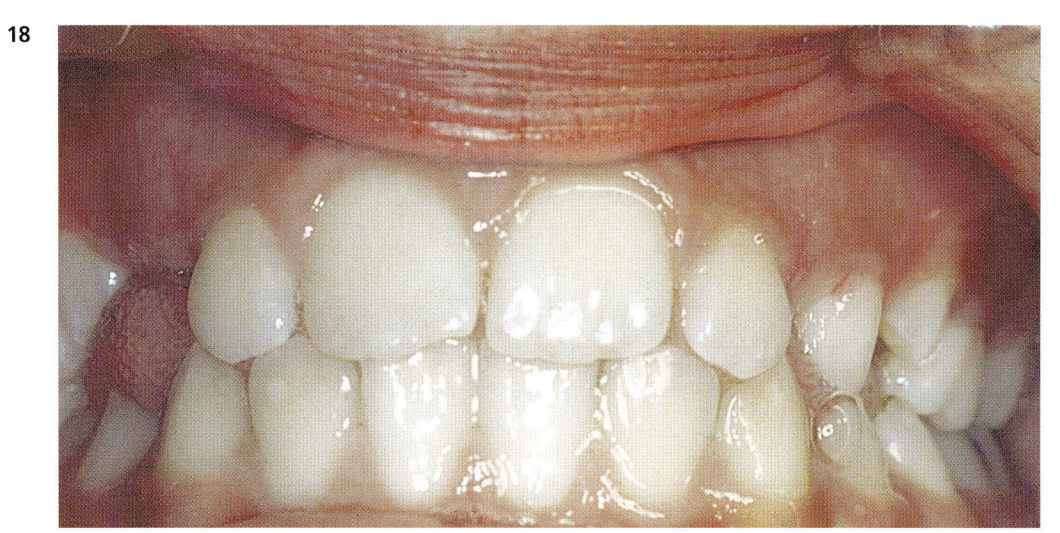

Figura 18. Paciente aos nove anos e um mês de idade apresentando os quatro incisivos superiores permanentes erupcionados sem sequelas decorrentes do trauma na dentição decídua. Notar a fratura de esmalte na incisal do dente 11.

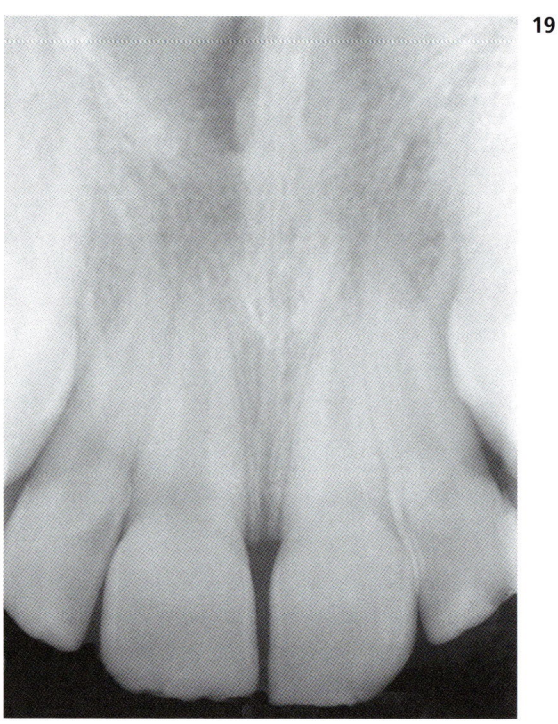

Figura 19. Radiografia periapical dos incisivos superiores permanentes com formação radicular quase completa aos nove anos e um mês de idade da paciente.

AGRADECIMENTOS

A todos os colaboradores e estagiários, dentistas e alunos de graduação, que participam ou participaram do atendimento dos pacientes do Centro de Pesquisa e Atendimento de Traumatismo em Dentes Decíduos da Disciplina de Odontopediatria da FOUSP (Faculdade de Odontologia da Universidade de São Paulo).

REFERÊNCIAS

Andreasen JO, Andreasen FM. Texto e atlas colorido de traumatismo dental. 3ª ed. Tradução Gabriela Soares, Cristiano Boschetto e Ilson José Soares. Porto Alegre: Artmed Editora, 2001. p.770.

Andreasen JO, Ravn JJ. The effect of traumatic injuries to primary teeth on their permanent sucessors. II. A clinical an radiographic follow-up study of 213 teeth. Scand J Dent Res 1971; 77: 284-294.

Bonecker MJS, Wanderley MT, Bonini GAVC, Oliveira LB. Lesões traumáticas em dentes decíduos e permanentes jovens. Programa de Atualização em Odontologia Preventiva e Saúde Coletiva (PRO-ODONTO/Prevenção) 2007;2:75-139.

Bonini G, Wanderley MT, Rodrigues CRMD. Intrusão em dentes decíduos traumatizados: prevalência e repercussões. [resumo Pc199]. Braz Oral Research 2006a; 20(suplem): 292.

Guedes-Pinto AC, Wanderley MT, Cadioli IC, Mello-Moura ACV. Abordagem integral do traumatismo na dentição decídua. In: (Coord.) Baldacci Filho R, Macedo MCS. 25º CIOSP – Atualização Clínica em Odontologia. Artes Médicas: São Paulo, 2007; cap 17, p.413-35.

Wanderley MT, Butini LO. Lesões Traumáticas na dentição decídua. In: Guedes-Pinto AC, Bonecker M, Rodrigues CRMD. Fundamentos de Odontologia: Odontopediatria. São Paulo: Santos, 2009. Cap. 17. p.301-27.

Wanderley MT, Guedes CC, Bussadori SK. Traumatismo em dentes decíduos. In: Fernandes KPS, Puertas KV, Wanderley MT, Guedes CC, Bussadori SK. Traumatismo Dentoalveolar - Passo a passo permanentes e decíduos. São Paulo: Livraria Santos Editora, 2009. p.159-214.

Wanderley MT, Guedes-Pinto AC. Traumatismo em dentes decíduos e suas repercussões para as dentições. In: Guedes-Pinto AC, Issáo M. Manual de Odontopediatria. 11ª ed. São Paulo: Santos, 2006; p.267-285.

Wanderley MT, Mello-Moura ACV, Moura-Neto C, Bonini GAVC, Cadioli IC, Prokopowitsch I. Lesões traumáticas em dentes decíduos e permanentes. In: Guedes-Pinto AC. Odontopediatria. 8ª ed. São Paulo: Santos, 2009. p.712-64.

Wanderley MT, Trindade CP, Corrêa MSNP. Reabilitação Protética em Odontopediatria. In: Corrêa MSNP. Odontopediatria na Primeira Infância. 2ª ed. São Paulo: Santos, 2005. p. 607-28.

Wanderley MT, Verrastro AP. Reabilitação e Prótese em Odontopediatria. In: Guedes-Pinto AC, Bonecker M, Rodrigues CRMD. Fundamentos de Odontologia: Odontopediatria. São Paulo: Santos, 2009. Cap. 17. p.329-55.